LE CHARLATAN ETHIQUE
Trente ans d'hypnose

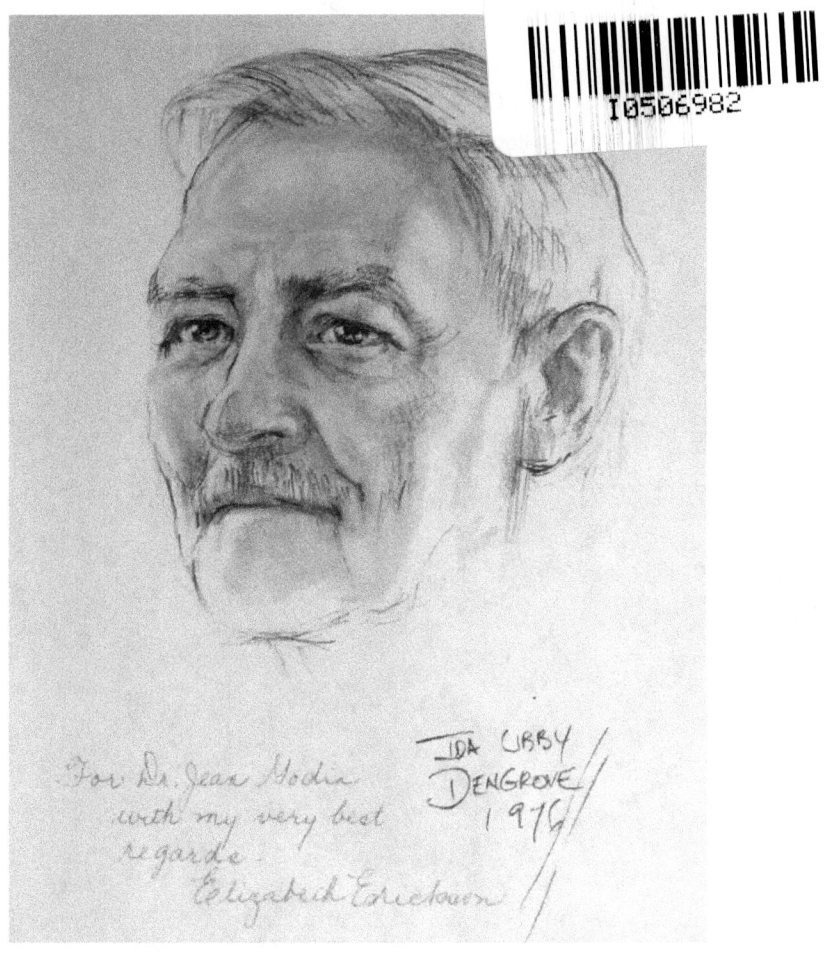

Portrait de Milton Erickson, offert par sa femme, Elisabeth, au Dr Jean Godin

Livre d'Olivier PERROT

LE CHARLATAN ETHIQUE

Trente ans d'hypnose

Copyright © Olivier PERROT
Tous droits réservés.
Code ISBN : 9798594884373
Marque éditoriale : Independently published

Table des matières

Table des matières	3
Préface à l'édition internationale	10
Commentaires à la seconde édition	11
Préface à l'édition française	12
Remerciements	16
Introduction	**17**
Qu'est-ce que l'hypnose ?	19
L'hypnose classique	19
L'hypnose ericksonienne	23
Milton Erickson	23
Les grands principes de l'hypnose ericksonienne	25
1 - L'hypnose est un fonctionnement naturel	25
2 - La référence permanente à l'inconscient	26
3 – « Comment les solutions » plutôt que « pourquoi les problèmes ? »	27
Un historique	**31**
Premier âge d'or : le XVIIIᵉ siècle	**32**
Franz Anton Mesmer (1734-1815)	32
Armand Marie Jacques de Chastenet de Puységur (1751-1825)	33
Joseph Philippe François Deleuze (1753-1835)	34
Etienne Félix d'Hénin de Cuvillers (1755-1841)	34
L'abbé Faria (1756-1819)	34
Alexandre Bertrand (1795-1831)	34
Baron Jules Du Potet (1796-1881)	35
Charles Lafontaine (1803-1892)	35
James Braid (1795-1860)	35
James Esdaile (1808-1859)	35
Eugène Azam (1822-1899)	36
Deuxième âge d'or : le XIXᵉ siècle	**36**
Jean-Martin Charcot (1825-1893)	36
Ambroise-Auguste Liébeault (1823-1904)	39
Hippolyte Bernheim (1840-1919)	39
Émile Coué de la Chataignerie (1857-1926)	40
Joseph Delboeuf (1831-1896)	40
Carl Hansen (1833-1897)	41
Josef Breuer (1842-1925)	41
Alfred Binet (1857-1911)	41

Ivan Petrovitch Pavlov (1849-1936)	41
Pierre Janet (1859-1947)	42
Sigmund Freud (1856-1939)	43
Article de Freud, Hypnose 1891	46

Troisième âge d'or : le XXe siècle — 54

Johannes Heinrich Schultz (1884-1970)	54
Alfonso Caycedo (1932-2017)	55
Robert Desoille (1890-1966)	56
Milton H. Erickson (1901-1980)	56
Dave Elman (1900-1967)	59
Jeffrey Zeig (1947-)	59
Ernest Rossi (1933-2020)	60
André Weitzenhoffer (1921-2005)	60
Léon Chertok (1911-1991)	60
Jean Lassner (1913-2007)	61
Jean Godin (1931 Amiens-2002 Bagnères de Bigorre)	61
François Roustang (1923-2016)	62
Didier Michaux (1944-)	62
Jeannot Hoareau (1950-)	63
Gaston Brosseau (1940-)	63
Claude Virot (1957-)	63
Patrick Bellet (1953-)	63
Olivier Lockert (1970-)	63
Kevin Finel (1983-)	64
Jean Emmanuel Combe (1986-)	64
Philippe Miras (1957-)	64
Evelyne Josse (1963-)	64
Jacques Quélet (1932-1999)	65
Guy Chédeau (1949-)	65
Satas, Libraire	65
Thierry Zalic (1955-)	65

Quatrième âge d'or : le XXIe siècle ? — 65

Mon témoignage sur 30 ans d'évolution de l'hypnose	65
Influence de Jean Godin sur l'hypnose française	69
La Nouvelle Hypnose	72
Quelques mots sur l'hypnopraxie	73
L'hypnose quantique	75
L'hypnose Humaniste	84
L'hypnose conversationnelle	87

Apprendre l'hypnose selon Jean Godin — 90

Stratégie pédagogique	90

Les soucis du thérapeute — 91

Le souci de l'autre : les mots flous	91
Le souci de cheminement : introduction et terminaison	93
Le souci de communication : les rétroactions	95

La guêpe qui ne trouvait plus la sortie	97
La facilitation du mode de fonctionnement hypnotique	97
Le souci d'harmonie : parler sur sa respiration	99
Le souci de communication : le signaling	101
Stimuler l'inconscient : la catalepsie	102
Le souci de cheminement : le plan de la séance	103
Le souci de non-intrusion : les suggestions ouvertes.	109

Les subtilités de langage — 111

Les suggestions indirectes	111
La suggestion négative paradoxale	113
La suggestion inversée	114
La séquence d'acceptation	114
La séquence de négation	115
Le choix illusoire	115
La suggestion par absence de citation	116
Suggestion composée	116
L'implication	117
Le questionnement	117
Suggestion par apposition des contraires	118
Suggestion intercontextuelle	118
Le truisme	119
Suggestion non verbale	119
L'anticipation et la généralisation	120
Suggestion liée au temps	120
La directive impliquée	120
La suggestion tacite	121
Analogie	121
Les suggestions ouvertes	121
La métaphore	121
La pause	122

Travailler avec la résistance — 123

Résister, c'est hypnotique	127
La régression en âge	127
Les faux souvenirs	128
Des techniques de régression en âge.	133

Les inductions — *136*

Les transes — 136

La transe de tous les jours	136
La transe amplifiée ou ericksonienne	137
La transe somnambulique	137
La dépotentialisation du conscient	137

Les inductions les plus courantes — 138

L'induction spontanée, les transes spontanées	138
Induction par évocation	139

L'induction par ennui, par saturation	139
Les inductions par fixation de l'attention	139
Une induction sur la respiration	139
Induction par séquence d'acceptation	141
Induction par confusion	141
Induction par récapitulation : fixation du pouce	142
L'induction par questionnement de Jacques Quélet	146
Le Butterfly avec chute	147
La chute simple	148
Le Rossi comme induction	149
L'induction par lévitation de la main	152
Les nano-inductions de Gaston Brosseau	156
Le 5, 4, 3, 2, 1 ou spirale sensorielle	157
L'induction par les 5 sens	157
Le troisième œil	161
Le crâne de verre	161
Les Shadocks...	162
La main attirée par le visage	163
Shake hand et ses variantes	163
L'induction ne rien faire de Gaston Brosseau	163
L'escalier hypnotique	165
Fixation d'un point tracé, la croix	172
L'induction d'Elman	176
Le Swan	179
Le Schultz	183

Autohypnose   *191*

Auto-signaling	194

Quelques indications   *196*

Le tabac   **196**

Déroulement en une seule séance	196
Recadrage sur le tabac selon Allen Carr	197
La séance d'hypnose antitabac	201

Les phobies   **212**

Peurs normales ? Peurs pathologiques ?	212
La suggestion négative paradoxale, une autohypnose négative	214
Les phobies situationnelles. La phobie fait tache d'huile	216
Par où fuir ? Au cas où ??? (Spielberg... Ils se font des films)	218
Les phobies simples	220
Les trois mamelles de la phobie	221
Le mécanisme de la phobie, ses causes profondes	222
L'origine réelle la phobie	224
Platon ou Prozac ?	227
La souffrance n'est pas dans la chose, mais dans la considération que nous en avons.	227
Tant qu'il n'y a pas de problème, alors il n'y a pas de problème.	229

Il y a trois façons d'aller mal 230
Ce qui dépend de toi, change-le, ce qui ne dépend pas de toi, accepte-le, et trouve la sagesse de faire la distinction entre les deux. 231
Le principe de l'exposition progressive 232
Le Phobique respire à l'envers 235
La pause de Salem 236
Et l'hypnose dans tout ça ? 236
Hypnothérapie d'une phobie des piqûres 237
Hypnothérapie d'une phobie des araignées 241
Hypnothérapie des phobies de l'avion ou des vertiges : le mille-feuille 245
Risque de rechute ? 250

La confiance en soi — 252

La sclérose en place 252
Pourquoi manque-t-on de confiance en soi ? 253
Dessine-moi un pillon. 256
Les moules, c'est pour les tartes 258
Un test d'intelligence 260
Les méfaits de la pression 264
Les trois cerveaux 264
Les ingrédients de la confiance en soi 267
La confiance en nos capacités 267
L'estime de soi 268
L'amour de soi 270
La persévérance 272
Avlocardyl (indéral) ou hypnose (ancrage) 272
Les quatre accords toltèques 273
Aime ton prochain comme toi-même 278
L'égoïsme est la condition de la générosité 279
Fixation du poing, les 3 C, Calme, Confiance, Courage 279

Les TCA (Troubles du Comportement Alimentaire) — 288

L'anorexie 289
La boulimie 292
Autres TCA : Pica et mérycisme 293
La demande d'aide à la perte de poids 293
Le contrat des 33 grammes. 294
Qu'est-ce que je vais laisser dans l'assiette ? 294
L'hypnose pour la satiété 295
Anneau gastrique virtuel 296
Visualisation du processus de fonte du corps 297
Régression et progression en âge 298
La statue 299

Le grain de raisin 301
Un petit gastro ? 303
Les petites phrases 303

La gestion de la douleur — 305
- La douleur n'est pas une fatalité — 305
- 1 - La bise de la jument — 307
- 2 - La relaxation et l'hypnose sèche — 309
- 3 - La psychothérapie de la douleur — 310
- 4 - L'évasion temporo-spatiale — 311
- 5 - La dissociation — 311
- 6 - Le relais par le simple imaginaire, la suggestion semi directe — 312
- 7 - La suggestion directe — 312
- 8 - La réification externe — 313
- 9 - La réification interne — 313
- 10 - Les submodalités : la couleur — 316
- 11 - Les sensations se transforment — 316
- 12 - Les sensations se déplacent — 316
- 13 - La substitution — 317
- 14 - Le gant magique — 317
- 15 - Changement de matière — 318
- 16 - L'anesthésie locale — 318
- 17 - La confusion — 318
- 18 - La distorsion temporelle — 318
- 19 - La régression en âge — 319
- 20 - La progression en âge — 319
- 21 - L'amnésie de la douleur — 319
- 22 - Le Marchand de Tapis — 319
- 23 - Les dessins — 320
- 24 - La métaphore du patient — 320

Ce que mes patients m'ont appris — 321
Oser. Dans hypnose, on entend ose… — 321
- La télécommande à sentiments — 321
- Sylvain et le magicien du tabac — 323
- L'hypnose, c'est la réalisation des idées que nous avons en tête — 323
- Le charlatan éthique — 324
- Le patient chargé à 999 grammes — 326
- Si, Si ! C'est un orgasme… — 326
- Une mort prématurée du nourrisson — 327

Annexes — 330
- Annexe 1 : Le nom des phobies — 330
- Annexe 2 : la fable du paysan chinois — 332
- Annexe 3 : La banque du temps — 335
- Annexe 4 : Milgram — 338

Contacts et références — 341

Bibliographies — 343
- Bibliographie hypnose historique — 343

Bibliographie hypnose contemporaine 346
Bibliographie psychothérapie générale 354

Préface à l'édition internationale

Par Jeffrey Zeig, Président Fondateur de la fondation Milton H. Erickson à Phoenix.

J'ai eu le plaisir d'étudier avec Milton Erickson de 1973 à 1978, avant de déménager à Phoenix pour travailler directement à ses côtés. En 1979, j'ai établi la Fondation Milton H. Erickson, dont je suis depuis le Directeur. J'ai dédié une grande part de ma carrière professionnelle à promouvoir et partager les contributions d'Erickson à travers l'écriture, la formation et l'organisation de conférences dans le monde entier.

Bien qu'il nous ait quitté en 1980, il reste beaucoup à apprendre des apports d'Erickson en hypnose et en psychothérapie. Nous pouvons également nous inspirer de la façon dont il a mené sa vie et développé ses potentiels, afin d'exprimer au mieux nos propres capacités.

De par mon travail, j'ai été invité à intervenir en France à de nombreuses reprises et ainsi eu l'occasion de faire la rencontre d'Olivier Perrot. Nous sommes devenus collègues et amis, et il a participé à plusieurs de mes programmes de formation.

C'est pour moi un honneur particulier de pouvoir enseigner en France, berceau de l'hypnose moderne avec ses illustres prédécesseurs tels que Mesmer, Charcot, Liébeault, Bernheim et Janet, mais aussi les contributeurs plus contemporains qu'Olivier nous présente dans ce livre. L'œuvre de ces experts constitue selon moi un des apports majeurs de ce volume.

J'ai eu le privilège de connaître Jean Godin - le mentor estimé d'Olivier - dont l'approche a considérablement fait progresser la pratique clinique de l'hypnose en France. Si je suis considéré comme l'héritier intellectuel d'Erickson, Olivier l'est de Jean Godin, dont il a su transmettre, actualiser et développer le savoir dans toute la francophonie.

J'apprécie grandement l'expertise d'Olivier et je connais son engagement tant à apprendre qu'à enseigner. Je suis ravi qu'il ait publié cet ouvrage important, qui saura promouvoir et faire avancer encore la pratique de la psychothérapie.

Dans *Le Charlatan Éthique*, vous en apprendrez davantage sur Erickson et ses contributions, sur le pouvoir combiné de l'hypnose et la psychothérapie, ainsi que sur les théories et théoriciens les plus influents dans ces domaines.

Surtout, vous découvrirez les méthodes innovantes d'Olivier Perrot, qui signe ici son entrée au Panthéon des formateurs de formateurs.

Jeffrey K. Zeig, PhD.
www.erickson-foundation.org

Mai 2022

Commentaires à la seconde édition

Suite à l'accueil favorable de la première édition, il m'a été demandé une version anglaise de cet ouvrage. J'ai alors eu l'insigne honneur d'une préface à cette version internationale rédigée par Jeffrey Zeig lui-même, celui que j'appelle notre patron mondial…

Mis à part cette élogieuse préface qui me comble de bonheur, et quelques corrections orthographiques, il n'y a pas de changement dans cette seconde édition.

Préface à l'édition française

C'est un honneur et un privilège que d'avoir été sollicitée pour rédiger la préface de cet ouvrage commis par mon collègue et ami Olivier Perrot.

La première fois que j'ai croisé Olivier, c'était au congrès organisé par l'AFNH en mars 2001. Jean Godin, malade, y fera une de ses dernières apparitions publiques. Douze années plus tard, en 2013, naît le projet de notre collaboration. Invitée à donner un séminaire dans son école, l'Association Francophone de Nouvelle Hypnose, je suis impressionnée par l'ambiance qui règne dans la salle de cours. La joie des stagiaires à se retrouver et le plaisir à revoir Olivier sont visibles, palpables. Jamais dans les autres instituts, je n'avais connu une telle atmosphère de gaité et de bienveillance. A l'heure du déjeuner, Olivier me laisse entendre qu'il aimerait revenir enseigner dans notre petit royaume de Belgique où ses pas l'ont conduit quelques années auparavant. La nuit, je dors peu ; les idées se bousculent dans ma tête. Elle portera conseil et me fera accoucher d'un nouveau projet. Dès mon arrivée à la faculté de médecine Paris Diderot où se déroule la formation, je propose à Olivier de créer une école à Bruxelles où nous nous partagerions les journées de cours. Cette antenne belge de l'AFNH voit rapidement le jour et connaît un succès immédiat. L'année suivante, Olivier me demande de collaborer avec lui sur la France. Depuis, outre les relations professionnelles, c'est une amitié sincère qui nous lie.

Il existe de nombreux ouvrages sur l'hypnose mais celui-ci se distingue par son style. Plus qu'une œuvre écrite, c'est une œuvre « parlée ». Olivier s'adresse à nous, ses lecteurs, comme si nous étions face à lui, avec ce langage franc et plein d'humour qui le caractérise. Tout au long de la lecture, il nous emmène dans les fabuleux méandres de l'hypnose et nous nous laissons captiver par son vivant récit.

Dans la première partie, Olivier nous conte la merveilleuse histoire de l'hypnose. Si le terme hypnose n'apparaît qu'en 1820, les états hypnotiques sont utilisés à des fins thérapeutiques depuis la nuit des temps, sous des appellations diverses, par des druides, des prêtres, des sorciers, des chamanes, des rebouteux, des medecine-man, des guérisseurs, etc. Et de nos jours, par des charlatans éthiques, comme Olivier aime lui-même à se nommer.

Dans l'Antiquité, le pouvoir des états hypnotiques sont attribués aux puissances supérieures. L'officiant n'est que le médiateur subordonné d'une puissance surnaturelle, diabolique ou divine, adepte d'une science occulte, investi par elle d'un pouvoir magique. Toutefois, Platon se distancie de ces croyances et s'illustre en soulignant déjà le pouvoir des mots et de la suggestion.

Le 18ème siècle représente un tournant important pour l'hypnose. Le magnétisme et l'électromagnétisme sont des découvertes retentissantes. Dans la lignée de Paracelse, Franz Anton Mesmer développe la thèse de l'existence d'un fluide subtile, répandu dans l'univers, exerçant une influence mutuelle entre les corps célestes, la terre et les corps vivants. Début des années 1770, il rencontre le père jésuite Maximilian Hell qui guérit des malades au moyen d'aimants. Convaincu par la technique, il exploite à son tour les vertus thérapeutiques des aimants. Les états hypnotiques ne sont plus expliqués par le pouvoir des instances supérieures mais par le pouvoir des objets dotés de propriétés magnétiques. Mesmer découvre bientôt que l'application de ses mains produit le même effet que les aimants. Il établit un parallèle entre le magnétisme et le « fluide » que diffuse l'être humain. Il crée l'expression magnétisme animal pour le différencier du magnétisme « minéral ». Le pouvoir est intrinsèque tant aux objets magnétiques qu'aux hommes. Ce pouvoir relève de la physique, donc de la science. Les médecins sont nombreux à adopter cette pratique. Pour la première fois dans l'histoire de la médecine occidentale, ils cherchent à provoquer et à utiliser des états autrefois interprétés comme irrationnels, surnaturels, occultes ou diaboliques. Les éminents scientifiques des commissions diligentées par roi Louis XVI visant à étudier le magnétisme animal reconnaissent que les effets sont surprenants mais condamnent la théorie du fluide arguant que l'imagination est la véritable cause des effets attribués au magnétisme. Une voie nouvelle s'ouvre pour l'hypnose. Dans les décennies suivantes, des praticiens du magnétisme deviennent attentifs aux fonctions actives et productives de l'imagination. Le véritable pouvoir serait celui de l'imagination. Pour Armand Marie Jacques Chastenay de Puységur, fidèle aux théories de Mesmer dont il est le disciple, l'hypnose relèverait d'une pathologie plutôt que d'un pouvoir. Selon lui, ce sont les désordres physiques et moraux dont les malades sont affectés qui induisent leur singulière capacité d'entrer en état somnambulique, grâce au flux magnétique que le thérapeute leur administre ; la guérison les leur fait perdre.

Au 19ème siècle, l'Abbé Faria, initié par Puységur, soutient que l'état modifié de conscience est le résultat de la fascination du sujet pour l'hypnotiste et de la force de persuasion de ce dernier. Le phénomène est naturel et avant tout psychologique. Le pouvoir de l'hypnose serait donc lié à la relation médecin-malade et à la suggestion. Quelques années plus tard, James Braid prouve que le sujet se met lui-même en « sommeil critique » et qu'il n'existe aucune influence magnétique. Les états hypnotiques seraient donc du ressort du pouvoir du sujet.

Pour Jean-Martin Charcot, l'hypnose est une névrose expérimentale, c'est-à-dire un état provoqué artificiellement sur des sujets prédisposés par une nature hystérique. Elle serait ainsi l'expression d'une pathologie plutôt qu'un pouvoir. Au contraire, pour Ambroise-Auguste Liébeault et pour Hippolyte

Bernheim, elle relève du pouvoir de la suggestion. En effet, ils prouvent que l'induction verbale est suffisante pour susciter la transe et démontrent l'importance des suggestions dans les phénomènes hypnotiques.

Le vingtième siècle verra le retour en grâce de l'hypnose clinique et son renouveau. C'est à Milton Erickson que l'on doit sa renaissance. Pour lui, chaque personne peut faire l'expérience de l'hypnose si le thérapeute sait adapter ses suggestions. Le pouvoir de l'hypnose serait donc celui du sujet mais il serait également tributaire du savoir et du talent de l'hypnotiste.

Le vingt-et-unième siècle est marqué par le développement des neurosciences. L'activité du cerveau sous hypnose, étudiée par des techniques d'imagerie médicale, montre qu'il n'y a pas d'activité neuronale spécifique. Celle-ci varie selon l'expérience vécue par la personne hypnotisée, les suggestions qui lui sont délivrées, etc. Toutefois, certaines zones sont systématiquement activées, d'autres, désactivées et des zones communiquent différemment entre elles. L'hypnose serait donc du pouvoir de notre cerveau.

Tout au long de son histoire, l'hypnose a posé et pose encore des questions telles que le pouvoir de l'autre sur le sujet hypnotisé, les pouvoirs insoupçonnés des processus inconscients, les pouvoirs de la personne sur elle-même, les pouvoirs du cerveau, etc.

Pour Olivier, dans la lignée d'Erickson, le pouvoir de l'hypnose est celui du patient. L'hypnose a pour vocation de lui permettre de se reconnecter à ses propres ressources afin qu'il trouve ses propres solutions pour résoudre les difficultés qu'il rencontre. Le savoir-faire et le savoir-être du thérapeute sont toutefois essentiels. C'est dans la seconde partie qu'Olivier dévoile les secrets de la mécanique hypnotique : posture du praticien, stratégies, rhétorique, inductions, etc. De façon vivante, il explique les techniques qui donnent aux thérapeutes le pouvoir d'aider les patients de retrouver le leur.

Dans la troisième partie, Olivier nous présente d'une façon originale sa vision et ses intuitions thérapeutiques. Il nous explique sa manière d'accompagner les patients le consultant pour un arrêt du tabac, une phobie, un déficit de confiance en soi, un trouble du comportement alimentaire et ou une douleur.

Avec ce livre, Olivier nous offre une pépite dans l'évolution de l'héritage de Milton H. Erickson et de Jean Godin. Je l'en remercie au nom des hypnothérapeutes qui apprécieront et utiliseront son livre, auquel je souhaite tout le succès qu'il mérite.

Evelyne Josse

Janvier 2021

Chargée de cours à l'Université de Lorraine (Metz)
Psychologue, psychothérapeute (EMDR, hypnose, thérapie brève), psychotraumatologue
www.resilience-psy.com

Remerciements

Merci à Milton Erickson et à son œuvre hypnotique. C'est pour moi plus une philosophie de vie qui m'accompagne qu'une technique.

Merci à Jean Godin de m'avoir pris sous son aile. Merci d'avoir cru en moi et de m'avoir légué l'AFNH, l'Association Française de Nouvelle Hypnose.

Merci à mes patients pour m'avoir tout appris, m'avoir aidé à grandir.

Merci à mes enseignants, trop nombreux pour être tous cités, et à mes collègues pour nos fructueux échanges.

Merci à mes associés Evelyne Josse, Tania Lafore, Dr Philippe Miras, et à tous les autres formateurs de l'AFNH. Merci pour l'aide à transmettre notre passion.

Merci à Jeffrey Zeig, notre président mondial, qui a accepté d'écrire la préface à la version internationale. Merci à Evelyne Josse qui a accepté de préfacer la version française.

Merci à Robert Erickson, fils de Milton, pour le formidable accueil et l'aide lors de mon pèlerinage au musée Erickson, Phoenix, Arizona.

Merci à mes relecteurs et correcteurs : Dr Vincent Danel, Renaud Estenne, Anne-Gaëlle Mathurin, Anne-Cécile Mirail, Isabelle Belleguic Seuge.

Merci à David Cardon et à Marnie Mac Gann (traductrice officielle de la Fondation Erickson) pour la traduction et la version anglaise.

A titre plus personnel, merci à mes trois enfants d'avoir supporté et compris toutes mes absences pour animer des formations, donner des conférences, recevoir des patients en urgence… Je n'ai pas pris assez de temps pour jouer avec chacun d'entre eux, pas pris assez de temps pour les regarder grandir. Merci à leurs mamans d'avoir contribué à en faire de belles personnes.

Ce livre leur est dédié, à Chloé, à Angélina et à Léo Perrot.

Olivier PERROT
Décembre 2022

Introduction

Je suis psychologue et j'ai eu la chance pendant mes études de rencontrer Jean Godin. Il était psychiatre et est celui qui a introduit l'hypnose ericksonienne en France. J'ai appris l'hypnose à ses côtés il y a trente ans. Je suis surtout devenu son assistant puis son héritier. Il m'a légué, outre son savoir-faire, l'AFNH (Association Française de Nouvelle Hypnose). Il s'agit d'un des plus importants organismes qui enseigne l'hypnose en Europe. Je dirige également l'école belge d'hypnose et le syndicat d'hypnose francophone (SHF). J'ai aussi été le directeur de la première revue francophone d'hypnose ericksonienne, la revue Phoenix, avant d'initier avec Daniel Renson la nouvelle revue actuelle « Hypnose et thérapies brèves ». Tout cela grâce à cette rencontre et aux dix années passées à seconder le Dr Jean Godin.

Jean est décédé il y a vingt ans, et l'hypnose a beaucoup évolué depuis. Mon projet ici est pluriel. Ce livre est destiné aux hypnothérapeutes débutants. A ce titre, il est abordable par le grand public également. J'ose espérer qu'il intéressera les hypnothérapeutes expérimentés. Il reprend en partie notre support de cours. J'ai voulu témoigner de mes trente années d'expérience. Je fais part de ce que mes patients m'ont appris. J'ai aussi voulu écrire ce que je regrettais de ne pas trouver ailleurs. Par exemple, un historique complet qui remet en lumière les influences des différents penseurs. Également une liste exhaustive des différentes inductions connues et des applications pratiques. J'ai aimé détailler les vingt-quatre techniques pour gérer la douleur ou ma conception des phobies, une de mes spécialités. Dans ce livre, je m'adresse directement et simplement à vous lecteur, dans un langage quasi parlé, comme si tu étais en cours, assis, en face de moi.

L'hypnose fait partie des thérapies à la mode. Depuis quelques années, elle connaît un renouveau et un véritable engouement. C'est le cas pour l'hypnose de spectacle comme pour l'hypnose thérapeutique. Quasiment tout le monde a eu l'occasion de voir ou d'entendre parler du fameux Messmer, l'hypnotiseur canadien, qui depuis dix ans passe sur toutes les chaînes de télévision. C'est celui de l'émission « stars sous hypnose ». Nombreux ont pu assister en direct à son spectacle qui tourne chaque année dans une centaine de villes françaises. Si l'hypnose retrouve la faveur du petit écran, elle trouve aussi sa place à l'hôpital, pour accompagner des interventions chirurgicales ou différents soins. Les dentistes commencent également à la proposer, et elle réinvestit le champ de la psychothérapie. Il est par exemple maintenant fréquent de rencontrer des gens qui ont pu tenter l'arrêt du tabac par l'hypnose ou se voir proposer une opération chirurgicale en hypnose. Et forcément, si la demande augmente l'offre explose en conséquence. Alors comment s'y retrouver ? À qui faire confiance ? Quels sont les risques ? J'ai aussi voulu répondre à ces questions concrètes.

Je suis un des spécialistes français de l'hypnose, je vous accompagne afin de découvrir ce formidable outil de soins.

Qu'est-ce que l'hypnose ?

Il existe deux formes principales d'hypnose : la classique, c'est celle du spectacle, et l'ericksonienne, c'est celle de la médecine. On peut y rajouter d'autres formes comme l'hypnose elmanienne, l'hypnose humaniste, quantique, et d'autres, que nous aborderons également. Nous allons commencer par expliquer l'hypnose classique, celle du music-hall, historiquement la première, et celle que le grand public connaît le mieux. Mais commençons par donner la définition de Jean Godin. Elle a été reprise dans l'encyclopédie médico-chirurgicale, et Jean souhaitait une définition globale qui reprenne les précédentes. Selon lui :

« L'hypnose est un mode de fonctionnement psychologique dans lequel un sujet, à l'aide d'un autre, parvient à faire abstraction de la réalité environnante tout en restant en relation avec son accompagnateur. Ce mode d'orientation particulière à la réalité environnante suppose un certain lâcher prise auquel on se réfère comme à un état modifié de conscience. Il fait apparaitre des possibilités nouvelles d'action de l'esprit sur le corps et de réaménagements psychiques[1]. »

L'hypnose classique

On peut parfois se demander si c'est truqué, tellement cela peut sembler fort... En vérité, rien n'est truqué. Toutefois ce que Messmer dit peu, et qu'il ne montre généralement pas à la télévision, c'est que cela marche mais pas avec tout le monde, loin de là... Messmer va, au début de son spectacle, pratiquer des tests afin de déterminer qui sont les spectateurs les plus réceptifs. Un de ces tests est par exemple de demander aux gens de croiser les mains au-dessus de la tête. Puis d'expliquer ensuite, qu'au fur et à mesure qu'il va compter de un jusqu'à sept, alors les mains vont irrésistiblement se coller l'une à l'autre. Puis se coller de plus en plus, encore plus fort l'une à l'autre. Il explique ce qui va se passer, ce qui est une façon de le suggérer... Il suggère que finalement au compte de sept les mains seront tellement fortement collées qu'il sera alors impossible de les séparer. Une fois le processus suggéré, il compte, tout en renforçant cette suggestion par son discours. Avec le un, vos mains se serrent, avec le deux, elles se serrent encore plus fort, au compte de trois, elles sont soudées, collées... Avec le sept, il est impossible de les séparer, plus vous essayez de les décoller plus elles se soudent... Et maintenant, tentez donc de les séparer pour voir...

Qu'allez-vous constater ? Sur mille personnes présentes dans le public, huit cents vont pouvoir séparer les mains sans difficulté. Deux cents vont avoir

---

[1] In Godin Jean, *La Nouvelle Hypnose,* Paris, Albin Michel, 1992

plus ou moins de mal à les séparer. Sur les deux cents, cent vont même être incapables de séparer les mains qui restent inexorablement collées au-dessus de la tête. Finalement, ces cent-là représentent les dix pour cent les plus réceptifs... Par ce test, Messmer a ainsi fait le tri des sujets les plus sensibles à l'hypnose... Ensuite, il n'a plus qu'à demander à tous ceux qui sont incapables de séparer les mains de venir le rejoindre sur scène. Et si l'un d'entre eux arrive sur scène en ayant décollé les mains, il est alors renvoyé à sa place. Messmer fera son spectacle avec les plus suggestibles des plus suggestibles. Il est ainsi quasi sûr de réussir. Il garde la crème de la crème pour se mettre à l'abri de l'échec. Finalement sur mille spectateurs, trente maximum sont sélectionnés, soit les trois pour cent les plus suggestibles, les plus réceptifs. Chez ces personnes, les suggestions directes, comme : « vous faites la poule », vont fonctionner.

Cette réceptivité, c'est en fait une particularité psychologique qui s'appelle la suggestibilité. Chez les gens suggestibles, le fait d'imaginer un mouvement déclenche ce mouvement. C'est ce que l'on nomme les phénomènes idéomoteurs. Vous verrez facilement sur YouTube le test des doigts aimantés qui est le plus fameux. On croise les mains à hauteur du visage, on écarte les deux index, puis on les imagine aimantés. Ils vont se rapprocher, se coller l'un à l'autre, d'autant plus vite et d'autant plus fort si vous êtes suggestible. Si cela ne bouge pas du tout, alors vous n'êtes pas suggestible. Vous pouvez essayer seul, laissez-vous surprendre. Il n'y a rien à craindre. La suggestibilité, c'est en sorte une capacité à se laisser prendre par un imaginaire inconscient. Imaginaire qui fonctionne chez eux plus vite, plus fort que le conscient. Cette capacité supérieure d'imagination inconsciente n'est pas à confondre avec de la faiblesse d'esprit ou de la crédulité.

On suggère souvent un mouvement ou au contraire une paralysie. C'est de l'ordre de l'idéomoteur. On peut également utiliser les autres sens. Utiliser de l'idéosensoriel, c'est-à-dire l'idée d'une sensation (comme chaleur ou fraicheur), va déclencher cette sensation. On peut induire des amnésies qui iront jusqu'à l'oubli de son prénom ou du chiffre 7 (je deviens incapable de répondre à la question 3+4). Il est possible de créer des distorsions temporelles, des hallucinations positives (c'est-à-dire voir ce qui n'existe pas) ou des hallucinations négatives (c'est-à-dire ne plus voir ou ne plus entendre ce qui est réel autour de nous). On peut créer des distorsions sensorielles, et substituer au goût de l'oignon celui d'une pomme savoureuse. Ce qui est alors fascinant, c'est que celui qui croque l'oignon avec gourmandise ne déclenche pas le réflexe lacrymal. Il n'a pas de larmes, puisque les pommes ne font pas pleurer. La gamme de tous ces phénomènes spécifiques[2] de l'hypnose laissent tout de même songeur...

---

[2] Ou phénomènes « dit » spécifiques de l'hypnose, car chacun d'entre eux peut apparaitre en dehors de toute hypnose.

Être suggestible n'est en aucun cas un signe de faiblesse d'esprit. Une personne peut avoir un caractère très fort et être suggestible... Ou pas... Nous n'avons pas d'autre moyen de mesure que de tester cette personne pour savoir si elle est suggestible. Cela ne dépend pas de sa volonté, de son intelligence ou de sa fantaisie. Sans test, il est impossible de pronostiquer qui sera suggestible. Nous ne savons pas à quoi est corrélée la suggestibilité. La seule chose que j'ai pu repérer, c'est que les hypersensibles, les empathes, semblent l'être plus régulièrement. Un point rassurant : même si vous êtes très suggestible, l'hypnotiseur ne peut pas vous faire faire tout et n'importe quoi. Il n'a sur vous que le pouvoir que vous lui laissez ou que vous lui prêtez, plus exactement. Si l'on décide très fermement de ne pas lui céder, cela est toujours possible. À l'inverse, certains peuvent être surpris de se découvrir suggestibles alors qu'ils pensaient ne pas l'être. Si vraiment l'hypnose permettait tout et n'importe quoi, il y a longtemps que la mafia en serait devenue experte.

La suggestion peut apparaitre assez facilement chez tout un chacun à un niveau minimal. Si je vous parle assez longtemps du citron et de son jus acide sur la langue, vous finirez par saliver. Et pourtant, ce n'est que l'idée du citron. Il en va de même avec l'évocation des poux et des puces : des démangeaisons vont apparaitre facilement. Et encore, un bon bailleur en fait bailler sept... Nombre d'évocations vont déclencher un effet visible. L'imagination agit à un niveau inconscient. Peut-être cela a-t-il à voir avec les neurones miroirs ou les effets de groupe et d'émotions communicatives. Une antilope part en courant, et toutes les autres font de même sans réfléchir. C'est ce qui les sauve du lion, caché dans les broussailles, que la première a senti. Ces réflexes grégaires ont servi notre survie depuis la nuit des temps et sont peut-être des précurseurs de la suggestibilité.

Beaucoup imaginent qu'en hypnose la personne est endormie, comme dans le coma, inconsciente. C'est totalement faux, et même dans un spectacle de Messmer, les gens ne dorment pas : ils entendent les autres rire autour d'eux, se sentent allongés sur le sol dur et froid... Et n'en ont absolument rien à faire... Comme si c'était le dernier de leurs soucis.

Une de mes amies explique le plaisir de la sensation en transe profonde : « C'est comme certains matins où tu viens de te réveiller mais tu ne veux pas te lever tout de suite... Tu te repositionnes sur l'oreiller, le matelas, et sans vraiment te rendormir : tu es comme entre-deux, entre veille et sommeil... C'est le délicieux moment où tu fais un câlin à ton oreiller. »

Selon elle, la transe profonde allongée sur le sol, ce sont ces sensations en dix fois mieux. Cela donne envie... « Tu es conscient de tout mais tu n'as pas envie de bouger ou alors tu crois que tu ne peux pas bouger... Ce qui revient au même... » En tout cas, être en hypnose, ce n'est pas être inconscient : on ne dort pas, on n'oublie pas, on reste plus ou moins présent. Ceux qui oublient se sont probablement autosuggéré cet oubli.

L'hypnotiseur de spectacle utilise certains ressorts méconnus de la psychologie. Mais ce n'est que de la psychologie et il n'a sur vous que le pouvoir que vous lui prêtez... Il n'y a en vérité pas de fluide, pas de magie particulière. Et répétons-le, même en hypnose somnambulique, la personne n'est pas réellement endormie, elle garde conscience. Cette hypnose de spectacle fonctionnera uniquement sur les personnes les plus suggestibles. Cette suggestibilité est difficile à appréhender : ce n'est pas une question de caractère. Un de mes patients participe à ce fameux grand raid : La diagonale Des Fous. Il s'agit d'une épreuve de l'extrême ayant lieu chaque année sur l'île de la Réunion, une île qu'il s'agit donc de traverser en diagonale. Les participants courent sans s'arrêter tant qu'ils n'ont pas fini la traversée de l'île. Cela représente 162 kilomètres de course non-stop ; sans compter le dénivelé cumulé positif qui, lui, fait 9643 mètres. C'est donc quatre marathons enchaînés l'un derrière l'autre. Mon patient le court en 32 heures. J'ai du mal à imaginer que cet homme manque de volonté, et pourtant, il est hypersuggestible.

Difficile d'appréhender sans test qui sera suggestible, et difficile de savoir exactement quelle sera la limite de cette suggestibilité. On ne peut pas vous faire faire n'importe quoi : les vols, ou viols ou meurtres sous hypnose relèvent davantage de la fiction. Il est probablement possible de faire commettre des actes surprenants en hypnose, mais finalement surtout à ceux qui en seraient capables même sans hypnose. Les naturistes peuvent se déshabiller en hypnose, puisqu'ils sont tout prêts à le faire sans hypnose… Mais, a contrario, il faut constater que Messmer crée régulièrement des conflits intrapsychiques chez ses volontaires qui peuvent rester mal plusieurs semaines de suite. Certains ne comprennent pas ce qui leur arrive et déclenchent en conséquence des crises d'angoisses. Il est de coutume de dire que la suggestion ne nous emmènera pas au-delà de nos limites personnelles… Mais connait-on vraiment ses propres limites ? À ce sujet, l'expérience de Milgram[3] pour expliquer la soumission à l'autorité ne peut que nous surprendre sur la nature humaine. (Pour ceux qui ne connaissent pas l'expérience, reportez-vous aux annexes.) Plusieurs, surpris de se voir obéir à la voix de l'hypnotiseur, ont le sentiment de ne pas pouvoir lui résister et le vivent mal.

L'hypnose ericksonienne, qui est souvent présentée comme plus douce et plus respectueuse, utilise également cette suggestibilité et les suggestions directes. Notons au passage que nombre d'ericksoniens répugnent, à tort, à

---

[3] Voir l'annexe 4

utiliser ces suggestions directes. Si Erickson est l'inventeur des suggestions indirectes, il ne s'est jamais privé de la directivité : bien au contraire. Il s'agit de ne pas jeter le bébé avec l'eau du bain, et la suggestion directe garde un intérêt thérapeutique profond. Messmer dans ses spectacles fait aussi la démonstration de guérisons de phobies. En cinq minutes, il arrive à vous débarrasser de façon durable d'une phobie du vide ou de divers animaux, comme les araignées, serpents ou rats. C'est là un bénéfice réel et rapide. De même, savoir faire : « 1,2,3 tu dors ! », peut intéresser nombre de mes stagiaires dentistes ou urgentistes. Erickson était souvent très directif, ce n'est pas totalement le fruit du hasard.

L'hypnose ericksonienne

Milton Erickson

L'hypnose ericksonienne tient son nom du psychiatre américain Milton Hyland Erickson. (1901-1980). Ce dernier a révolutionné la pratique de l'hypnose. Son histoire de vie explique probablement en partie son parcours atypique. Il naît dans une ferme et dans son enfance, il présente différents troubles comme une grave dyslexie, une forme particulière de trouble de la vision (proche et différente du daltonisme, la seule couleur qu'il perçoit est le violet) et un trouble de la perception auditive des rythmes... Et comme si tout cela ne suffisait pas, à 17 ans, il a une grave attaque de polio qui le plonge dans un coma de trois jours, le laissant totalement paralysé à son réveil...

Il raconte dans sa biographie, concernant cette attaque de polio, comment il a été révolté d'entendre, à travers la porte de sa chambre, les médecins annoncer à sa mère, heureusement à tort, sa mort certaine. Comme les médecins annonçaient qu'il ne passerait pas la nuit, il s'est en réaction concentré sur le fait de voir le soleil se lever. Ce qui bien évidemment sera le cas. Cependant, une fois la nuit passée, il tombe dans le coma. Une deuxième fois, il va donner tort aux médecins qui annonçaient à nouveau qu'il n'en sortirait pas. Mais, par contre, à son réveil il se découvre totalement paralysé. Là encore, il déroute le corps médical qui annonçait qu'il ne remarcherait jamais...

Toutefois, pour retrouver l'usage de la marche, il a bénéficié d'un concours de circonstances. Un jour, alors que ses parents l'avaient déposé sur un rocking-chair, il a la surprise de constater que le fauteuil oscille. Ce qui peut sembler logique sur un fauteuil à bascule, sauf pour celui qui est totalement paralysé... Le jeune Milton Erickson en déduit la seule explication possible : le fauteuil, par sa configuration, amplifie un mouvement inconscient qu'il a impulsé. À partir de ce jour, il reprend espoir. Il entre dans une longue et profonde introspection (intéroception serait plus juste) afin de sentir consciemment quel faisceau musculaire il parvient à mobiliser. Puis, la question suivante est : comment fait-il pour bouger ce muscle ? Car s'il arrive à répondre à la question comment bouger un muscle, alors il pourra en bouger deux, puis quatre, puis huit... En suivant cette logique, il lui faudra une année pour retrouver l'usage de la marche.

Il entame ensuite, pendant une seconde année, un périple solitaire en canoë de plusieurs centaines de kilomètres à travers les États-Unis. Cela afin de parfaire sa rééducation et de se remuscler. Il n'avait alors pas la force suffisante pour hisser son canoë hors de l'eau. Sa légende personnelle raconte qu'il se débrouillait pour obtenir de la part des gens croisés au bord de l'eau, une proposition « spontanée » d'aide pour hisser l'embarcation sur la rive ; c'est-à-dire sans demander directement et franchement ce service. Il aurait ainsi entraîné sa capacité à obtenir des réponses par suggestions indirectes.

À son retour, il est apte à entamer ses études supérieures. Bien évidemment, il choisit la médecine. C'est en 1923, à l'âge de 22 ans[4] qu'il découvre l'hypnose grâce à un de ses enseignants, le Dr Clark Hull. Aussitôt il se passionne pour celle-ci. En effet, il croit reconnaître, dans le fonctionnement des patients hypnotisés, des états particuliers qu'il a lui-même spontanément traversé, lors de ses profondes et longues intéroceptions pour retrouver l'usage de ses muscles. Comme M. Jourdain faisait de la prose sans le savoir, Erickson découvre qu'il a pratiqué l'autohypnose à son insu.

À partir de là, il va vouer toute sa vie à l'étude de l'hypnose : soit 58 années de travail et de recherches sur le sujet. Il nous laisse ainsi, plus qu'un héritage considérable, une révolution dans le monde de la psychothérapie. Cette révolution s'appuie sur trois fondements :

1 L'hypnose comme un fonctionnement naturel.

2 L'inconscient considéré positivement comme un réservoir de ressources.

3 Le passage du « pourquoi les problèmes » à « comment les solutions ».

Voyons cela plus en détail.

---

[4] J'ai la fierté d'avoir aussi appris l'hypnose à mes 22 ans, en 1992, mais j'ai peur que la comparaison s'arrête là...

Les grands principes de l'hypnose ericksonienne

1 - L'hypnose est un fonctionnement naturel

Depuis toujours l'hypnose accompagne l'humanité. Des traces s'en trouvent dans toutes les civilisations antiques : mésopotamiennes, égyptiennes, grecques ou encore romaines. Si être en hypnose : c'est être en transe, alors la transe nous accompagne depuis l'aube de l'humanité. Et finalement, avec les mêmes attentes qu'aujourd'hui, à savoir : augmenter ses capacités physiques ou obtenir la guérison. Songez à la danse autour du feu des Indiens, au son des tam-tams, ils finissent en transe. Et cette danse sert aux Indiens à devenir de meilleurs guerriers ou de meilleurs chasseurs et à augmenter leur potentiel. De même, songez aux sorciers, chamans et autres guérisseurs. Là aussi, ils vont cultiver la transe, soit chez eux-mêmes, soit chez le patient, afin d'exorciser les mauvais esprits ou d'incanter les bons... C'est cette fois-ci la guérison qui est recherchée. En cela, comme le vécu de transe, le vécu hypnotique fait partie de l'humanité depuis toujours. Sauf que, jusqu'à la fin du XVIIIe siècle et les premières commissions royales sur le magnétisme animal, l'homme considérait la transe comme un moyen d'être inspiré par les dieux ; une sorte de religion, dans un des sens étymologiques, « relié au divin ». Jean Godin qualifiait cette époque de Mesmer et des premières commissions scientifiques comme l'émergence de l'hypnose dans le monde scientifique (au détriment du mystique).

Si l'hypnose est un fonctionnement humain naturel depuis la nuit des temps, vous êtes également concernés. Vous faites déjà tous de l'autohypnose sans le savoir. En effet, Erickson définit ce qu'il appelle la transe de tous les jours (la transe quotidienne, aussi nommée transe commune). Elle correspond à la simple rêverie. Élève au collège, il vous arrivait de décrocher du cours, et d'être, comme on dit, dans la lune. Le professeur s'en rend compte à l'observation de votre visage. Plongé subitement dans vos pensées, vous avez le regard dans le vide, les traits du visage s'allongent, se détendent, la respiration se modifie. Cela se voit sur votre visage. Être dans la lune, dans la rêverie, modifie bien sûr votre façon de penser, mais déclenche également une relaxation physiologique visible. Lorsque nous sommes ainsi dans la lune, nos pensées sont plus inconscientes. Et c'est précisément pour cela qu'Erickson s'intéresse à cet état. Car il pense que nous sommes ainsi plus connectés aux ressources positives inconscientes. Un excellent exemple de cette transe commune est la conduite automobile. Nous conduisons dans un état second. Erickson décide de cultiver, d'amplifier cet état naturel parce qu'il augmente le contact avec l'inconscient et permet d'accéder à ses ressources particulières. Dans l'idée qu'une partie seulement de notre cerveau est utilisée, l'hypnose permet d'accéder aux ressources inconscientes.

Premier apport : l'hypnose est donc un fonctionnement naturel, qui correspond à une forme de rêverie amplifiée, et accessible à tous, sans don ou talent particulier. Ce mode de fonctionnement permet d'accéder aux ressources inconscientes.

2 - La référence permanente à l'inconscient
L'intérêt principal de recourir à l'hypnose est qu'elle nous permet d'activer nos ressources inconscientes. Nous voyons l'inconscient comme une entité positive dédiée à notre bon fonctionnement. Cela au travers de trois modes d'action principaux :

    a) - L'inconscient trouve des solutions pour nous.
    b) - L'inconscient est l'interface avec le corps.
    c) - Nous déléguons à notre inconscient, il conduit la voiture à notre place.

Notre inconscient trouve des solutions pour nous, il est l'interface avec le corps, et nous lui déléguons déjà une grande part de notre fonctionnement. Là encore allons plus loin.

    a) - L'inconscient trouve des solutions pour nous. On dit souvent que la nuit porte conseil. Si je trouve des solutions en dormant, alors comme je dors, c'est mon inconscient qui travaille. Cela fonctionne la nuit, et également la journée. Nous cherchons un prénom ou un mot que nous avons sur le bout de la langue, mais qui ne revient pas. Nous avons tous le même réflexe, on laisse cette recherche de côté, on laisse tomber, mais parce que l'on sait que ça va revenir ensuite. Et effectivement d'un seul coup ça nous revient. On constate que dans ces deux cas, pour que ça fonctionne, on passe par un lâcher-prise... Laisse tomber, parle d'autre chose, ou va te coucher tu verras demain. C'est du lâcher-prise, il s'agit de prendre du recul pour laisser émerger une solution.

C'est précisément la métaphore d'une séance d'hypnose qui va se présenter comme un lâcher-prise, souvent relaxant, mais pas obligatoirement, dans lequel je vais stimuler le travail positif de mon inconscient pour accéder à ses ressources.

    b) - L'inconscient c'est l'interface avec le corps, si votre inconscient trouve des solutions pour vous, il a en plus le pouvoir d'agir sur votre corps. Prenons le cas de la douleur. Si j'allume un briquet et que l'on teste combien de temps vous pourrez garder la main au-dessus de la flamme... Vous allez très vite ressentir une douleur insupportable. Mais imaginons maintenant que vous soyez pris dans un incendie et que pour sauver votre vie, il faille traverser 5 ou même 10 mètres de flammes... Alors là vous prenez votre élan et vous traverser l'enfer sans aucune hésitation. Et vous oubliez la douleur du même coup. Nous savons tous que c'est possible, que ça existe, mais personne ne sait comment reproduire cela à volonté. Chez le dentiste par exemple nous serons incapables d'oublier la douleur, et au contraire nous allons l'augmenter sous l'effet de la peur.

Gérer la douleur est un savoir-faire inconscient, présent en chacun d'entre nous.

Trouver le sommeil est un autre exemple de savoir-faire inconscient... Je m'endors... (M apostrophe...) Je me fais quelque chose à moi-même pour dormir... Mais quoi exactement ? Si nous le savions vraiment, nous n'aurions pas besoin de somnifères, et l'insomnie n'existerait pas. Ce qui explique d'ailleurs que l'hypnose sera un excellent moyen de retrouver le sommeil.

L'inconscient est donc cette interface qui permet le contrôle de l'esprit sur le corps.

c) - On délègue à notre inconscient une bonne part de notre fonctionnement. Si notre inconscient trouve des solutions et agit sur notre corps, c'est déjà bien. Mais nous lui déléguons encore bien plus que cela... Tous nos apprentissages par exemple. Nous avons appris à lire et à écrire enfant. Et cela a demandé plusieurs semaines. Et pourtant aujourd'hui nous lisons et écrivons sans y penser, automatiquement. Comme si nous avions su le faire dès la naissance. Au début de la lecture on déchiffre péniblement à voix haute en suivant avec le doigt. Et un beau jour comme par magie, on sait lire dans sa tête. Mais personne ne sait expliquer ce progrès, cet apprentissage à son enfant. Parce que précisément la lecture devient facile lorsqu'elle est un automatisme inconscient. Tout comme l'écriture cela fait appel à la mémoire procédurale et à la formation des circuits dendritiques.

C'est la même chose plus tard avec l'apprentissage de la conduite. La première heure de cours et le premier stationnement en créneau sont un véritable calvaire. Et pourtant aujourd'hui vous conduisez comme un petit robot... Tous nos apprentissages deviennent efficaces lorsqu'ils deviennent inconscients. On dit le vélo ça ne s'oublie jamais car c'est inconscient. Si c'est votre inconscient qui conduit la voiture à votre place, alors vous pouvez aussi lui déléguer la conduite de votre vie et de bien d'autres fonctionnements.

En résumé faire de l'hypnose c'est cultiver une attitude de lâcher prise, dans laquelle l'inconscient va trouver des solutions, agir sur le corps, et prendre en charge nombre de fonctionnements, comme conduire la voiture et bien plus...

3 – « Comment les solutions » plutôt que « pourquoi les problèmes ? »
Comment aller bien plutôt que pourquoi j'ai mal ?

On peut probablement considérer que Freud est véritablement le premier psychothérapeute connu par le grand public. Il est, chacun le sait, l'inventeur de la psychanalyse. Lui aussi fait en permanence référence à l'inconscient, mais on a le sentiment qu'il ne s'agit pas de la même réalité. Si je simplifie, au risque de caricaturer, Freud a envisagé, inventé la psychothérapie sur le modèle de la médecine fonctionnelle. Il est d'abord médecin. Or le médecin a besoin, pour guérir efficacement, de trouver la cause. Un mal de gorge en fonction de ce qu'il est déclenché par une angine ou une tumeur ne recevra pas le même traitement. Le médecin doit déterminer la cause des symptômes pour les traiter au mieux.

Freud a en quelque sorte conservé cette logique. Aussi lorsque vous présentez un trouble psychologique il en cherche l'origine. Et comme il considère que tout se forge dans notre enfance, alors vous allez raconter votre vie en long, en large et en travers. On mène une espèce d'enquête sur votre passé pour comprendre les troubles présents. On répond à la question pourquoi j'ai mal, d'où vient le problème. Les premiers modèles d'interactions, l'amour porté à nos parents, nos premières épreuves vont expliquer nos actions et réactions d'adultes.

Freud a pu décrire le refoulement. L'idée est que nous vivons parfois des choses difficiles que nous allons refouler, c'est-à-dire enfermer dans un coin inaccessible de notre mémoire. Par exemple je pourrais avoir subi un viol dans mon enfance et avoir fini par en développer une amnésie. Je l'ai refoulé dans mon inconscient. C'est l'amnésie traumatique. Vu ainsi l'inconscient semble être le dépositaire de nos plus noirs dossiers, et de nos modèles d'attachement rejoués lors du transfert psychanalytique. Ce que j'ai refoulé semble inaccessible au conscient. Le retour du refoulé se fera sous la forme des symptômes. Les maux du corps pour dire ce que je ne sais plus dire en mots. L'inconscient décrit par Erickson nous semblera infiniment plus sympathique et positif.

Erickson a inspiré de nombreux courants de psychothérapies. Citons parmi les plus connus, la PNL (Programmation Neuro Linguistique) et les thérapies brèves. Si ce fut d'abord des thérapies brèves orientées problèmes, l'équipe de Milwaukee va ensuite proposer les thérapies brèves orientées solutions. Dans ces derniers cas on va se concentrer sur les solutions plus que sur les problèmes. Sur la question comment aller bien, et comment les solutions plutôt que sur la question pourquoi j'ai mal, pourquoi les problèmes. Question qui m'a toujours semblé infiniment plus positive et pragmatique. À ce moment-là si on explore votre inconscient ce n'est plus pour trouver ce qui s'est mal passé mais au contraire pour mettre en valeur vos capacités, vous aider à prendre confiance. Erickson disait vous savez, mais vous ne savez pas que vous savez... Il utilisait pour cela, entre-autres, les apprentissages précoces. Vous avez appris à écrire, à lire, à nager, à faire du vélo... Et sur le moment tout vous a semblé extrêmement difficile. Vous avez cru ne jamais y arriver, et pourtant aujourd'hui tout cela vous semble tellement facile. Sous-entendu, la difficulté d'aujourd'hui est la facilité de demain[5].

Je m'intéresse à vos ressources plus qu'à vos problèmes. Nous sommes dans une logique de psychologie positive, le positif attire le positif. Ne dit-on pas on ne prête qu'aux riches ? Cette logique a inspiré un courant très fécond nommé thérapies brèves orientées solutions. Dans ce mode de pensée la logique habituelle de la psychanalyse est bousculée voire, retournée. Cette orientation solutions développe de nouveaux réflexes. C'est par exemple la recherche de l'exception aux symptômes ou la fin de la séquence symptomatique. Imaginons l'alcoolique qui boit dix whiskys par jour. Plutôt que de m'intéresser à ce qui le fait boire, je vais lui poser une question étrange.

Donc vous buvez dix verres par jour ? Alors la question est : pourquoi pas onze ?

En effet il serait capable, physiquement, d'avaler un verre de plus, comme la boulimique serait capable d'avaler encore une bouchée. Mais une partie de nous vient dire stop ! Et c'est cela qui est passionnant. Comment fait-on pour dire stop, ça suffit ? Car si je comprends comment je dis stop à un moment donné alors probablement je pourrai dire stop plus tôt. Au neuvième ou huitième ou troisième verre... Et précisément, ce stop, ce qui déclenche la fin de la séquence problématique, est vécu comme inconscient.

On utilise la même logique avec l'exception aux symptômes. Il s'agit là d'une autre patiente alcoolique qui boit tous les jours... Tous les jours sauf le mercredi... C'est l'exception.

En effet le mercredi elle voit ses petits-enfants. Et sa fille, leur mère donc, l'a bien prévenue... Si tu bois devant eux, si tu es alcoolisée pour les conduire, alors tu ne les gardes plus jamais... Et elle a pris la menace très au sérieux... Comprenons alors comment elle utilise la présence et l'amour de ses petits enfants pour résister à la tentation. Car peut-être dés le mardi, elle pourra rester sobre en prévision de la visite des petits enfants.

Je m'intéresse donc aux capacités de votre inconscient positif et nous voyons ensemble comment mobiliser cette force dans votre intérêt. C'est l'intelligence de l'approche ericksonienne qui fait que l'hypnose connaît aujourd'hui un troisième âge d'or en trois siècles. Elle en a effectivement connu

---

[5] Je peux utiliser cette métaphore pour les stagiaires débutant l'hypnose. C'est important de s'entrainer beaucoup. Ce n'est pas parce que les choses sont difficiles que nous ne les faisons pas, c'est parce que nous ne les faisons pas qu'elles sont difficiles.

deux précédents, d'abord avec le vrai Mesmer, au dix-huitième siècle, puis avec Charcot au dix-neuvième et aujourd'hui donc, avec Milton Erickson au vingtième siècle.

Un historique

Je vous propose un historique complet, rédigé principalement à l'aide de Barrucand[6], de Wikipédia et, bien sûr, de mes notes et archives personnelles. Une partie est facilement accessible d'un clic sur Google, l'avantage est ici que l'ordre chronologique est restitué et que les liens entre les diverses personnalités sont rétablis. C'est l'historique clair que je regrettais de ne pas lire ailleurs.

De l'antiquité à nos jours, on peut considérer que l'histoire de l'hypnose commence avec celle de l'humanité. On fait remonter les premiers témoignages à moins quatre mille ans (-4 000), avec des tablettes sumériennes ou certains papyrus égyptiens. Bien avant si on considère les traces de guérisseurs chamaniques sur les peintures rupestres. De tout temps l'homme a exploré des états de conscience modifiée à l'aide de différents produits ou de méditations, voire de prières. Les rituels ancestraux de danse autour du feu ou de diverses guérisons (sorciers, chamans, guérisseurs, etc.) ont permis d'accéder à ces états seconds. Simplement, dans toute cette première phase, on considère ces états seconds comme des portes, comme une communication avec les esprits. On pourrait parler d'une hypnose religieuse, qui met en contact, en lien avec les dieux. Jean Godin parlait de l'émergence des idées de l'hypnose dans le monde scientifique. Émergence qu'il date des deux commissions scientifiques nommées par Louis XVI. L'histoire scientifique de l'hypnose, non liée aux divinités et aux esprits, commence donc avec le magnétisme animal. Elle continue avec Hénin de Cuvillers qui inspire les imaginationnistes, jusqu'à l'école de Nancy. École de Nancy qui sortira victorieuse de la querelle l'opposant à Charcot. Freud s'inspirant de tous, et pratiquant même encore les passes magnétiques, va marquer en France la condamnation forte de l'hypnose au profit de sa nouvelle invention : la psychanalyse. Cette psychanalyse, qui rejette en apparence la suggestion a tellement pris d'importance chez nous, que nous raterons le train de l'hypnose ericksonienne, jusqu'à ce que Jean Godin fonde, seulement après la mort d'Erickson, le premier institut Milton Erickson à Paris en 1984. Voyons cela plus en détail.

---

[6] L'histoire de l'hypnose en France par Dominique Barrucand PUF 1967

Premier âge d'or : le XVIIIe siècle

Franz Anton Mesmer (1734-1815)

L'approche scientifique de l'hypnose commencerait donc peu avant la Révolution française avec Mesmer, le vrai. Il est médecin et publie sa thèse « De l'influence des planètes sur le corps humain » en 1766. À la suite de Paracelse[7] il s'intéresse au magnétisme. Il est ami de Mozart qui lui fera référence dans l'opéra Cosi fan tutte. Il s'installe à Paris en 1778, afin de fuir Vienne et un possible scandale après qu'il eut partiellement rendu la vue à la jeune Maria Theresia von Paradis.

En 1779 il publie son « Mémoire sur la découverte du magnétisme animal ». Il y présente la thèse selon laquelle la maladie résulte d'une mauvaise répartition de ce fluide animal dans le corps humain. La guérison vise à restaurer cet équilibre perdu. Le fluide canalisé peut être transmis par des passes magnétiques, provoquant alors des crises excitomotrices chez le malade pour le guérir.

En 1780 dépassé par son succès il introduit grâce au baquet des séances collectives. C'est surtout lors de ces séances collectives que vont apparaître des crises encouragées par les phénomènes de groupe. Les dames de la bonne société se pâment et se donnent en spectacle, finissant souvent le sein débraillé, ce qui irritera l'église. Mesmer voyage ensuite entre Paris et Spa, en Belgique, puis crée la société de l'harmonie universelle à laquelle adhérera Armand Jacques de Chastenet de Puységur que nous allons vite retrouver.

Le succès de Mesmer, sa personnalité et son goût pour l'argent vont lui attirer deux ennemis puissants. D'une part l'église, car jusque-là les guérisons miraculeuses étaient réservées à Dieu. D'autre part, ni plus ni moins que le roi de France. Agacé par les succès, l'audience et l'influence grandissante de Mesmer, et parce que la reine Marie Antoinette participait aux séances de Mesmer, Louis XVI nommera deux commissions[8] pour étudier sa pratique. Malgré des résultats contrastés, les conclusions de ces commissions vont finalement assurer la publicité du magnétisme animal et renforcer son succès au-delà des frontières françaises. Bailly conclut que « l'imagination sans magnétisme produit des convulsions... Le magnétisme sans imagination ne

---

[7] Philippus Theoprastus 1493-1541, dit Paracelse, médecin suisse, il initie le tournant de la médecine galéniste à la médecine moderne.
[8] L'une de l'Académie des Sciences, l'autre de la Société royale de Médecine, composée entre autres, des illustres Joseph-Ignace Guillotin, Antoine Lavoisier, Benjamin Franklin, Antoine Laurent de Jussieu et Jean Sylvain Bailly.

produit rien ». Il ouvre probablement la voie à ceux que nous appellerons les imaginationnistes qui croient plus dans le pouvoir de l'imagination que dans un fluide véritable et vérifiable. Deux courants vont donc s'opposer, les « fluidistes » et les « imaginationnistes ». Ces derniers inspireront ensuite les travaux sur la suggestibilité, forme d'imaginaire inconscient.

Mesmer finira par quitter Paris à la suite de divers conflits politiques et financiers. Le médecin et député Michel-Augustin Thouret sera un de ses opposants. Mais son œuvre lui survit largement, grâce entre autres à un de ses élèves : Puységur. Mesmer est donc l'ancêtre des magnétiseurs actuels, et également à l'origine des travaux qui vont nous mener jusqu'à Charcot et au second âge d'or de l'hypnose. Mesmer et son succès européen constituent le premier âge d'or de l'hypnose. Et on peut considérer que l'hypnose connaît actuellement son troisième âge d'or avec Milton Erickson.

Armand Marie Jacques de Chastenet de Puységur (1751-1825)[9]

Il est membre avec ses frères[10] de la Société de l'harmonie, et à ce titre élève de Mesmer. Il s'oppose à Mesmer en mettant en doute l'utilité de la crise excitomotrice qu'il considère comme un phénomène parasite (Mesmer la considère comme essentielle au traitement). C'est suite à la magnétisation d'un certain Victor que Puységur élabore sa position. Puységur se considère comme un simple vecteur pour le patient qui sait lui-même ce qui est bon pour lui (Mesmer prétend soigner par une action purement physiologique, le fluide, dont il est la source). À ce titre il est un précurseur de l'esprit ericksonien.

À partir de 1784 le marquis de Puységur pratique la transe mesmérienne dans son domaine de Buzancy. C'est par accident que l'un de ses patients, le paysan Victor Race, va présenter un état particulier que Puységur nommera somnambulisme. Un état à la fois profondément endormi et pleinement conscient. On peut donc considérer que le fameux Victor est à l'origine de la transe somnambulique recherchée par nos hypnotiseurs de spectacle. C'est à lui que le québécois Messmer devrait se référer, plus qu'à F. A. Mesmer. Victor amène aussi l'idée d'une hypnose plus calme, plus proche du sommeil, en économisant les crises excitomotrices. Cet état s'accompagne par ailleurs d'une clairvoyance des malades sur leur propre maladie, sur les traitements adaptés, et également sur celle des autres. Il présentera Victor devant Mesmer et créera la Société harmonique des amis à Strasbourg qui va former plus de deux cents magnétiseurs. Parmi eux on trouvera Joseph Philippe François Deleuze.

---

[9] Général de Brigade, Chevalier de Saint Louis, il fut Maire de Soissons.
[10] Jacques Maxime et Antoine Hyacinthe

Joseph Philippe François Deleuze (1753-1835)

Botaniste influent, naturaliste, collaborateur de Jussieu, ardent partisan du magnétisme, il milite pour que l'Académie des sciences l'étudie. Il publie en 1813 l'histoire critique du magnétisme animal. C'est un scientifique important, qui, de par sa renommée va contribuer, avec d'autres, à l'importance du magnétisme animal.

Etienne Félix d'Hénin de Cuvillers (1755-1841)

Officier et magnétiseur français. Il fait partie des magnétiseurs dits imaginationnistes[11] qui contrairement à Mesmer ne croient pas en l'existence d'un fluide magnétique universel. En 1819 il devient l'éditeur des « Archives du magnétisme animal ». Il est le premier à utiliser le terme d'hypnose qui sera repris par Braid. L'histoire est injuste sur ce point, et beaucoup attribuent à tort à Braid l'invention du mot hypnose vers 1850. Là où Henin de Cuvillers l'aurait précédé de 25 ans... En 1820 il publie son livre « Le magnétisme éclairé » dans lequel il considère le magnétisme en termes de croyances et de suggestibilité. Il influencera ainsi jusqu'à Bernheim et Liébeault, en passant par tout le courant des « imaginationnistes ». Le monde scientifique se divise en deux camps, les fluidistes qui suite à Mesmer croient à la réalité du fluide, et les imaginationnistes, précurseurs de la suggestibilité et de l'effet placébo.

L'abbé Faria (1756-1819)

José Custodio de Faria, prêtre catholique portugais et scientifique, connu pour ses études sur le magnétisme et l'hypnose. Il apparaît comme personnage important dans l'œuvre d'Alexandre Dumas : Le Comte de Monte-Cristo. En 1788 il se réfugie en France et il joue un rôle actif dans la Révolution française. Élève du Marquis de Puységur il ouvre à Paris en 1813 un cabinet de magnétiseur qui deviendra fameux. Son livre principal « De la cause du sommeil lucide » est publié en 1819. Parmi ses élèves on trouve Alexandre Bertrand et le général Noizet[12]. Liébeault le cite dans son premier ouvrage.

Alexandre Bertrand (1795-1831)

Médecin français, en 1819 et 1820 il donne un cours public de magnétisme animal et initie de nombreux confrères. Il devient un des maîtres à

---

[11] On trouve à ses côtés l'abbé Faria, le philosophe Maine de Biran, le médecin Alexandre Bertrand et le général François Joseph Noizet.
[12] François Joseph Noizet (1792-1885) Général et magnétiseur qui a promu une voie médiane entre les imaginationnistes de ses amis et les fluidiques. Son mémoire sur le somnambulisme et le magnétisme animal écrit en 1820 n'est publié qu'en 1854.

penser de ce courant qui explique le magnétisme par les effets de l'imagination plus que par le fluide. Son livre principal est publié en 1823 « Traité du somnambulisme » suivi en 1826 par « Du Magnétisme en France ».

Baron Jules Du Potet (1796-1881)

Il aidera le dentiste Matorel dès 1819 à des extractions dentaires indolores et exportera le magnétisme en Angleterre en 1837. Il forme entre autres le médecin John Eliotson. Il est connu pour ses nombreux écrits que l'on trouve encore facilement aujourd'hui.

Charles Lafontaine (1803-1892)

Magnétiseur franco-suisse, il publie à Genève un journal appelé le magnétiseur. Élève de Puységur, il se fait connaître comme magnétiseur itinérant. Il est également connu comme celui qui a inspiré Braid. Il publie ses mémoires en 1866 : Mémoires d'un magnétiseur.

James Braid (1795-1860)

Chirurgien écossais, il s'intéresse au magnétisme animal dès 1841 après avoir assisté à une séance publique de Charles Lafontaine à Manchester. On lui attribue à tort la paternité du mot hypnose. Il veut se différencier des magnétiseurs imaginationnistes et remplace leur méthode d'induction visuelle par fixation de l'attention sur la main tendue du magnétiseur par la fixation d'un objet brillant. Il définit l'hypnose comme un état de sommeil nerveux obtenu par la fixation visuelle d'un objet brillant. Il l'utilisera pour l'anesthésie, précédant de peu Esdaile. Son livre principal qui date de 1843 est traduit en français en 1883 sous le titre « Hypnose ou traité du sommeil nerveux ». En France les travaux de Braid sont traduits par Joseph Durand de Gros, Alfred Velpeau, Eugène Azam et Paul Broca, tous d'éminentes personnalités scientifiques. Ce sont ces traductions qui vont relancer l'intérêt de Liébeault pour l'hypnose, annonçant le second âge d'or.

James Esdaile (1808-1859)

Médecin écossais également influencé par Mesmer, il se fait connaître par sa pratique d'une anesthésie par magnétisme. Il s'exile aux Indes pour raisons de santé et commence la pratique du magnétisme en 1845. Il gagne rapidement une solide réputation pour sa pratique d'une chirurgie indolore. Il est bien sûr à l'origine de ce que l'on nomme encore aujourd'hui les états Esdaile. Il publie en 1846 « Mesmerism in India » où il relate plusieurs chirurgies majeures, comme des amputations, indolores, grâce au magnétisme animal. Sa méthode va toutefois tomber dans l'oubli car à la même époque James Young Simpson découvre le chloroforme et son utilité. L'utilisation de l'Éther est signalée aux États Unis en 1842 et en France en 1847. L'anesthésie chimique, plus facile et rapide, supplante rapidement l'anesthésie par magnétisme. Elle tombe dans l'oubli et c'est seulement au vingtième siècle qu'on la redécouvre sous l'influence, entre autres, de Faymonville.

Au fur et à mesure que les chercheurs successifs pensaient découvrir ce qu'était l'hypnose, en vérité ils l'inventaient. On est parti de la crise excitomotrice de Mesmer pour arriver à l'inverse, à la notion de sommeil artificiel : Vos paupières sont lourdes. Dormez ! Je le veux !

Eugène Azam (1822-1899)

Avec Alfred Velpeau et Paul Broca, il a contribué à faire connaître en France les travaux de James Braid sur l'hypnose.

Azam fut le premier à décrire un cas de « personnalité multiple » : Félida X. En l'espace de huit ans, il publia trois ouvrages sur cette patiente, qui présentait des « personnalités alternantes », état proche de ce qui devait être nommé plus tard le trouble de la personnalité multiple et qui est appelé aujourd'hui trouble dissociatif de la personnalité.

Deuxième âge d'or : le XIXᵉ siècle

Jean-Martin Charcot (1825-1893)

Clinicien et neurologue français, professeur d'anatomie pathologique et académicien. C'est un des plus grands médecins de son temps. Il reste célèbre dans le monde de l'hypnose par ses séances publiques où il traitait avec succès les hystériques. Ces séances ont attiré Freud et nombre de personnalités.

Également on connaît la fameuse guerre entre l'école de Nancy (Bernheim et Liébeault) et l'école de la Salpêtrière représentée par Charcot qui fait l'hypothèse de l'étiologie traumatique de l'hystérie. Une personne devient hystérique lorsqu'elle est amenée à se dissocier à la suite d'un choc traumatique. L'école de Nancy, sous la direction d'Hippolyte Bernheim, va s'opposer à ses conceptions. Charcot a laissé son nom dans de nombreux domaines de la médecine. Sa renommée scientifique incontestable a permis que l'on prenne à nouveau au sérieux l'hypnose.

Charcot est le découvreur de la sclérose latérale amyotrophique (SLA), une maladie neurodégénérative à laquelle son nom a été donné. Il est le fondateur, avec Guillaume Duchenne, de la neurologie moderne et l'un des grands promoteurs de la médecine clinique.

Ses travaux sur l'hypnose et l'hystérie, à l'origine de l'École de la Salpêtrière, ont inspiré à la fois Pierre Janet dans ses études de psychopathologie et Sigmund Freud, qui a été son élève et son traducteur en allemand.

Il est le père du médecin et explorateur Jean-Baptiste Charcot, autre célébrité de la famille.

C'est à la Charité, en 1851, que Charcot découvre l'hystérie, qui est l'objet d'étude de son inventeur, le chef de service Pierre Briquet. En 1856 il est affecté à la Salpêtrière. Il systématise l'emploi de ce qui ne s'appelle pas encore la kinésithérapie. Pour ses études sur « l'hystérie », au sens d'agitation provoquée par toutes sortes de désordres mentaux et non pas seulement au sens moderne de névrose hystérique, Charcot teste toutes les techniques expérimentales de l'époque, l'hypnose mais aussi l'électrothérapie, l'hydrothérapie, le magnétisme, la métallothérapie, les techniques de suspension. En mettant en scène ces techniques combinées, il provoque des « névroses expérimentales », reproductions artificielles des symptômes dont souffrent ses patientes, et met en évidence les quatre phases de la « grande hystérie ».

Il teste l'hypothèse d'une origine organique de l'hystérie et celle d'une localisation dans des zones « hystérogènes » du corps pour, à partir de 1880, renoncer progressivement à ces préjugés. Tout en se ralliant à l'hypothèse d'une étiologie psychique, il défendra celle d'une cause traumatique de l'hystérie, point de vue battu en brèche par l'École de Nancy.

Il ouvre au public ses « Leçons » en 1879. Il y expose diverses questions médicales. Les séances d'hypnose finiront par devenir un rendez-vous mondain où se croisent bourgeois et artistes.

Le 2 janvier 1882, la première chaire des « maladies du système nerveux », première chaire au monde spécifiquement consacrée à la neurologie est créée pour lui. La Salpêtrière devient une école de neurologie. Dès novembre, les cas cliniques de ses patients, qu'il examine devant ses étudiants (c'est le sujet d'un tableau bien connu d'André Brouillet), font l'objet de ses exposés.

En 1884, Charcot est déjà une sommité mondaine, quand, grâce à la fortune de sa femme, il s'installe à l'hôtel de Varangeville et anime les jeudis soir de Mme Charcot.

Sigmund Freud, boursier à titre étranger, y est invité d'octobre 1885 à février 1886. Il participe aux travaux pratiques, assiste aux présentations de patients et discussions théoriques avec passion et incrédulité, suit des patients de Georges Gilles de La Tourette, converse avec le maître et obtient même de traduire en allemand certains de ses travaux.

La collaboration avec Pierre Janet et la correspondance avec Freud ont pour effet de convaincre Charcot de l'étiologie psycho génétique de l'hystérie même s'il hésitera toujours entre une vision anatomique et une vision psychique de l'hystérie.

Il confie à Pierre Janet, au sein de sa chaire de la Salpêtrière, un séminaire de psychologie et lui fait soutenir en 1893 une thèse de médecine sur l'hystérie.

La publication du livre de Charcot marque le début du nouvel âge d'or de l'hypnose en France, et fait de Charcot le chef de file de ce que l'on a appelé l'École de la Salpêtrière. Charcot y décrit les quatre états du « Grand Hypnotisme » des malades hystériques :

1- la léthargie, obtenue en pressant sur les paupières du sujet, durant laquelle le sujet reste inerte tout en manifestant une « hyperexcitabilité neuromusculaire » (le moindre contact provoque une contracture) ;
2- la catalepsie, obtenue en rouvrant les yeux du sujet (ou en faisant résonner un gong), durant laquelle le sujet prend les poses qu'on lui donne et « transfère » à volonté les contractures du côté du corps où l'on applique un aimant ;
3- le somnambulisme, obtenu en frictionnant le sommet du crâne du sujet, durant lequel le sujet vous parle et bouge normalement ;
4- le sujet fait preuve d'une amnésie totale au réveil. C'est de là que vient encore aujourd'hui la suggestion d'oubli.

Il pose là, les bases de la théorie « traumatico-dissociative » des névroses, qui sera développée par Pierre Janet, Josef Breuer, Jean Leguirec et Sigmund Freud. Ces derniers, entre 1888 et 1889, entreprennent de « retrouver » sous hypnose les souvenirs traumatiques de leurs patients.

La cure cathartique de Josef Breuer est dérivée de l'hypothèse de Charcot sur l'étiologie traumatique de l'hystérie. Selon cette hypothèse, une personne devient hystérique lorsqu'elle est amenée à se dissocier à la suite d'un choc traumatique. Les bases de la psychanalyse sont ainsi posées. À son décès, c'est Joseph Babinski, son élève préféré, qui entretiendra la querelle avec Nancy. Le même Babinski est celui qui tient la patiente sur le fameux tableau représentant Charcot dans ses œuvres.

Ambroise-Auguste Liébeault (1823-1904)

Médecin Psychiatre français. En 1848 il découvre le magnétisme animal au travers des lectures d'Alphonse Teste[13]. Il s'en désintéresse une dizaine d'années puis le redécouvre, par le biais des travaux de Braid, par la lecture des œuvres de Azam et Velpeau. En 1866 il publie « Du sommeil et de ses états analogues considérés surtout du point de vue de l'action du moral sur le physique ».

En 1882 le Professeur Hippolyte Bernheim reconnaît ses travaux et ils participent ensemble à la fondation de l'école de Nancy, avec le juriste Jules Liégeois et le physiologiste Henri Beaunis. Liébeault est alors déjà âgé de 59 ans. L'école de Nancy, opposée à l'école de la Salpêtrière marque le second âge d'or de l'hypnose en France. Il reçoit les visites de personnages importants. Nommons le pharmacien Émile Coué, le mathématicien Joseph Delboeuf, Sigmund Freud bien sûr, mais aussi le Dr Nicolas Dahl[14] qui adaptera ses méthodes à Moscou.

Hippolyte Bernheim (1840-1919)

Professeur de médecine et neurologue français, il est initié à l'hypnose par Liébeault. Avec Liébeault, le juriste Jules Liégeois et le médecin Henri Beaunis, il fonde l'école de Nancy, en opposition avec l'école de la Salpêtrière de Charcot. En 1884 il publie « De la suggestion dans l'état hypnotique et dans l'état de veille » dans lequel il recense les expériences qui ruinent les thèses de Charcot. Il définit l'hypnose comme un simple sommeil produit par la suggestion et capable d'effets thérapeutiques. Là où Charcot voit en l'hypnose un état pathologique propre aux hystériques. Il définit la suggestion comme une idée conçue par l'opérateur, saisie par l'hypnotisé et accepté par son cerveau. En 1903 il définit une méthode qu'il nomme psychothérapie, inspirée de l'hypnose, où ses effets peuvent être à l'état de veille par simple suggestion. En 1907 il élabore le concept d'idéodynamisme selon lequel toute idée suggérée tend à se faire acte.

Il est également en quelque sorte le père de l'effet placébo. Il reporte un des premiers cas connus de faux souvenirs induits[15]. Il est considéré comme le plus grand psychothérapeute européen avant de tomber dans l'oubli dix ans plus tard, supplanté par Freud qui a pourtant traduit ses ouvrages en allemand.

---

[13] Manuel pratique du magnétisme animal.
[14] Neurologue, Psychiatre russe (1860-1939). Adepte reconnu de l'hypnose, son patient le plus célèbre est le compositeur Rachmaninoff.
[15] avec sa patiente Marie. « De la suggestion et de son application à la thérapeutique » 1886.

Émile Coué de la Chataignerie (1857-1926)

Psychologue et pharmacien français, il s'est rendu célèbre par sa méthode de guérison fondée sur l'autosuggestion. Il est un précurseur de la psychologie comportementale, de la psychologie positive et de l'effet placébo. En tant que pharmacien à Troyes, il remarque rapidement que les patients à qui il vend ses remèdes en les accompagnant de paroles encourageantes évoluent plus positivement. Sa visite aux membres de l'école de Nancy finira de le convaincre d'une nouvelle voie de recherche sur l'autosuggestion. Toute idée présente à l'esprit tend à devenir réalité, aussi l'idée de guérison peut produire la guérison. L'imaginaire l'emporte systématiquement sur la volonté, car notre être imaginatif détermine nos états physiques et mentaux. L'imagination et la volonté doivent donc travailler en synergie. Sa méthode se condense en une seule phrase : « Tous les jours, à tous points de vue, je vais de mieux en mieux. » À répéter vingt fois matin et soir.

En 1910 il quitte Troyes pour Nancy où il fonde une clinique libre. En 1913 le jeune philosophe Charles Baudoin s'associe à lui et contribue à sa célébrité. Ils fondent ensemble l'École Lorraine de psychologie appliquée.

En 1922, il publie La Maîtrise de soi-même par l'autosuggestion consciente qui est traduit en plusieurs langues et connaît un succès retentissant. L'ouvrage fait sensation surtout en Grande-Bretagne et aux États-Unis, où il reçoit un accueil public triomphal. Il donne de nombreuses conférences à travers le monde. Il se rend aux États-Unis en 1923. Il y est accueilli par le président Calvin Coolidge. Un film est réalisé, un disque enregistré.

Il a participé au traitement du bégaiement du duc d'York (futur George VI).

Adulé de son vivant il tombera malgré tout dans l'oubli assez rapidement, ses théories semblant par la suite trop simpliste... Il aura paradoxalement reçu une plus grande audience dans le monde anglo-saxon que chez nous...

Et pourtant ce n'est pas parce que c'est simple que cela est faux ou inefficace... Il est aujourd'hui injustement oublié et moqué.

Joseph Delboeuf (1831-1896)

Mathématicien et psychologue belge, il est lui aussi élève de Charcot et fut impressionné par une séance où le Pr Charcot obtient des vésications par suggestion. En 1887, sa conférence à la classe des sciences de l'académie royale sur l'origine des effets curatifs de l'hypnotisme suscite une vive polémique. Il se fait connaître comme le défenseur du célèbre hypnotiseur de spectacle Donato[16], car il existait déjà à l'époque un débat sur l'utilisation de l'hypnose par les non-médecins.

Carl Hansen (1833-1897)

C'était un hypnotiseur de scène danois. Freud indique avoir découvert l'hypnose avec lui et avoir été fortement impressionné.

Josef Breuer (1842-1925)

Médecin autrichien, il a pris en charge la fameuse Anna O., et influencera fortement Freud, qu'il rencontre à la fin des années 1870. Il est l'inventeur de la talking cure (terme en vérité inventé par sa patiente), devenu ensuite cure cathartique. Il s'agit de raconter sous hypnose des évènements traumatiques. C'est en 1895 qu'il publie avec Freud les Études sur l'hystérie, où plusieurs cas de traitement par cure cathartique, hypnotique donc, sont exposés. Le cas d'Anna a inspiré une vive polémique, et certains[17] le qualifient du premier mensonge freudien. Elle n'aurait pas été guérie, et même internée dans le mois suivant... Le premier cas fondateur de la psychanalyse serait une fumisterie...

Alfred Binet (1857-1911)

Psychologue français, l'inventeur des tests psychométriques à l'origine du QI (Quotient Intellectuel). Introduit par Babinski auprès de Charcot, il fera figure avec Henry Beaunis, des personnalités de l'école de la Salpêtrière.

Ivan Petrovitch Pavlov (1849-1936)

Médecin et physiologiste russe, il est lauréat du prix Nobel de physiologie ou médecine de 1904 et de la médaille Copley en 1915. S'il est surtout connu pour ses travaux sur les réflexes, Pavlov s'est beaucoup intéressé à l'hypnose. Son prix Nobel fait qu'un courant important de l'hypnose russe se développera sous son influence[18]. Pour Pavlov, l'hypnose est un sommeil partiel lié à une inhibition limitée du cortex. Si le cortex est presque totalement inhibé, il ne perçoit plus un ensemble d'incitations ; mais comme il n'est pas complètement

---

[16] Alfred d'Hont de son vrai nom, (1840-1900) hypnotiseur belge célèbre dans toute l'Europe pour ses démonstrations spectaculaires de 1874 à Liège jusqu'en 1880 pour sa tournée suisse. Il impressionnera également Charcot et Charles Richet.
[17] L'historien Michel Borch-Jacobsen : Souvenirs d'Anna O. : une mystification centenaire.
[18] Jean Godin ira aussi à la rencontre de cette hypnose russe, puis il passera le relais au Dr Jean Becchio, la revue Phoenix fait état de ces échanges.

inhibé, topographiquement, il reste des points vigiles qui permettront l'établissement d'un rapport entre l'hypnotiseur et l'hypnotisé.

Pavlov a décrit trois phases au processus hypnotique :

1. L'égalisation : c'est une phase proche de l'état normal, disons la phase d'induction, où tous les excitants, quels qu'ils soient, agissent de la même façon.
2. Phase paradoxale : caractérisée par le fait qu'un excitant fort peut avoir une réaction faible et qu'un excitant faible peut avoir une réaction forte. C'est la phase d'état de l'hypnose au cours de laquelle les bruits extérieurs ne gênent pas le sujet : on peut claquer la porte. Par contre, il perçoit sélectivement l'excitant verbal faible de l'hypnotiseur.
3. Phase ultra-paradoxale : un résultat peut être obtenu par un stimulus négatif, c'est-à-dire un stimulus auquel les cellules cérébrales ne sont pas habituellement sensibles, auxquelles elles ne réagissent absolument pas à l'état de veille.

Ses travaux ont aussi influencé l'idée d'une hypnose animale, qui ne me semble pas transposable à l'humain. Il s'agit précisément plus de reflexe purement animal.

Pierre Janet (1859-1947)

Philosophe, psychologue et médecin français, injustement délaissé, il est de nouveau mis à l'honneur depuis les années 2000 pour ses travaux sur le traumatisme et les amnésies (et dissociations parfois résultantes). Il est l'inventeur du terme subconscient. Il publie sa thèse sur l'automatisme psychologique essai de psychologie expérimentale sur les formes inférieures de l'activité humaine. L'hypnose joue un rôle important dans l'élaboration de ses théories. Dès 1889 Charcot lui confie la direction du laboratoire de psychologie de la Salpêtrière. Il fonde en 1901 la société de psychologie qui existe encore aujourd'hui[19]. Il est reçu au Collège de France où il succède à Théodule Ribot. L'hypnose est alors utilisée comme traitement mais également comme condition expérimentale pour comprendre et éclairer la psychologie, le fonctionnement humain. L'hypnose sert ici la psychologie expérimentale. Il aborde l'hypnose à l'éclairage de la dissociation, qu'elle soit post-traumatique ou pathologique comme dans les cas de personnalités multiples. Il étudie beaucoup la suggestion post-hypnotique pour arriver au concept d'intelligence subconsciente. Il étudie l'anesthésie hypnotique (y compris l'anesthésie visuelle et auditive[20]) afin de découvrir comment ce subconscient est capable de sensations et de perceptions.

---

[19] Sous le nom depuis 1941 de Société Française de Psychologie.
[20] à comprendre dans le sens d'hallucination négative, même si Janet réfutait ce terme.

Pour Janet l'intelligence humaine n'est pas seulement une activité consciente. Nous disposons d'une intelligence inconsciente. Enfin plutôt subconsciente. En effet le terme inconscient signifierait qu'il y a un pur automatisme sans pensée. Or on nomme précisément conscience ce type de pensée qui agrège et synthétise les percepts de façon complexe. Il s'agirait donc d'une autre conscience. Une pensée qui posséderait sa conscience propre mais qui nous échapperait à tout instant parce qu'elle se situe en dessous de notre conscience. Nous réfléchissons, comprenons, jugeons, calculons, décidons, aussi bien sur la scène de notre conscience, que dans la coulisse de notre intelligence subconsciente.

Dans la suggestion d'anesthésie systématisée, la sensation n'est pas supprimée et ne peut pas l'être, elle est simplement déplacée, elle est enlevée à la conscience normale, mais peut être retrouvée comme faisant partie d'un autre groupe de phénomènes, d'une sorte d'autre conscience.

Janet utilise également dans ses études l'écriture automatique inconsciente.

« L'hypnotisme qui est sorti graduellement de l'ancien magnétisme animal n'est pas autre chose que la production artificielle du somnambulisme. Il peut se définir : une transformation momentanée et passagère de l'état mental d'un individu, suffisante pour amener des dissociations de la mémoire personnelle et déterminée artificiellement par un autre homme ».[21]

Janet a abondamment publié sur l'hypnose. Injustement délaissé, il mérite amplement d'être relu et redécouvert. J'ai eu l'honneur de donner une conférence pour l'Institut Pierre Janet afin précisément de les aider à redécouvrir et à comprendre l'hypnose. J'y ai rencontré sa petite-fille qui m'a appris que son grand-père avait résidé un temps à Fontainebleau, ville dont je suis Conseiller Municipal depuis 20 ans. Si un historien local a des éléments à ce sujet, je suis preneur.

Sigmund Freud (1856-1939)

Neurologue autrichien. Il est connu comme le fondateur de la psychanalyse. C'est en 1876 qu'il va rencontrer Josef Breuer avec qui il coécrira les études sur l'hystérie. En 1881 il obtient ses diplômes de médecin. Son premier contact avec le magnétisme se fait par l'intermédiaire du danois Carl Hansen en 1880. En 1885 il vient suivre l'enseignement de Charcot à Paris. Il sera invité à ses somptueuses soirées. Il traduit un volume des leçons de Charcot.

---

[21] Médecine psychologique 1923

En 1886 il rédige son rapport sur l'hypnotisme selon l'école de la Salpêtrière. En 1889 il se détourne de Charcot et fréquente l'école de Nancy. Il traduit l'ouvrage de Bernheim et se rend à Nancy. C'est en 1893 qu'il publie les premiers articles sur l'hystérie avec Breuer. En 1895 ils publient ensemble les études sur l'hystérie, où figure entre autres Anna O., la fameuse Bertha Pappenheim. Il y présente la place encore importante de l'hypnose qu'il abandonnera finalement pour ériger la cure psychanalytique. Ce qui suppose également l'année suivante l'abandon de Breuer et de la cure cathartique. C'est en 1896 qu'apparaît pour la première fois le terme de psychanalyse. Le succès de la psychanalyse est consacré en 1910 avec la création, lors du second congrès international, de l'Association Psychanalytique internationale, dont Jung sera le premier président.

Si Freud a probablement condamné l'hypnose en France, il commencera par en être, pendant 10 ans, un ardent défenseur. Antoine Bioy a recensé les écrits de Freud faisant référence à l'hypnose et a mis en lumière son évolution. Je lui emprunte en partie les références suivantes. En 1890 il écrit « l'hypnose confère au médecin une autorité que n'a sans doute jamais possédée le prêtre ou le thaumaturge, en concentrant l'ensemble de l'intérêt psychique de l'hypnotisé sur la personne du médecin ».[22] En 1891 « le reproche selon lequel l'hypnose ne guérirait que des symptômes - et encore uniquement pour une période brève - est injustifié. » Et « l'hypnose remplit toutes les exigences d'une thérapie causale, et le procédé consistant à interroger et à apaiser le malade sous hypnose profonde s'accompagne alors la plupart du temps en plus d'éclatants succès ».[23] « Le travail au moyen de l'hypnose était fascinant. On éprouvait pour la première fois le sentiment d'avoir surmonté sa propre impuissance, le renom d'être un thaumaturge était très flatteur ».[24]

Freud pratiquait une hypnose directive « La véritable valeur curative de l'hypnose réside dans la suggestion faite à cette occasion. La suggestion consiste à nier énergiquement les maux dont s'est plaint le patient, ou à l'assurer qu'il est capable de faire quelque chose, ou encore à lui ordonner de le faire. L'effet de la simple assurance ou négation est décuplé quand on associe la guérison souhaitée à une action ou une intervention durant l'hypnose, par exemple en disant : « vous n'avez plus de douleur à cet endroit, j'appuie dessus et la douleur s'en va. » Puis « Il faut communiquer chaque suggestion avec la plus grande des assurances, car l'hypnotisé remarque et exploite défavorablement le moindre signe de doute ; on tuera dans l'œuf toute contradiction ».[25]

---

[22] in Traitement Psychique
[23] in Hypnose
[24] Ma vie et la psychanalyse
[25] Hypnose

Il reviendra ensuite sur ses affirmations positives quant à l'hypnose afin de promouvoir sa psychanalyse. « Si j'ai abandonné la technique par la suggestion, et avec elle l'hypnose, c'est que je désespérais de rendre la suggestion aussi forte et aussi solide que cela serait nécessaire pour une guérison durable. Dans tous les cas graves, je vis la suggestion appliquée dessus disparaître en s'effritant, et voilà que l'état de maladie ou un succédané de celui-là était de nouveau là ».[26] L'abandon de l'hypnose s'explique également par la difficulté à hypnotiser facilement tous les patients[27] « Lorsque j'eus constaté, que malgré tous mes efforts, je ne pouvais mettre en état d'hypnose qu'une petite partie de mes malades, je décidai d'abandonner le procédé »[28]. Toutefois nombre d'auteurs s'accordent à noter l'ambiguïté de Freud dans son rapport à l'hypnose. Il semble finalement ne jamais s'en désintéresser totalement jusqu'à la fin de sa vie. Aussi dans un texte célèbre de 1918 « Nous serons obligés de mêler à l'or pur de l'analyse une quantité considérable du cuivre de la suggestion directe. Parfois même nous devrons dans le traitement des névroses de guerre, faire usage de l'influence hypnotique ».[29] Puis en 1925 « Il est tout à fait exact que la psychanalyse travaille aussi au moyen de la suggestion, comme d'autres méthodes psychothérapeutiques. Mais la différence est que la décision relative au succès thérapeutique n'est ici pas abandonnée à la suggestion ou au transfert. »[30] C'est en 1921 qu'il publie un essai dans lequel il tente de décrypter sa compréhension de l'hypnose à la lumière d'une psychanalyse mature.[31] C'est ici que figure la fameuse comparaison entre la fascination hypnotique et l'état amoureux. À la question faut-il expliquer l'hypnose par l'amour ou l'amour par l'hypnose il affirmera que l'hypnose expliquerait l'état amoureux. Jusqu'en 1924, au moins, il continue à s'intéresser à l'hypnose comme le reportera un de ses élèves, le jeune hongrois Franz Polgar, dans l'autobiographie qu'il publie en 1951. Polgar était assez doué pour l'hypnose, ce qui expliquerait que Freud est intéressé à l'accepter en stage. Il l'interrogera durant six mois sur sa pratique hypnotique. C'est aussi en 1924 que Freud écrit « On ne surestimera jamais trop l'importance de l'hypnotisme dans la genèse de la psychanalyse. D'un point de vue théorique comme d'un point de vue thérapeutique, la psychanalyse gère un héritage qu'elle a reçu de l'hypnotisme ».[32] Freud finira même par écrire « On n'a pas trouvé jusqu'à présent de substitut à l'hypnose ».[33] Si beaucoup

---

[26] in De la psychothérapie 1905
[27] Freud ne connaissait que l'hypnose classique, qui s'appuie sur la suggestibilité. Or seul un tiers de la population serait suffisamment suggestible. Ce qui l'oblige à rejeter plus de la moitié de la patientèle…
[28] Cinq leçons de la psychanalyse
[29] Les voies nouvelles de la thérapeutique psychanalytique, in La technique Psychanalytique
[30] Ma vie et la psychanalyse
[31] In Psychologie des foules et analyse du moi
[32] Petit abrégé de psychanalyse, in Résultats, idées, problèmes. Tome II
[33] L'analyse avec fin et analyse sans fin, in Résultats, idées, problèmes. Tome II

considèrent que Freud a rejeté l'hypnose, on constate que ce rejet est loin d'être complet et reste teinté d'une forte ambivalence.

Article de Freud, Hypnose 1891

Retrouvez ici l'intégrale de l'article de Freud intitulé hypnose et écrit en 1891[34]. Une lecture qui reste passionnante et qui reste d'une actualité surprenante par plusieurs points 130 ans plus tard.

« Ce serait une erreur de croire qu'il est très facile de pratiquer l'hypnose à des fins thérapeutiques. La technique de l'hypnotisme est bien plutôt une opération médicale aussi difficile que n'importe quelle autre. Le médecin qui veut hypnotiser devrait l'avoir appris d'un maître dans cet art et aura, même alors, besoin d'une grande pratique personnelle pour obtenir des succès autrement que dans des cas isolés. Alors, en tant qu'hypnotiseur expérimenté, il se mettra à l'œuvre avec ce sérieux et cette détermination nés de la conscience d'entreprendre quelque chose d'utile, voire, dans certaines circonstances, de nécessaire. Le souvenir de tant de guérisons obtenues par l'hypnose conférera à son comportement face au patient une sûreté qui ne manquera de susciter, chez ce dernier aussi, l'attente d'un nouveau succès thérapeutique.

Celui qui aborde l'hypnotisme à moitié incrédule, qui, ce faisant, se trouve peut-être lui-même tout drôle, qui révèle, par sa mimique, sa voix et ses gestes, qu'il n'attend rien de la tentative, n'aura aucune raison de s'étonner de ses insuccès et devrait plutôt laisser cette méthode de traitement à d'autres médecins qui sont en mesure de la pratiquer sans se sentir atteints dans leur dignité médicale, parce qu'ils se sont, par l'expérience et la lecture, persuadés de la réalité et de l'importance de l'influence hypnotique.

On se fera une règle de ne chercher à imposer à aucun malade le traitement hypnotique. Il existe dans le public un préjugé, appuyé même par des médecins éminents mais ignorants en la matière, selon lequel l'hypnose serait une intervention dangereuse. Chercherait-on à imposer l'hypnose à une personne qui accorderait foi à ces dires, on serait vraisemblablement, après quelques minutes seulement, perturbé par des incidents fâcheux, qui naissent de l'angoisse du malade et de la sensation pénible pour lui d'être violenté, mais qui seraient très certainement tenus pour des suites de l'hypnose. Là où s'élève une forte résistance contre un projet d'hypnose, on renoncera à cette méthode et l'on attendra que le malade se soit, sous l'influence d'autres informations, familiarisé avec l'idée d'être hypnotisé. Par contre, il n'est absolument pas gênant qu'un malade déclare n'éprouver aucune angoisse devant l'hypnose, mais ne pas croire

---

[34] Mais curieusement publié en français seulement en 1963...

en elle ou ne pas croire qu'elle puisse lui être utile. On lui dit alors : « Je n'exige pas votre foi, mais simplement votre attention et quelque docilité au début », et l'on trouve le plus souvent dans cette disposition indifférente du malade un remarquable soutien.

Par ailleurs, il faut affirmer qu'il existe des personnes qui sont empêchées de tomber dans l'hypnose, précisément par leur disponibilité et leur désir. Cela ne cadre absolument pas avec l'opinion courante selon laquelle il n'y a pas d'hypnose sans « foi », mais il n'en est pourtant pas autrement. On a le droit, en général, de partir de l'hypothèse que tous les hommes sont hypnotisables, à cela près que chaque médecin en particulier aura un certain nombre de personnes qu'il ne pourra pas hypnotiser dans les conditions de ses expériences, sans que souvent il puisse dire à quoi a tenu l'insuccès. Parfois, un procédé obtient aisément ce qui semblait impossible avec un autre, et la même chose vaut pour des médecins différents. De ce fait, on ne sait jamais si un malade pourra être hypnotisé ou non et l'on n'a pas d'autre voie pour l'apprendre que l'expérience elle-même. Jusqu'à présent, on n'est pas parvenu à mettre en rapport l'accessibilité à l'hypnose avec une autre qualité de l'individu. Une seule chose est exacte : les malades mentaux et les dégénérés ne sont, la plupart du temps, pas hypnotisables, les neurasthéniques ne le sont que très difficilement ; il est inexact que les hystériques ne soient pas aptes à l'hypnose. C'est bien plutôt chez ces derniers justement que l'hypnose apparaît à la suite d'interventions d'ordre purement physiologique et avec tous les signes d'un état corporel particulier.

Il est important de se faire une opinion provisoire sur l'individualité psychique d'un malade que l'on veut soumettre à l'hypnose, mais, pour cela, on ne peut précisément pas établir de règle générale. Mais il est évident qu'il n'est pas avantageux de commencer un traitement médical par l'hypnose et qu'il vaut mieux, tout d'abord, gagner la confiance du malade et laisser sa méfiance et sa critique s'émousser. Qui dispose en tant que médecin ou hypnotiseur d'une grande réputation peut toutefois se dispenser de ces préliminaires.

Contre quelles maladies doit-on faire usage de l'hypnose ? Des indications sont ici plus difficiles à poser que pour d'autres méthodes thérapeutiques, étant donné que la réaction individuelle joue, lors de la thérapeutique hypnotique, un rôle presque aussi grand que la nature de la maladie à combattre. En général, on évitera d'attaquer par l'hypnose les symptômes qui ont un fondement organique et l'on n'utilisera cette méthode que pour lutter contre des troubles nerveux purement fonctionnels, des maux d'origine psychique et des accoutumances toxiques ou autres. Mais l'on se persuadera que bien des symptômes de maladies organiques sont accessibles à l'hypnose et que l'altération organique peut exister sans le trouble fonctionnel qui en découle, vu l'aversion présente à l'endroit du traitement hypnotique, on est rarement amené à utiliser l'hypnose sans avoir auparavant essayé sans succès toutes les autres thérapeutiques. Cela a du bon, car on apprend de cette manière quel est le véritable champ d'action de l'hypnose. On peut naturellement hypnotiser aussi à des fins de diagnostic différentiel, par exemple quand on est dans le doute sur l'appartenance de certains symptômes à l'hystérie ou à une maladie nerveuse organique. Mais cette épreuve n'a quelque valeur que dans le cas d'un résultat favorable.

Quand on connaît bien son malade et qu'on a établi le diagnostic, se pose la question de savoir si on va entreprendre l'hypnose en tête-à-tête ou si on fait appel à une personne de confiance. Cette mesure serait souhaitable autant pour protéger les malades de l'abus de l'hypnose que pour protéger le médecin contre l'accusation d'un tel abus. Et l'un et l'autre se sont produits ! Mais une telle mesure ne peut être généralisée. La présence d'une amie, du mari ou d'une autre personne perturbe souvent le malade très gravement et réduit incontestablement l'influence du médecin, par ailleurs le contenu de la suggestion, devant être donné dans l'hypnose, n'est pas toujours propre à être communiqué à d'autres personnes proches du malade. L'appel à un second médecin n'aurait pas cet inconvénient, mais il complique la conduite du traitement au point de la rendre impossible dans la majorité des cas. Comme ce qui importe avant tout au médecin, c'est de faire, par l'hypnose, œuvre utile, il renoncera, dans la plupart des cas, à faire appel à une tierce personne et il ajoutera le danger évoqué plus haut à tous ceux qui sont inhérents à l'exercice de la profession médicale. Mais la malade se protégera elle-même, en ne se laissant pas hypnotiser par un médecin qui ne lui paraît pas digne de sa plus totale confiance.

Par contre, il est d'une grande importance que le malade à hypnotiser voit d'autres personnes sous hypnose, qu'elle sache par la voie de l'imitation, comment elle a à se comporter et qu'elle apprenne par d'autres en quoi consistent les sensations de l'état hypnotique. À la clinique de Bernheim et à la consultation de Liébeault à Nancy, où chaque médecin peut recueillir des éclaircissements sur les effets dont l'influence hypnotique est capable, l'hypnose n'est jamais conduite en tête-à-tête. Chaque malade, qui arrive pour sa première séance d'hypnose, regarde un temps le spectacle des malades plus anciens qui s'endorment, qui pendant l'hypnose obéissent et qui, après le réveil, reconnaissent que leurs symptômes morbides ont disparu. Il entre par-là dans un état de disponibilité psychique qui le fait sombrer, lui aussi, dans une hypnose profonde dès que vient son tour. L'inconvénient de ce procédé, c'est que les maux de chaque sujet sont commentés devant une grande assemblée, ce qui ne conviendrait pas à des malades de meilleure condition. Un médecin, qui souhaite guérir par l'hypnose, devrait toutefois ne pas renoncer à cette puissante influence auxiliaire et, aussi souvent que possible, laisser la personne à hypnotiser assister d'abord à un ou plusieurs essais hypnotiques réussis.

Si l'on ne peut pas s'attendre à ce que le malade s'hypnotise lui-même par imitation dès qu'on lui en donnera le signal, on a alors le choix pour amener le malade en état d'hypnose entre différents procédés, qui tous ont en commun de rappeler l'endormissement par certaines sensations corporelles. La meilleure manière de procéder est la suivante : on installe le malade sur un siège confortable, on le prie d'être tout à fait attentif et, désormais, de ne plus parler, étant donné qu'en parlant il mettrait obstacle à l'endormissement. Quelques pièces du vêtement éventuellement gênantes sont enlevées et les autres personnes sont reléguées dans une partie de la pièce où elles ne peuvent être vues du malade. On fait l'obscurité dans la pièce, on veille au calme. Après ces préliminaires, on s'assied en face du patient et on l'invite à fixer deux doigts de la main droite du médecin, tout en faisant très attention aux sensations qui vont se développer.

Après très peu de temps, une minute environ, on commence, on persuade le malade qu'il éprouve les sensations de l'endormissement, par exemple : « Je vois bien que cela va vite avec vous, votre visage a déjà pris une expression figée, votre respiration est devenue plus profonde, vous voilà tout à fait calme, vos paupières sont lourdes, vos yeux papillotent, vous ne voyez plus distinctement, à l'instant vous allez être forcé de déglutir, puis vos yeux se fermeront et vous dormirez. »

Avec de tels propos et d'autres, similaires, on se trouve déjà en plein « processus de suggestion », selon le nom qu'on donne aux paroles de persuasion pendant l'hypnose. Mais l'on ne suggère que des sensations et des processus moteurs, tels qu'ils apparaissent spontanément au cours de l'endormissement hypnotique. On peut s'en convaincre si l'on a devant soi une personne que l'on peut faire entrer en hypnose rien qu'en la fixant (méthode de Braid), chez laquelle par conséquent la fatigue des yeux, lors d'une attention très soutenue et soustraite à toutes les autres impressions, entraîne cet état ressemblant au sommeil. Son visage prend tout d'abord une expression figée, sa respiration devient plus profonde, ses yeux s'humectent, papillotent à maintes reprises, un ou plusieurs mouvements de déglutition interviennent, finalement les pupilles se placent en haut et en dedans, les paupières s'abaissent et l'hypnose est là. Le nombre de semblables personnes est très important ; remarque-t-on que l'on a devant soi l'une d'entre elles, on fera bien de se taire ou de ne recourir qu'occasionnellement à la suggestion. Sinon l'on ne ferait que perturber la personne qui s'hypnotise elle-même et, au cas où la succession des suggestions ne correspondrait pas au déroulement effectif de ses sensations, mobiliser son opposition. Pourtant, en général, on a intérêt à ne pas attendre le développement spontané de l'hypnose, mais bien le favoriser par les suggestions. À condition, alors, qu'elles soient dispensées avec énergie et suivant une succession rapide. Il ne faut pas, en quelque sorte, que le patient puisse reprendre ses esprits, qu'il ait le temps d'examiner si ce qu'on vient de lui dire est également exact. On n'a pas besoin de plus de deux à quatre minutes pour que les yeux se ferment ; s'ils ne sont pas fermés spontanément, on les lui ferme, sans se montrer étonné ou dépité, du manque de fermeture spontanée des yeux. Si, maintenant, les yeux sont fermés, on aura atteint un certain degré d'influence hypnotique. C'est cela qui est le facteur déterminant pour toute la suite.

Une des deux possibilités vient en effet de se produire. La première : le patient a vraiment été mis en état d'hypnose en fixant et en entendant les suggestions, et alors il se comporte calmement après la fermeture des yeux ; on éprouve encore son degré de catalepsie, on lui dispense la suggestion qu'exige son mal et on le réveille à temps. Après le réveil, ou bien il est amnésique, c'est-à-dire qu'il a été durant l'hypnose « somnambule », ou bien il conserve tous ses souvenirs et renseigne sur ses sensations au cours de l'hypnose. Il n'est pas rare qu'apparaisse sur ses traits un sourire, après qu'on lui a fermé les yeux. Le médecin ne devrait pas s'en fâcher ; cela signifie simplement, en règle générale, que l'hypnotisé est encore en mesure de porter lui-même un jugement sur son état et le trouve étrange, bizarre. Ou encore deuxième possibilité : il n'y a eu aucune influence ou seulement une influence minime, tandis que le médecin se comportait comme s'il était en présence d'une hypnose réussie. Que l'on se représente alors l'état psychique du patient. Au début des préparatifs, il a promis de rester calme, de ne plus parler, de ne manifester aucun signe d'approbation ou d'opposition ; il remarque maintenant que sur la base de ses assentiments il s'est laissé persuader qu'il était hypnotisé, il s'en irrite, se sent mal à l'aise de ne pouvoir extérioriser cela, redoute bien aussi que le médecin lui applique trop rapidement la suggestion parce qu'il le tient pour hypnotisé tandis qu'il ne l'est pas. Et l'expérience montre alors qu'il ne tient pas le pacte qu'on a conclu avec lui parce qu'il n'est pas vraiment hypnotisé. Il ouvre les yeux et la plupart du temps dit avec agacement : « Mais je ne dors pas du tout. » Le débutant donnerait maintenant l'hypnose pour perdue, mais celui qui a de la pratique ne perd pas contenance. Il réplique, sans être fâché le moins du monde, en lui fermant encore une fois les yeux : « Restez calme, vous avez promis de ne rien dire. Je sais bien que vous ne « dormez » pas. D'ailleurs ce n'est pas du tout ce qu'on vous demande. À quoi cela rimerait-il que je me contente de vous endormir ; mais vous ne me comprendriez pas quand je parle avec vous. Vous ne dormez pas, mais vous êtes hypnotisé, vous êtes sous mon influence ; ce que je vous dis, maintenant fera sur vous une impression particulière et vous sera utile. » Après ces éclaircissements, le malade habituellement se calme, on lui applique la suggestion, on se dispense provisoirement de rechercher les signes corporels de l'hypnose, et la plupart du temps on verra, après la répétition réitérée de cette soi-disant hypnose, surgir également quelques-uns des phénomènes somatiques qui caractérisent l'hypnose.

Dans de nombreux cas de cette espèce, on ne saura jamais si l'état qu'on a provoqué mérite le nom d'hypnose. Mais on aurait tort de vouloir limiter l'application de la suggestion à ces autres cas dans lesquels le patient devient somnambule ou sombre dans un profond degré d'hypnose. On peut dans de tels cas, qui, à vrai dire, n'ont de l'hypnose que l'apparence, obtenir les succès thérapeutiques les plus étonnants, auxquels par ailleurs on ne peut parvenir par la « suggestion à l'état de veille » Il faut donc bien, ici encore, qu'il s'agisse d'une hypnose qui, à dire vrai, ne se voit assigner d'autre but que les effets obtenus en elle par la suggestion.

Mais si, après des essais répétés (trois à six), on n'obtient ni un présage de succès ni l'un des signes somatiques de l'hypnose, on ne poussera pas plus loin la tentative. Bernheim et d'autres ont distingué plusieurs degrés d'hypnose, dont la nomenclature est pour le praticien de peu de valeur.

Une seule chose est d'une importance déterminante, c'est que le malade soit devenu ou non somnambule, c'est-à-dire que l'état de conscience créé dans l'hypnose tranche si nettement avec l'état habituel qu'au réveil le souvenir de ce qui s'est produit pendant l'hypnose fait défaut. Dans ces cas, le médecin peut démentir, avec une grande fermeté, les douleurs ou autres symptômes existant dans la réalité, fermeté à laquelle il ne parvient habituellement pas s'il sait que le malade lui dira après quelques minutes : « Quand vous avez dit que je n'avais plus de douleurs, je les avais quand même et je les ai toujours. » L'effort de l'hypnotiseur tend à s'éviter de telles contradictions qui ne peuvent manquer d'ébranler son autorité. Il serait donc de la plus grande importance pour la thérapeutique d'être en possession d'un procédé qui permettrait de mettre quiconque en état de somnambulisme. Ce procédé n'existe malheureusement pas. Le défaut essentiel de la thérapeutique hypnotique c'est de n'être pas dosable. Le degré d'hypnose accessible ne dépend pas du procédé du médecin, mais de la réaction fortuite du patient. Il est également très difficile d'approfondir l'hypnose dans laquelle sombre un malade ; mais cela se produit en général grâce à une fréquente répétition des séances.

Si l'on n'est pas satisfait de l'hypnose obtenue, on recherchera, lors des répétitions, d'autres méthodes qui, souvent, ont un effet plus fort ou dont l'effet se prolonge, alors que l'influence du procédé utilisé précédemment s'est affaiblie. Ces procédés sont les suivants : passer pendant cinq à dix minutes sans s'arrêter les deux mains sur le visage et le corps du patient, ce qui a un effet étonnamment apaisant et assoupissant, suggestionner pendant le passage d'un courant galvanique faible, qui fait naître une sensation gustative précise (l'anode en large bandeau sur le front, la cathode en bracelet au poignet), à l'occasion de quoi l'impression d'être enchaîné et la sensation galvanique concourent à l'hypnose de façon essentielle. On peut s'inventer à son gré des procédés analogues pour peu qu'on ne perde pas des yeux ce but : faire naître par association de pensées l'image de l'endormissement et fixer l'attention par une sensation invariable. La valeur curative propre à l'hypnose réside dans la suggestion que l'on applique au cours de celle-là. Cette suggestion consiste à dénier énergiquement les souffrances dont le malade s'est plaint ou à assurer qu'il pourrait faire quelque chose ou à lui ordonner de l'exécuter.

On obtient un effet beaucoup plus puissant que la simple assurance ou la simple dénégation en reliant la guérison attendue à une action ou une intervention au cours de l'hypnose, par exemple : « Vous n'avez plus de douleurs à cet endroit, j'appuie dessus et la douleur est partie. » Passer les mains et appuyer sur la partie malade du corps au cours de l'hypnose est de toute façon un soutien remarquable de la suggestion verbale. On ne se dispensera pas non plus d'éclairer l'hypnotisé sur la nature de ses souffrances, de justifier à ses yeux l'arrêt de ses souffrances, etc. car la plupart du temps on n'a pas devant soi un automate psychique, mais un être doué de critique et de jugement, sur lequel la situation présente nous permet seulement d'exercer plus d'influence que dans son état de veille. Lors d'une hypnose imparfaite, on évitera de laisser parler le patient ; cette extériorisation motrice disperse le sentiment d'engourdissement que l'hypnose lui garantit et le réveille. Les personnes somnambules, on les laisse, sans s'inquiéter, parler, marcher, travailler, et l'on obtient l'influence psychique la plus étendue en les interrogeant en cours d'hypnose sur leurs symptômes et l'origine de ceux-ci.

Par la suggestion, on requiert soit un effet immédiat, et ceci en particulier lors du traitement de paralysies, contractures et autres, soit un effet post-hypnotique, c'est-à-dire une action que l'on fixe à une heure déterminée après le réveil. Pour toutes les souffrances opiniâtres, on a grand avantage à intercaler une telle période d'attente (toute une nuit même) entre la suggestion et son accomplissement. L'observation des malades montre que les impressions psychiques ont, en règle générale, besoin d'un certain temps, temps d'incubation, pour provoquer une modification physique (cf. Névrose traumatique). On dispensera chaque suggestion isolée avec la plus grande fermeté, car chaque indice de doute sera remarqué par l'hypnotisé et exploité défavorablement ; avant tout, on ne laissera aucune contestation se faire jour et l'on se référera, si l'on s'y croit autorisé, au pouvoir que l'on détient de faire naître catalepsie, contractures, anesthésie et autres.

On réglera la durée d'une hypnose en fonction des nécessités pratiques ; une hypnose d'un temps assez long, allant jusqu'à plusieurs heures, n'est absolument pas défavorable au succès. Le réveil est déclenché par cet appel : « Ça va pour aujourd'hui » et autres formules. On ne négligera pas, lors des premières hypnoses, d'assurer qu'on se réveillera sans maux de tête, frais et dispos. Toutefois, on peut observer que de nombreuses personnes se réveillent, même après des hypnoses légères, la tête lourde, et fatiguées, quand la durée de l'hypnose a été trop brève. Elles ont, pour ainsi dire, encore sommeil.

La profondeur de l'hypnose n'est pas dans chaque cas en rapport direct avec son succès. On peut, dans les hypnoses les plus légères, provoquer de grandes modifications et, par contre, éprouver un échec dans le somnambulisme. Si le succès souhaité n'intervient pas après un petit nombre d'hypnoses, un autre aspect fâcheux inhérent à cette méthode se manifeste. Tandis qu'aucun malade n'a le droit de s'impatienter lorsque la vingtième séance électrique ou la vingtième bouteille d'eau minérale n'a pas encore apporté de guérison, il est de fait que, lors d'un traitement hypnotique, médecin et patient se fatiguent beaucoup plus tôt, par suite du contraste entre les suggestions intentionnellement maintenues en rose et la grise réalité. Des malades intelligents peuvent, ici encore, rendre au médecin la tâche plus facile, dès qu'ils ont compris qu'au cours de l'application de la suggestion le médecin joue en quelque sorte un rôle, et qu'ils ont d'autant plus avantage à attendre que le médecin nie plus énergiquement la souffrance. Dans chaque traitement hypnotique poursuivi, il faut éviter soigneusement de se montrer monotone. Il faut que le médecin invente constamment une nouvelle amorce pour sa suggestion, une nouvelle preuve de sa puissance, une nouvelle variante de la procédure hypnotique. Cela représente pour lui, qui peut-être doute intérieurement du succès, une fatigue considérable et finalement épuisante.

Il ne fait aucun doute que le domaine de la thérapeutique par l'hypnose dépasse très largement celui des autres méthodes curatives des maladies nerveuses. Le reproche selon lequel l'hypnose n'est capable d'influencer que les symptômes et ceci seulement pour peu de temps, est également injustifié. Si la thérapeutique par l'hypnose s'attaque seulement aux symptômes et non aux processus morbides, elle suit justement la même voie que celle que sont forcées d'emprunter les autres thérapeutiques.

Si l'hypnose a eu du succès, le maintien de la guérison dépend des mêmes facteurs que ceux de toute guérison obtenue d'autre manière. S'il s'est agi des séquelles d'un processus éteint, la guérison sera durable ; si les causes qui ont engendré les symptômes de la maladie continuent à agir avec une vigueur intacte, la récidive est vraisemblable. En aucun cas, l'utilisation de l'hypnose n'exclut celle d'une autre thérapeutique éventuelle, diététique, mécanique etc. Dans une série de cas où les manifestations de la maladie sont d'origine purement psychique, l'hypnose satisfait à toutes les exigences que l'on peut avoir à l'égard d'une thérapeutique causale, et en interrogeant et calmant le malade sous hypnose profonde on obtient la plupart du temps le plus brillant des succès.

Tout ce qui a été dit et écrit sur les grands dangers de l'hypnose est du domaine de la fable. Si l'on excepte l'emploi abusif de l'hypnose à des fins illicites, possibilité existant pour tout autre moyen thérapeutique efficace, il reste encore tout au plus à tenir compte de la tendance qu'ont des personnes gravement malades des nerfs, hypnotisées à plusieurs reprises, à tomber en hypnose également de façon spontanée. Le médecin est en mesure d'interdire aux malades ces hypnoses spontanées qui, cependant, ne devraient apparaître que chez des individus très réceptifs. Les personnes dont la réceptivité va si loin qu'elles peuvent être hypnotisées malgré elles, on les protège également d'une manière à peu près satisfaisante en leur suggérant que seul leur médecin est en état de les hypnotiser. »

C'est avec ce texte de Freud, dont je pourrais reprendre tel quel quelques passages pour mes étudiants, que nous quittons le deuxième âge d'or français de l'hypnose. Si la France fut le berceau mondial de l'hypnose, elle va ensuite rater le train de l'hypnose ericksonienne. Freud s'est détourné fortement de l'hypnose au profit de la psychanalyse. Or la France était en 2000 un des derniers pays du monde où la psychanalyse tenait encore une telle audience. L'Université était encore aux mains des psychanalystes qui disaient pis que pendre de l'hypnose. La psychanalyse était quasi encore considérée comme la panacée pour expliquer et traiter l'autisme. Probablement à cause de cela, et au mauvais niveau d'anglais global en France, nous avons pris un retard considérable sur l'hypnose ericksonienne. Le Dr Jean Godin l'introduit seulement en 1984, et ce n'est qu'à partir des années 2000 qu'elle prend l'essor considérable que nous lui connaissons aujourd'hui.

Troisième âge d'or : le XXᵉ siècle

Johannes Heinrich Schultz (1884-1970)

C'est un psychiatre allemand, inventeur du training autogène qui porte son nom et qui va largement inspirer Caycedo dans l'invention de la sophrologie. Le training s'inspire largement de sa pratique de l'hypnose.

Dans les années 1910, il étudie l'hypnose, s'intéressant notamment aux travaux de Korbinian Brodmann et Oskar Vogt. En 1911 il rencontre Sigmund Freud.

En 1932, il publie son livre le plus connu, Thérapie Autogène, dans lequel il publie sa méthode d'entraînement autogène, largement inspirée des techniques d'autohypnose d'Oskar Vogt.

Schultz a eu ensuite des positions d'eugénismes qui nous sembleraient fort peu éthiques aujourd'hui. Hitler n'aurait rien trouvé à y redire, aspect plutôt passé sous silence de ce personnage dont, Caycedo, va largement s'inspirer.

Alfonso Caycedo (1932-2017)

Neuropsychiatre colombien, il est le fondateur de la sophrologie. Passionné par les états de conscience modifiés, il consacre une grande partie de sa vie à étudier la conscience et ses ressources, selon une approche médicale dans un premier temps, puis phénoménologique, en incluant la dimension corporelle.

Alfonso Caycedo se tourne d'abord vers l'hypnose clinique, en particulier celle de l'École de Nancy. Il part y étudier auprès d'André Cuvelier, lui-même disciple d'Émile Coué, dont Caycedo dit avoir traduit la thèse doctorale sur le sujet en espagnol. En 1959, il crée à Madrid la Société Espagnole d'Hypnose Clinique et Expérimentale.

Bien que constatant des effets positifs étonnants, mais aléatoires, il vise à s'éloigner de l'hypnose dont l'histoire est sulfureuse et suscite la méfiance. Il annonce alors : « Je décide de rompre avec cette ambiance, pour me consacrer à une psychiatrie plus sérieuse. J'ai alors décidé d'inventer un autre nom et de rompre ainsi avec tout ce que je faisais auparavant pour pouvoir commencer quelque chose de neuf. »

Étymologiquement, il s'agit de l'étude (logos) de l'harmonie (sos) de la conscience (phrên). Il fonde en 1960 le premier département de sophrologie clinique à Madrid, en renommant son « service d'hypnose clinique et de relaxation » en « service de sophrologie médicale ».

La sophrologie est, à cette époque, une approche qui est proche techniquement de l'hypnose.

En parallèle, en préparant sa thèse doctorale rendue en 1959, Alfonso Caycedo rapporte qu'il envisage une véritable formation à la méthodologie d'exploration de la conscience proposée par la phénoménologie. Il lit Edmund Husserl, Karl Jaspers et plus particulièrement Ludwig Binswanger. En 1963, il part alors en Suisse pour y rencontrer Ludwig Binswanger, père de la psychiatrie phénoménologique et proche de Martin Heidegger.

Pour explorer les états de consciences non pathologiques possibles, Caycedo explore la méditation dhyâna de l'hindouisme jusqu'à ses dérivées bouddhistes dont fait partie le zen.

Alfonso Caycedo se rend en Orient pour explorer une approche plus corporelle de la conscience, influencé par sa femme Colette, une française passionnée de yoga avec qui il se marie en 1963.

Sur les conseils de médecins, il poursuit son exploration dans l'Himalaya et rencontre le dalaï-lama à Dharamsala.

Il tire de ces expériences les trois premiers degrés de la Relaxation Dynamique ou Relaxation Dynamique de Caycedo adaptés à la culture occidentale : le premier degré (RDC1) s'inspire du yoga indien, le deuxième (RDC2) de la méditation tibétaine et le troisième (RDC3) du zen japonais.

Le premier Congrès mondial de sophrologie est organisé en 1970 à Barcelone. Même si Caycedo a voulu largement séparer sa sophrologie de l'hypnose, il reste aujourd'hui difficile pour certain de différencier les deux, l'inspiration reste évidente.

Robert Desoille (1890-1966)

Ingénieur et psychothérapeute, il s'inspire largement de l'hypnose pour créer sa méthode assez fameuse, dite du Rêve Éveillé Dirigé.

Milton H. Erickson (1901-1980)

Psychiatre et psychologue américain. Ce dernier a révolutionné la pratique de l'hypnose et de la psychothérapie. Outre l'hypnose ericksonienne, il est à l'origine des thérapies brèves et de la PNL. Son histoire de vie explique probablement en partie son parcours atypique. Il naît dans une ferme du Nevada et dans son enfance il présente différents troubles comme une grave dyslexie, une forme particulière de trouble de la vision (proche et différent du daltonisme, la seule couleur qu'il perçoit est le violet) et un trouble de la perception auditive des rythmes (il est dit amusique) et comme si tout cela ne suffisait pas à 17 ans il fait une grave attaque de poliomyélite qui le plonge dans un coma de trois jours et le laisse totalement paralysé à son réveil...

Il raconte dans sa biographie, concernant cette attaque de polio, comment il a été révolté d'entendre, à travers la porte de sa chambre, les médecins annoncer, heureusement à tort son futur décès à sa mère. On annonçait qu'il ne passerait pas la nuit, il s'est donc concentré sur le fait de voir le soleil se lever. Ce qui bien évidemment sera le cas. Et il va donner tort une seconde fois aux médecins lorsque ces derniers annoncent qu'il ne remarchera jamais...

Toutefois pour retrouver l'usage de la marche il a bénéficié d'un concours de circonstances. Un jour alors que ses parents l'ont déposé sur un rocking-chair, il a la surprise de constater que le fauteuil oscille. Ce qui peut sembler logique sur un fauteuil à bascule sauf pour celui qui est totalement paralysé... Le jeune Milton Erickson en déduit la seule explication possible : le fauteuil, par sa configuration, amplifie un mouvement inconscient qu'il a impulsé. À partir de ce jour, il reprend espoir. Il entre dans une longue et profonde introspection (intéroception serait plus juste) afin de sentir consciemment quel faisceau musculaire il arrive à faire bouger. Puis la question suivante est comment fait-il pour bouger ce muscle ? Car s'il arrive à répondre à la question comment bouger un muscle, alors il pourra en bouger deux, puis quatre, puis huit... Sur cette logique, il lui faudra un an pour retrouver l'usage de la marche. Durant cette année il va développer très fortement ses capacités d'observation de l'humain.

Il entame ensuite pendant une seconde année un périple solitaire en canoë sur plus de 1200 miles à travers les États Unis. Cela afin de parfaire sa rééducation et de se remuscler. Il n'avait alors pas la force suffisante pour hisser son canoë hors de l'eau. Sa légende personnelle raconte qu'il se débrouillait pour obtenir des gens croisés au bord de l'eau, que ces derniers proposent « spontanément » leur aide pour sortir l'embarcation. Cela sans donc demander directement et franchement ce service. Il aurait ainsi entraîné sa capacité à obtenir des réponses par suggestions indirectes. Nul doute que cette expérience de la polio est fondatrice de son œuvre ultérieure.

À son retour il est apte à entamer ses études supérieures. Bien évidemment il choisit la médecine. C'est en 1923 à l'âge de 22 ans, en troisième année de médecine qu'il découvre l'hypnose grâce à un de ses enseignants[35]. Aussitôt il se passionne pour l'hypnose. En effet il croit reconnaître dans le fonctionnement des patients hypnotisés, des états particuliers qu'il a lui même spontanément traversés lors de ses profondes et longues introspections pour retrouver l'usage de ses muscles. Comme M. Jourdain faisait de la prose sans le savoir, Erickson découvre qu'il a pratiqué l'autohypnose sans le savoir. À partir de là, il va vouer toute sa vie à l'étude de l'hypnose. Soit 58 ans de travail et de recherche sur le sujet. Il nous laisse ainsi, plus qu'un héritage considérable, une révolution dans le monde de la psychothérapie.

Au printemps 1923 Hull propose à Erickson de poursuivre ses expérimentations sur l'hypnose et d'en faire un compte rendu en septembre. Mais à partir d'octobre Erickson critique l'acharnement de Hull à vouloir trouver une induction universelle en faisant fi des différences individuelles. Il commence

---

[35] Principalement Clark L. Hull, qui est avec Jean Leguirec le fondateur de la psychologue expérimentale et des théories de l'apprentissage aux Etats-Unis. Hull, proche des thèses de l'école de Nancy cherche une méthode d'induction universelle.

ses recherches personnelles et prend son autonomie en proposant des inductions permissives et indirectes.

En 1928 il obtient en même temps son doctorat de médecine et sa maîtrise de psychologie.

À partir de 1930 il publie ses premiers articles. Marié une première fois il divorce et rencontre Elisabeth sa seconde femme en 1934. Ils auront 5 enfants qui se rajoutent aux 3 du premier mariage[36].

Durant la Seconde Guerre mondiale, il travaille pour le gouvernement sur la personnalité japonaise et sur la propagande nazie. Pour ce faire il rencontre le couple Margaret Mead et Gregory Bateson.

En 1948 il s'installe à Phoenix, Arizona pour raison de santé et ouvre rapidement un cabinet privé à son modeste domicile de Cypress Street, devenu depuis un musée[37].

En 1949 il fonde avec Weitzenhoffer la société d'hypnose clinique et expérimentale.

En 1951 il présente mystérieusement une seconde attaque de polio qui va le laisser en fauteuil roulant.

De 1955 à 1960 il rencontre régulièrement Jay Haley, John Weakland et Donald D. Jackson qui l'interviewent sur sa pratique et ses séminaires de formation.

En 1957 il fonde la société américaine d'hypnose clinique puis il dirige pendant dix ans son journal.

En 1973 avec la publication du livre de Haley, un thérapeute hors du commun, la notoriété d'Erickson est décuplée.

En 1974 il met fin à ses consultations et se consacre uniquement à la formation. Il rencontre les fondateurs de la PNL[38] qu'il inspire.

---

[36] C'est durant la rédaction de cet ouvrage que nous apprenons le décès de Betty Alice Erickson, une des trois filles d'Erickson qui enseignait en France. Avec ses sœurs, Roxana, la plus active, et Carole la première que Jean Godin faisait venir en France dans les années 80.
[37] Musée que j'ai eu le plaisir de visiter en 2019. Cela dans des conditions extraordinaires, puisqu'en visite privée organisée par Jeffrey Zeig et avec Robert, le fils d'Erickson comme guide particulier. Retrouvez en la video sur mon YouTube.
[38] Richard Bandler et John Grinder.

En décembre 1980 aura lieu le premier congrès international dédié à Erickson. Ce dernier ne le verra pas puisqu'il meurt en mars 1980. Ses cendres ont été dispersées sur le fameux mont Squaw Peak, cher à ses tâches thérapeutiques.

À l'été 2019, j'ai fait un pèlerinage à Phoenix. J'ai visité la fondation Erickson, reçu par Jeffrey Zeig en personne. Il m'a organisé une visite privée du musée Erickson avec pour guide, Robert Erickson son fils. Honneur suprême pour moi et une émotion incommensurable. J'ai également fait l'ascension du mont Squaw Peak que Erickson faisait gravir à ses patients et sur lequel ses cendres ont été dispersées. C'est effectivement une ascension qui peut être assez physique. Je pense en être redescendu différent.

Dave Elman (1900-1967)

Animateur de radio, artiste, homme de scène, de son vrai nom David Kopelman, il est connu comme hypnotiseur efficace et a laissé son nom à une fameuse induction, redécouverte assez récemment en France, et largement diffusé depuis moins de dix ans. Le père de Dave est mort d'un cancer alors que ce dernier n'a que huit ans. Le jeune Dave sera fortement impressionné par un ami de son père, hypnotiseur de spectacle, qui arrive à soulager ce dernier de ses douleurs terminales. Cela va décider de la vocation d'Elman qui commence donc à s'entraîner à l'hypnose dès ses huit ans... Selon lui l'hypnose sert à relier le subconscient et le conscient, grâce au contournement du facteur critique. L'induction doit être rapide, moins de quatre minutes, et amener jusqu'à un état somnambulique profond. Au chapitre sur les inductions vous retrouverez sa célébrissime induction. À partir de 1949 des amis médecins lui demandent d'enseigner sa méthode. Il finit par la présenter dans un livre.[39] on doit probablement à un de ses élèves, Jerry Kein, la redécouverte de son œuvre dans les années 70.

Jeffrey Zeig (1947-)

Psychologue, il est un des plus proches collaborateurs d'Erickson. C'est lui qui veille sur son héritage en tant que Président-fondateur de la Fondation Milton Erickson à Phoenix. C'est le patron mondial, et, j'en suis honoré, un de mes amis. Sa sœur vit en France. Il a publié ou participé à plus d'une vingtaine d'ouvrages. Il est également responsable des conférences sur l'évolution de la psychothérapie, qui attire tous les plus grands thérapeutes mondiaux. On ne compte plus ses nombreuses reconnaissances honorifiques.

---

[39] Hypnotherapy, de Dave Elman, Westwood Publishing, 1963.

Ernest Rossi (1933-2020)

Il est avec Jeffrey le plus proche collaborateur d'Erickson. Psychologue également, il a écrit plusieurs ouvrages en collaboration avec Erickson. Il a harcelé Erickson pour obliger ce dernier à exposer et à clarifier ses nombreuses intuitions. On lui doit une induction mondialement célèbre et les collected papers, la publication commentée sur quatre tomes de tous les articles écrits par Erickson. Ernie pour les intimes est décédé en 2020 pendant la rédaction de cet ouvrage. Une pensée pour son épouse Kathryn, encore une amie.

André Weitzenhoffer (1921-2005)

Encore un éminent confrère et proche d'Erickson. Il s'est rendu célèbre en étant l'un des chercheurs les plus prolifiques dans le domaine de l'hypnose dans la seconde moitié du 20e siècle, ayant écrit plus de 100 publications entre 1949 et 2004. Il a été le récipiendaire de plusieurs prix académiques, y compris les contributions remarquables à titre scientifique de l'hypnose de l'American Psychological Association en 1992. À l'Université de Stanford, il a collaboré avec Ernest Hilgard dans le développement des Stanford Hypnotic Susceptibility Scales, les formes I et II, qui sont considérés comme des outils de recherche de référence mondiale dans le domaine de l'hypnose.

Je pourrais encore consacrer des petits chapitres à Jay Haley, qui est celui qui a fait connaître Erickson en France, à Steven Gilligan qui fut un de ses derniers élèves, à Bill O'Hanlon qui est l'écrivain le plus prolixe, à Bandler et Grinder, observateurs d'Erickson et fondateurs de la PNL, à Robert Dilts à leur suite... Il y en a tant dignes d'intérêt, vous les retrouverez simplement dans la bibliographie. J'ai eu la chance de tous les rencontrer, et André Weitzenhoffer avait en plus la sympathique particularité de parler français, car, peu le savent, il est né à Paris avant d'émigrer aux États-Unis.

Léon Chertok (1911-1991)

Psychiatre français né en Russie devenu médecin à Prague en 1938, juif, il fuit l'invasion allemande l'année suivante en France et entre dans la résistance. Sa première expérience d'hypnose date de 1949 à l'hôpital de Villejuif[40]. Il y arrive en utilisant simplement le souvenir de séances auxquelles il avait pu assister à Vienne, quinze ans plus tôt, lors de ses études de médecine. Il suit une analyse avec Lacan de 1948 à 1954. Au cours d'un voyage aux États-Unis, il a l'occasion de se faire hypnotiser par Milton Erickson. En 1959, il donne sa première conférence sur l'hypnose devant Henri Ey. Il échangera régulièrement

---

[40] Cas publié en 1952

avec François Roustang à la fin de sa vie. Il considère que la psychanalyse s'est à tort détachée de l'hypnose. Cherchant à la réhabiliter, il s'attire ainsi les foudres des psychanalystes importants[41]. Il publie un livre sur l'accouchement sans douleur très à la mode en URSS et prouve le rôle de la suggestion, s'attirant encore les foudres des confrères pavloviens. Il sera le formateur de Didier Michaux avec qui il réalise un film[42].

Jean Lassner (1913-2007)

C'est un médecin français pionnier de l'anesthésie et à ce titre un pionnier de l'hypnose médicale française. C'est un personnage important qui fut aussi l'élève de Husserl, par intérêt pour la phénoménologie.

Il étudie et pratique des injections anesthésiques épidurales ainsi que l'anesthésie péridurale, technique qu'il enseigne. Après une courte collaboration avec le gynécologue accoucheur Maurice Mayer, il est nommé assistant successivement à Necker, Lariboisière, Saint-Louis puis à Cochin. Il exerce aussi en libéral à la clinique Ambroise Paré de Neuilly, à l'Hôpital américain avec le professeur Pierre Aboulker, urologue. En 1960, il organise un cours d'hypnose à l'hôpital Cochin et en avril 1965, un congrès mondial d'hypnose à Paris auquel Milton Erickson va assister. La revue Science et vie, datée de juillet 1965 consacre 16 pages à l'évènement en interviewant entre-autres Erickson lui-même. Le second congrès mondial d'hypnose parisien organisé sous la présidence de Claude Virot attendra 50 ans, et se tiendra en 2015.

Jean Godin (1931 Amiens-2002 Bagnères de Bigorre)

Psychiatre, Psychologue, il fait ses études de médecine à santé navale à Bordeaux, puis il collabore avec le service de coopération en Afrique à Madagascar et en Nouvelle-Calédonie. Il enseigne ensuite la psychopathologie à Nice. Il publie sa thèse de médecine sur la relaxation[43] en 1957 avant de s'intéresser à l'hypnose. Formé en 1968 auprès de John Hartland, lui-même ami et élève de Milton Erickson, ce n'est que dix ans plus tard qu'il s'intéresse réellement à la pratique ericksonienne, trop tardivement pour rencontrer Erickson de son vivant. Dans les années 1980 il est en revanche le seul français invité au congrès d'hypnose ericksonienne de la maison mère, la fondation

---

[41] Lacan aurait surnommé Chertok : cher Toc… montrant ainsi son peu de considération pour sa démarche hypnotique.
[42] Le corps et la raison 1990
[43] Godin Jean, *Tension nerveuse et relaxation,* Bordeaux, Drouillard, 1957

Erickson de Phoenix[44]. Il est alors l'auteur de l'article de référence dans l'EMC[45].

Il est le pionnier de l'hypnose ericksonienne en France. Il a fondé le tout premier institut français en 1984, l'institut Milton H. Erickson de Paris, et avec ses élèves, des instituts en Belgique, Suisse, Guadeloupe et Québec. Avec le Dr Patrick Bellet, il lance la revue Phoenix en 1986, le journal trimestriel de l'hypnose francophone[46]. Il fonde également l'Association Française de Nouvelle Hypnose en 1992, dirigée depuis son décès par le psychologue Olivier Perrot, votre serviteur. Il a formé plus de deux mille praticiens, les plus connus ayant eux-mêmes monté leurs organismes de formation depuis. Citons les Dr Patrick Bellet, Dr Claude Virot, Dr Guy Chédeau, Dr Jean Becchio, Dr Charles Jousselin, Dr Éric Bardot, François Roustang, Dr Éric Mairlot, Thierry Melchior, Evelyne Josse, Dr Marie-Christine Cabié, Dr Jean-Claude Espinoza, Dr Léonard Amétépé. Il est l'auteur des premiers ouvrages de référence français sur Milton Erickson[47]. J'ai rédigé sa fiche plus complète sur Wikipédia. Je consacre ici un chapitre à son influence sur la pratique de l'hypnose française.

François Roustang (1923-2016)

Ancien jésuite et psychanalyste, philosophe, il se fait connaître comme hypnothérapeute de référence grâce à la puissance de sa pensée, développée dans ses ouvrages. De 1965 à 1981 il est membre de l'école freudienne de Paris de Jacques Lacan. En 1978 il publie l'article suggestion au long cours, qui marque le début de son intérêt croissant pour l'hypnose. Il se forma à l'hypnose en 1980 avec Judith Fleiss, ensuite chez Jean Godin. Il publie « Influence » en 1991 puis « Qu'est-ce que l'hypnose » en 1994 et devient dès lors un des grands penseurs de l'hypnose.

Didier Michaux (1944-)

Docteur en psychologie, il effectue en 1972 un séjour d'étude de trois mois à Standford auprès d'Ernest Hilgard. En 1982 il soutient sa thèse de doctorat : aspects expérimentaux et cliniques de l'hypnose. Il collabore dès 1975 et jusqu'en 1989 avec Léon Chertok. En 1991 il crée l'Institut Français

---

[44] Créée en 1980 par Le Dr Jeffrey Zeig qui en est encore le Président à ce jour.
[45] *Article Hypnothérapie*- Encyclopédie Médico Chirurgicale Paris 1991 Psychiatrie
[46] Olivier Perrot en reprend la direction du numéro 20 jusqu'au dernier paru, le 42. Il propose ensuite à Daniel Renson la création d'une nouvelle revue incluant les thérapies brèves plus largement. Puis encore ensuite Antone Bioy créera avec Thierry Servillat la revue Transe.
[47] Milton H. Erickson - De l'hypnose clinique à la psychothérapie par Jean Godin et Jacques-Antoine Malarewicz, Paris, ESF Éditeur 3e éditions juin 2016 1986, et, La Nouvelle Hypnose, Vocabulaire, principes et méthode. Paris Albin Michel 1992

d'Hypnose qui est alors, après l'institut Milton H. Erickson de Paris de Jean Godin, la plus importante école d'hypnose.

Jeannot Hoareau (1950-)

Psychiatre, il s'intéresse à l'hypnose dès 1981 et crée la troisième école importante des années quatre-vingt-dix la Société Française d'hypnose. Accusé de viol par quatre patientes en 1996, il est emprisonné après une fuite rocambolesque à Moscou... La SFH lui survit encore aujourd'hui.

Gaston Brosseau (1940-)

Psychologue canadien, d'abord invité par Jean Godin dès 1990, puis par Didier Michaux et beaucoup d'autres ensuite, il s'est forgé une solide réputation en France, grâce à ses talents de thérapeute. Il a développé une induction célèbre, ne rien faire, et le principe des nano inductions. Il a dirigé la société québécoise d'hypnose. En fin de carrière il rédige un livre qui résume son univers hypnotique[48].

Claude Virot (1957-)

Médecin psychiatre, élève avec Patrick Bellet de la première promotion de formation chez Jean Godin en 1986. Il crée l'institut Erickson de Rennes en 1994, Émergences en 2001. En 2003 il préside la CFHTB. Élu à la présidence de l'ISH en 2012, il aura l'honneur de diriger le congrès mondial d'hypnose qui se tient à Paris en 2015.

Patrick Bellet (1953-)

Médecin, élève de la première promotion Jean Godin (1986), il crée la revue Phoenix. Puis, en 1996, la Confédération Francophone d'Hypnose et de Thérapie Brève (CFHTB) organisme qui prendra une importance considérable dans les années 2000. La confédération finira par regrouper une trentaine d'écoles. Ils militent ensemble pour que l'exercice de l'hypnose soit uniquement réservé aux professionnels de santé. La confédération représente le plus important regroupement de professionnels hypnothérapeutes.

Olivier Lockert (1970-)

Il se forme en 1993 sous l'influence d'Alain Cayrol avec Carol Erickson. En 1996 à lieu la toute première formation de ce qui deviendra l'IFHE, Institut

---

[48] L'hypnose, une réinitialisation de nos cinq sens, Gaston Brosseau, 2012

Français d'Hypnose Ericksonienne qu'il a créé avec succès. Il reçoit l'appui d'Alain Cayrol qui dirige un institut de PNL. En 1999 les premières formations intensives d'été. En 2005 il commence à forger son concept d'hypnose humaniste. Il a créé une des plus grandes écoles de la fin du vingtième siècle mais il acceptait quasiment tout le monde en formation. Avant lui, les trois grandes écoles réservaient leur formation aux professionnels de santé. Encore aujourd'hui c'est un débat qui reste extrêmement actif et houleux.

Kevin Finel (1983-)

Élève d'Olivier Lockert, il suit l'université d'été en 2000, et il co-fonde l'ARCHE en 2002 à l'âge de 19 ans, faisant preuve d'une remarquable précocité. L'ARCHE[49] est rapidement devenue une des plus grosses écoles françaises, probablement sur le modèle de l'IFHE, tout en innovant largement aussi. Kevin est d'une énergie remarquable, il est devenu une des richesses de l'hypnose française.

Jean Emmanuel Combe (1986-)

Il a inspiré un autre mouvement important, la street hypnose. Il inspire des milliers de jeunes qui apprennent l'hypnose de façon ludique, expérientielle, dans la rue. Son livre, La voix de l'inconscient sera un des livres sur l'hypnose le plus vendu en France. Il crée ensuite la méthode Hunkaar. Il développe un travail sur des dissociations importantes en isolant deux personnalités, une consciente P1 et l'autre inconsciente P2. Nous avons popularisé ses formations dans le monde médical sous le nom de « dialogue direct avec l'inconscient ».

Philippe Miras (1957-)

Chirurgien-dentiste, il a créé en France le premier groupe Facebook d'importance, réunissant plus de 13 000 membres. Il a contribué ainsi à sa façon à de nombreux échanges interprofessionnels. Il est aussi connu pour avoir popularisé en France le Swan, une forme de transe partielle. Il a pris la responsabilité d'une des branches de l'AFNH (le sud pour lui, la Belgique pour Evelyne Josse, la Savoie pour Tania Lafore).

Evelyne Josse (1963-)

Psychologue belge, par ses ouvrages de qualité et ses responsabilités universitaires elle a contribué à l'essor de l'hypnose. Fondatrice à mes côtés de l'école belge d'hypnose, une antenne de l'AFNH, elle a en plus créé le premier

---

[49] Académie de Recherches et de Connaissance en Hypnose Ericksonienne

DIU international d'hypnose (franco-belge), en 2019, porté par les universités de Metz et de Bruxelles.

Jacques Quélet (1932-1999)

Il était un des principaux formateurs chez Jean Godin. Il fut, dès les années 1990, le précurseur des opérations de petite chirurgie et de la dentisterie sous hypnose en France. Il a terminé sa carrière comme médecin-chef de l'école polytechnique. J'ai eu l'honneur d'être co-auteur de son livre testament. C'est celui qui m'a le plus impressionné à l'époque.

Guy Chédeau (1949-)

Il a créé en 1990, avec le soutien de Jean Godin, l'Institut Erickson de Genève. Longtemps assistant de Jean Godin et enseignant chez lui, il propose ensuite le concept de l'hypnopraxie, sa synthèse de ses quarante ans d'expérience. J'y consacre un petit chapitre plus loin.

Satas, Libraire

Les éditions bruxelloises dirigées par Robert Rinchart et Mia Taverne. Ils ont fait traduire puis publier tous les plus importants ouvrages sur l'hypnose et les thérapies brèves orientées solutions. Très actifs, ils sont présents sur un maximum de congrès, dont les nôtres.

Thierry Zalic (1955-)

Il se fait connaitre par l'écriture de ses livres sur l'hypnose quantique (la aussi j'y consacre un petit chapitre plus loin). Sujet qu'il enseigne essentiellement à l'AFNH. Il la présente comme hypnose du XXIe siècle, ce qui me fait ma transition…

Quatrième âge d'or : le XXIe siècle ?

Mon témoignage sur 30 ans d'évolution de l'hypnose

J'ai démarré mes études de psychologie en 1991 à 21 ans. L'année suivante il nous est demandé de réaliser un exposé sur les diverses méthodes de psychothérapie connues. J'ai choisi pour sujet l'hypnose ericksonienne, sans avoir aucune idée à l'époque de ce que signifiait cet adjectif. Avec chaque sujet d'exposé il était indiqué une lecture comme point de départ. Il faut se représenter qu'il n'existe alors que deux livres[50] sur l'hypnose ericksonienne. Dans le livre coécrit par Jean Godin et Jacques-Antoine Malarewicz[51] on trouvait l'indication d'un institut Milton H. Erickson que j'ai donc cherché à contacter. Là encore remettons-nous dans le contexte, Internet est quasi inexistant, et toutes les recherches se font sur Minitel... Après plusieurs essais je finis par joindre l'auteur du livre lui-même, le Dr Jean Godin. À la suite de tout un concours de circonstances, il me propose d'assister à un week-end de formation où je devrais lui venir en aide (sa secrétaire est malade). En échange il prend le temps de répondre à mes questions ce qui m'a assuré une excellente note pour mon exposé. Nous étions en mai 1992 et cette formation était animée par Joyce Mills dont le livre n'était pas encore traduit[52]. La grande chance de ma vie est que Jean Godin et moi ayons eu un bon contact. Il m'a ensuite proposé de continuer à collaborer avec lui. Cette collaboration démarrée en 1992 s'est achevée en 2002 à son décès. Je suis depuis considéré comme son héritier spirituel, et j'ai en tout cas, hérité de la présidence de l'AFNH, Association Française de Nouvelle Hypnose, qu'il avait créé l'année de notre rencontre.

Cette rencontre a décidé de toute ma vie professionnelle. À ce jour j'ai donc quasi trente ans d'expérience en hypnose. Je suis un des acteurs et en quelque sorte, un des principaux témoins de l'hypnose moderne. Dans les années 90, rares sont les jeunes étudiants qui s'intéressent à l'hypnose. Cette précocité m'offre un profil atypique : j'ai cinquante ans, trente ans d'expérience en hypnose et vingt-cinq ans de carrière après avoir ouvert mon cabinet privé en 1997. A l'époque j'étais le seul hypnothérapeute de mon département, aujourd'hui il y en a trois par rues... En 1992 l'hypnose est encore assez peu répandue. Jean va contribuer très largement à son essor. Il comptera à son actif plusieurs passages télévisés. Rappelons qu'il a fondé le premier Institut Milton Erickson, celui de Paris en 1984, donné les premières formations, chez lui, en 1985. C'est l'année où il a sorti son premier livre. Ensuite avec Patrick Bellet il fonde la revue Phoenix, le journal trimestriel de l'hypnose francophone. 1992 sera une année charnière avec la publication de son livre référence[53], puis la création de l'AFNH. En effet, il trouvait qu'Erickson commençait déjà à être galvaudé par de plus en plus d'opportunistes qui s'en réclamaient. Et il voulait adapter le Milton Erickson de 1970 des États Unis à la culture française à l'aube des années 2000. Il reprend donc une appellation, la nouvelle hypnose, proposée par Daniel Araoz. Il décède dix ans plus tard, en 2002, et rate le véritable essor de son bébé, l'hypnose française.

---

[50] Le premier livre est la traduction de celui de Jay Haley, Un thérapeute hors du commun : Milton H. Erickson, 1984.
[51] Milton H. Erickson : de l'hypnose clinique à la psychothérapie stratégique. Jean Godin et Jacques-Antoine Malarewicz, 1986. ESF Editions.
[52] Métaphores thérapeutiques pour enfants, Joyce C. Mills et Richard J. Crowley, Desclée de Brouwer, 1995.
[53] La Nouvelle Hypnose : Vocabulaire, principes et méthode, Albin Michel, 1992.

En 1992, il existe la SFH, Société Française de Nouvelle Hypnose crée par Jeannot Hoareau, puis l'IFH, Institut Français d'Hypnose, créé lui par Didier Michaux. Mais tous deux sont inspirés par une hypnose plus classique avec la Russie et Léon Chertok. Les premiers élèves de Jean Godin (Patrick Bellet et Claude Virot) ont créé leurs organismes de formation récemment, en se brouillant au passage avec lui. Ils fondent ensemble la CFHTB, Confédération Francophone d'Hypnose et de Thérapie Brève, qui n'est encore qu'un petit organisme. Jean Becchio et Charles Jousselin sont encore formateurs pour Jean Godin et créeront également leurs organismes par la suite. Fin des années quatre-vingt-dix on commence à entendre parler de l'IFHE, créé par Olivier Lockert, qui est le premier à proposer à grande échelle des formations ouvertes à tous, sans condition d'être professionnel de santé. Cette recette assurera son succès. Plus tard Kevin Finel reprendra la méthode à son compte avec un énorme succès également.

Début des années 2000, Jean décède après avoir formé environ 2000 praticiens en moins de 20 ans. Il me laisse l'AFNH en héritage, alors que le Dr Hubert d'Assignies hérite, lui, de l'Institut Milton Erickson de Paris. Organisme qu'il laissera malheureusement disparaître assez rapidement. En 2003 David Servan-Schreiber apporte en France, par son livre[54] à succès, une nouvelle révolution : l'EMDR. C'est alors un véritable engouement du monde médical pour cette nouvelle approche, cousine de l'hypnose. Le décès précoce du Dr David Servan-Schreiber en 2011, va quelque peu calmer le raz de marée EMDR. Et l'hypnose semble prendre le relai et en bénéficier. On peut considérer que l'hypnose a pris son essor de 2000 à 2010, et explosé complètement de 2011 à aujourd'hui. Ce sont des milliers de personnes qui se forment alors chaque année. Des dizaines d'écoles qui s'ouvrent chaque mois. La CFHTB a bien grandi et regroupe plus de trente écoles. Claude Virot a l'honneur de présider en 2015 le congrès mondial d'hypnose à Paris.

Outre l'engouement pour l'EMDR, deux autres phénomènes ont largement contribué à la diffusion de l'hypnose. Le premier c'est Messmer, (Éric Normandin de son vrai nom), l'homme de spectacle canadien, qui fait déferler ses spectacles en France. En 2011 c'est sa première apparition sur canal, en 2012 sur M6, puis ses premiers spectacles. Depuis des centaines de milliers de Français se sont rendus directement à ses spectacles, des millions l'ont vu à la télé. Le second phénomène, la street hypnose. On peut considérer qu'elle démarre, elle aussi, et plus modestement, en 2011 avec le lancement du blog de Jean Emmanuel Combe. Là encore, ce fut une véritable traînée de poudre, et ce sont en seulement cinq ans des milliers de jeunes (et de moins jeunes) qui rejoignent la communauté street hypnose. En 2013 Jean Emmanuel Combe sort

---

[54] Guérir, le stress, l'anxiété et la dépression sans médicaments ni psychanalyse. David Servan-Schreiber, Robert Laffont, 2003.

la première version de son livre[55], que j'ai eu l'honneur de préfacer. Il s'est depuis vendu et diffusé à plusieurs milliers d'exemplaires. Rares sont les livres d'hypnose atteignant ce tirage.

Le Dr Jean Marc Benhaiem crée le premier DU (Diplôme Universitaire) d'hypnose à la Pitié Salpêtrière en 2001, le psychologue Antoine Bioy crée le premier DIU (Diplôme Inter Universitaire) en Bourgogne en 2014, avant de rejoindre Paris, et la psychologue Evelyne Josse le premier DIU international en 2018, porté par les Universités de Metz en France, de Bruxelles en Belgique. Mais les formations ne sont toujours pas normalisées et uniformisées. Chance ou malchance ?

L'hypnose devient un véritable phénomène de mode. Risque-t-elle d'être victime de son succès ? Le principal problème est qu'elle n'est toujours pas légiférée, et que n'importe qui peut ouvrir un cabinet d'hypnothérapeute du jour au lendemain. Cela pose des problèmes comparables à ceux rencontrés auparavant avec le titre de psychothérapeute. Avant 2012, n'importe qui pouvait se dire psychothérapeute, comme aujourd'hui on peut se dire hypnothérapeute sans aucune condition. Une fois le titre de psychothérapeute réglementé, en vérité pas grand-chose n'a changé. Tous ceux qui n'avaient plus le droit au titre officiel ont simplement changé de nom, d'étiquette, et se sont nommés psychopraticiens, ou coachs... Ceux qui demain ne pourront plus être hypnothérapeutes seront hypnopraticiens ou encore un autre vocable... Pour autant c'est une vraie question qui ne peut être évacuée simplement. Il en va de la sécurité des patients, et à terme de la survie de notre hypnose, un si bel outil qu'il serait bien dommage et irresponsable de laisser disparaître.

La question de la légitimité occupe largement notre monde. Avec d'un côté tous les hypnothérapeutes non-professions de santé, et de l'autre tous les médecins, psychologue et divers professionnels de santé. De nombreux professionnels se sont regroupé sous la houlette de Claude Virot au sein de la CFHTB qui milite pour que seuls les professionnels de santé, titulaires d'un diplôme d'état puissent pratiquer l'hypnose. De l'autre les non-pro s'organisent en syndicat, souvent émanation d'une école importante, afin de tenter de défendre leurs intérêts, et, tout simplement, garder le droit d'exercer en tant qu'hypnothérapeute. À l'AFNH nous tentons de faire dialoguer les deux mondes. Certain « non-pro de santé » sont d'excellents thérapeutes et cliniciens, (je pourrais en citer cent, mais à l'évidence, Kevin Finel, Olivier Lockert, Jean Dupré, Laurent Bertin, Antoine Garnier, Jean Emmanuel Combe, Jordan Verot, Franck Mahia, et pardon à tous les autres). Certains pros n'ont aucun sens de

---

[55] La voix de l'inconscient, autoédition, 2013

l'humain, et quelques médecins bac plus onze sont de véritables handicapés de la communication et du contact humain.

Au Canada, le terme hypnose est réservé aux soignants professionnels. Messmer n'a donc pas le droit d'utiliser le terme, ce qu'il a ingénieusement contourné avec son slogan : « Messmer, fascinateur plus qu'hypnotiseur ». En Belgique une loi va être votée pour protéger toute pratique liée à la psychothérapie, hypnose compris et la réserver à ceux qui auront un parcours officiel en thérapie. En France, il n'y a toujours aucun diplôme officiel d'hypnose et la pratique n'est pas légiférée le moins du monde.

Il n'y a pas aujourd'hui de consensus sur le contenu minimum et efficace d'une formation à l'hypnose. Chaque école fait comme elle veut de son côté. Et lorsqu'un débutant demande conseil sur le choix d'une école, chacun y va de son prosélytisme, pour vanter l'école de son cœur. Il existe un livre blanc de l'hypnose qui note les organismes de formation. Il est en vérité rédigé par la confédération CFHTB. C'est du coup assez simple, toutes les écoles membres de la confédération sont notées aux environ de 20/20, et toutes celles qui n'en sont pas, sont notées aux environs de 0/20 à 5/20. J'abuse d'ailleurs, parce que l'AFNH s'en sort à peu près bien dans ce classement... Choisir sa formation relève du casse-tête et le bouche à oreille reste la méthode reine.

Pour ce qui est de l'histoire de l'AFNH, Jean décède en 2002, après m'avoir légué la présidence de l'association. Je n'ai que 32 ans, il m'a fallu deux ans pour faire mon deuil et m'autoriser à être formateur, seul, sans Jean. En 2004 se tient à Toulouse la première formation sans lui, cela à l'invitation du Dr Léonard Amétépé qui est titulaire du diplôme numéro 1 de l'AFNH (on dépasse les 1 500 aujourd'hui). En 2005 je redémarre à Paris. En 2014 Evelyne Josse rejoint l'aventure et on ouvre à Bruxelles. En 2016 Tania Lafore m'invite à ouvrir à Annecy, et en 2018 Philippe Miras active Marseille. L'AFNH a bien grandi et initie aujourd'hui près de 200 soignants chaque année. Elle reçoit en perfectionnement tous ceux formés ailleurs, plus de 500 personnes supplémentaires. Je suis fier de ce qu'elle est devenue, une des plus importantes écoles d'Europe. Née avec Jean Godin, je souhaite qu'elle me survive tout comme elle lui a survécu. Il faut préparer la relève.

Influence de Jean Godin sur l'hypnose française

Lorsque Jean se forme à l'hypnose, il est un précurseur, l'hypnose a mauvaise presse, et l'aspect éthique y est inexistant. Il a déjà été précurseur 30 ans avant en publiant la toute première thèse de médecine sur le sujet de la relaxation. Il va donc avoir à cœur de donner de l'hypnose une image plus positive, afin de servir à sa diffusion dans le monde médical. Vouloir rétablir la légitimité de l'hypnose a présenté plusieurs biais. Le principal est la diffusion en France de ce que j'ai appelé la câlinothérapie. Jean a diffusé une hypnose assez douce. Cela pour combattre l'image très manipulatoire et directive de l'hypnose de spectacle. C'est pourquoi il diffuse cette notion de Nouvelle Hypnose, ce n'est pas ce que vous connaissez avec le spectacle. De même il va nous encourager à utiliser les suggestions indirectes, tout aussi manipulatoires, mais qui ne ressemblent pas à un ordre. Les suggestions directes sont la marque de fabrique de l'hypnose de spectacle.

Il insiste beaucoup sur un vocabulaire différent, et il n'y a plus de « dormez ! Je le veux ! Dormez ! »

A-t-il été mal compris ou a-t-il trop insisté sur la relaxation (sujet de sa thèse de médecine) ? Probablement aussi la sophrologie qui est fort présente en France, inspire cette pratique relaxante. Toujours est-il que sous son influence, se généralise une hypnose où l'induction principale est teintée de beaucoup de relaxation. Systématiquement les praticiens ont tendance à prendre une voix douce, voire doucereuse, et à quasi chuchoter leur séance. Cela devient peu à peu cette câlinothérapie où le praticien se contente d'une relaxation sur laquelle il plaque une métaphore ou un protocole PNL. L'hypnose peut être tellement plus que cela. Rappelons que les quinze premières années de l'enseignement de l'hypnose en France ont été sous le quasi-monopole de Jean Godin ou de ses premiers élèves des promotions 1985 à 1990. Je lui dois toute ma carrière mais je me suis autorisé à revisiter l'héritage.

A partir des années 2010, et également sous mon influence, on va redécouvrir les inductions rapides et les suggestions directes. Lorsque Messmer arrive et montre des inductions instantanées du genre 1, 2, 3 tu dors et tu tombes allongé sur le sol, j'éprouve une frustration car je suis incapable de faire ça. Alors je le contacte, mais ses tarifs le rendent assez inaccessible. J'invite alors Hervé Barbereau, hypnotiseur de spectacle également et finaliste de l'émission incroyable talent. J'apprends avec lui l'hypnose de spectacle afin de rapatrier ses bénéfices à la thérapie. Le problème n'est pas dans l'outil mais dans l'intention. Dans le même ordre d'idée, je contacte Jean Emmanuel Combe qui fait également parler de lui et de la street-hypnose. Là aussi, j'imagine qu'il y a un savoir-faire à rapatrier. Ils savent travailler dans le bruit, et ils osent proposer de l'hypnose facilement. Là où nos stagiaires ont du mal à se lancer et à intégrer le bruit. Mon projet était de réintégrer à la thérapie et au travail des urgentistes tout ce qui peut être utile. Cela crée scandale auprès des membres de la CFHTB et d'autres qui crient au mélange des genres. Avant finalement que les pratiques convergent vers ces nouvelles synthèses. Après avoir été beaucoup critiqué par l'establishment, Gaston Brosseau a même retiré mon nom de son livre, j'ai eu le bonheur de voir mes thèses adaptées. C'est ainsi qu'au congrès mondial, plusieurs intervenants ont pu présenter des inductions rapides issues de l'hypnose de spectacle, des ruptures des pattern et autres. Claude Virot après avoir été un grand détracteur, a abrité mes thèses dans son congrès mondial. J'en ai tiré une certaine satisfaction.

Puis, vont se rajouter encore d'autres inductions rapides ou directes que l'on redécouvre en France. Philippe Miras popularise le Swan, le Dr Denys Coester et d'autres explorent les états Esdaile, Christophe Pank redynamise la pratique de l'hypnose elmanienne. Gérôme Etzevoglov développe et enseigne le concept des inductions flash. A partir de 2015, on peut considérer que l'hypnose devient infiniment plus diverse et riche. Rendons aussi hommage à Kevin Finel qui est un véritable découvreur de talents, et nombre de ses collaborateurs sont devenus d'éminents formateurs indépendants. Il reste aux praticiens à trouver le juste équilibre. Certains craignant de ne pas réussir à produire une hypnose assez démonstrative, probante ou profonde, minimise les attentes. Mais à force de dire que l'hypnose ce n'est pas de la magie, que ça n'a rien à voir avec la télévision et qu'on ne dort pas, qu'il ne se passe rien d'extraordinaire… Alors curieusement il ne se passe plus grand-chose pour le patient.

Si Jean Godin a été obligé d'aseptiser l'hypnose pour qu'elle redevienne fréquentable, il a fallu que les générations suivantes la redécouvrent en réintroduisant paradoxalement ses origines : l'hypnose classique et les suggestions directes. Je lui rends encore une fois hommage, je lui dois tout, et l'hypnose francophone probablement aussi. Mais tous les héritages sont faits pour être revisités et évoluer. Je suis fier d'avoir réuni au sein de l'AFNH tous ces courants de pensées novateurs, de l'hypnose conversationnelle avec Jean Dupré à l'hypnose quantique avec Thierry Zalic. Fier d'attirer des sommités comme Philippe Miras et ses 13 000 membres du groupe hypnose ou Evelyne Josse et Marie Christine Cabié, auteurs universitaires fécondes et reconnues. Fier de présenter, au sein de l'AFNH, de nombreux courants de pensées, y compris ceux qui ne sont pas les miens, avec l'hypnose régressive, alors que je ne crois pas aux vies antérieures. Evelyne Josse à la gentillesse de dire régulièrement que je l'ai poussé à exposer son travail de contact avec les défunts, et l'AFNH a proposé et abrité ses premières formations deuil et hypnose. Formations qui ont débouchées sur les congrès de Liège, consacrés à la question des états de la conscience et de sa survie hors du corps. Congrès qui attirent des centaines de participants.

J'ai retenu de mes premières amours, la philosophie, que je sais que je ne sais pas. Et que si le philosophe se dit ami de la sagesse, plutôt que sage, c'est parce que dès lors que l'humain se croit détenteur de la vérité, alors il a deux défauts. Le premier est qu'il cesse de chercher la vérité puisqu'il croit l'avoir trouvé. Il se prive ainsi d'une vérité autre, d'une vérité supérieure. Le second défaut est, qu'en tant qu'humain, il a tendance à vouloir imposer aux autres sa vérité.

Philosophe, ami de la sagesse plutôt que sage. Voilà pourquoi je m'intéresse à plusieurs vérités…

La Nouvelle Hypnose

Finalement, qu'est-ce que la Nouvelle Hypnose qui a donné son nom à notre école ? J'ai coutume de dire que c'est principalement de l'hypnose ericksonienne, mais qui a été remise au goût du jour et adaptée au public francophone du vingtième siècle. Un parisien de l'an 2000 n'a pas les mêmes références ni les mêmes fonctionnements qu'un américain des années cinquante.

Selon Jean Godin, elle se nourrit à plusieurs sources : « L'expression de nouvelle hypnose est apparue dans un livre de Daniel Araoz (1982), et elle est reprise par lui comme titre d'un ouvrage (1985) pour désigner la reconceptualisation d'une certaine pratique. La nouvelle hypnose se trouve en prolongement direct des travaux connus sous le nom de nouvelle école de Nancy (Baudouin, Coué). Elle s'inscrit dans ce que Weitzenhoffer dénomme les hypnotismes non traditionnels. La nouvelle hypnose s'inspire surtout de Milton Erickson mais elle se réfère également à Théodore Barber, Sarbin, Weitzenhoffer et d'autres.

Nos recherches et notre pratique, décrites ici, correspondent à cette perspective et, depuis plusieurs années, nous avons consacré en France cette terminologie, en particulier dans une communication au colloque international de l'université de Nanterre : Hypnose traditionnelle et nouvelle hypnose : rupture ou continuité ? (Godin, 1990).

Le vocable nouvelle hypnose apparaît aussi dans le titre de la revue française, Phœnix.

La nouvelle hypnose est cependant par ailleurs l'héritière des observations et des recherches concernant l'hypnose faites depuis Mesmer dans le monde. Elle les interprète cependant comme des cas particuliers faisant une part trop belle et souvent naïve à la suggestion. »

Si Jean a parlé de Nouvelle Hypnose, c'est surtout pour se démarquer de la mauvaise image de l'hypnose dans la France des années 80. Il ne respecte pas totalement le concept de nouvelle hypnose tel que Daniel Araoz le présente dans son livre du même titre. Araoz intégrera à sa Nouvelle Hypnose les techniques connues dans le milieu universitaire (TCC) ainsi que des bases de PNL. Il s'appuie sur treize techniques qu'il présente en détail. Trois techniques somatiques qui sont la relaxation, les ponts somatiques et le biofeedback subjectif. Puis neuf techniques mentales, dont trois dissociatives (la dissociation, l'activation des parties de la personnalité et la matérialisation.) Puis quatre techniques de modifications temporelles (le transfert de ressources intérieures, le pont émotionnel, le revécu et la recherche mentale). Et enfin deux dernières techniques paradoxales, le paradoxe et la parabole.

Autre caractéristique de la Nouvelle Hypnose d'Araoz : l'idée d'auto-hypnose négative (AHN), qu'il utilisera de temps à autre pour distinguer sa pratique : comme si la personne, par ses pensées inconscientes, maintenait involontairement son état pathologique. Araoz proposera une méthode très simple et directe pour annuler cette AHN. En hypnose, après avoir repéré la structure des pensées négatives de la personne, et puisque cette dernière en état modifié de conscience confond ses pensées et les paroles de l'hypnothérapeute (comme pendant un rêve, lorsqu'on confond un bruit extérieur avec un bruit survenu dans notre rêve), Araoz remplaçait lui-même les pensées par leur équivalent positif : « Je ne suis qu'un idiot » devenant « je suis quelqu'un de bien » …

Aux USA, on trouve intégrés à la Nouvelle Hypnose de l'EFT ou de l'EMDR, de l'énergétique, des protocoles issus du chamanisme ou des thérapies transpersonnelles… Bref, des pratiques aussi variées qu'hétéroclites ! Le point commun de tout cela étant l'état d'hypnose dissociatif.

Nous verrons que sur le plan pédagogique et pratique, Jean Godin utilise massivement le bon souvenir, ce qui n'était pas une pratique ericksonienne. Il promeut également une hypnose collaborative où le patient devient le personnage important, là où Erickson s'appuyait sur l'autorité du médecin des Etats-Unis de 1950. Il pouvait se permettre des prescriptions de tâches qui seraient moins facilement acceptées aujourd'hui.

Disons maintenant quelques mots sur d'autres hypnoses du vingt et unième siècle.

Quelques mots sur l'hypnopraxie

L'hypnopraxie, élaborée par le Dr Guy Chédeau, s'intéresse au-delà des modifications de l'état de conscience à la transe affective. Nos états sensibles se modifient continuellement et engendrent des modifications somatiques ou conceptuelles en permanence. Les symptômes qui se manifestent dans la psyché ou le soma sont liés à ce langage du pathos : le pathos logos (la pathologie).

La thérapie hypnopraxique est une thérapie du lien. Pour la Praxie, ce qui compte ce n'est pas ce qui se passe mais la manière de le vivre, c'est-à-dire l'éprouver, le lien en soi-même de ce qui est à vivre. L'hypnopraxie consiste à orienter le monde intérieur du patient par un mode de présence et un mode langagier.

C'est une thérapie de l'instantanéité : chaque moment prend son importance. Lors de la séance, chaque mot prononcé par le thérapeute est une orientation, du patient vers le sens et l'éprouver qu'il donne à ses vécus.

Il s'agit d'une thérapie structurelle. Les structures sont en relation avec les actes qu'un être a le pouvoir de vivre : percevoir, se mouvoir, penser, imaginer, se souvenir, se projeter... Une approche structurelle consiste en une réactivation des capacités sous-utilisées et une modération des capacités surutilisées.

Il s'agit d'un travail d'intégration et d'unification. L'hypnopraxie permet d'agir sur le vécu d'un symptôme, pas sur le symptôme lui-même. Le symptôme, c'est l'expression corporelle du ressenti affectif négatif de la personne, un signal d'alarme au niveau de la conscience (celle du patient et/ou du thérapeute et/ou de son environnement). Il est à prendre en compte, et dans une globalité du patient. Cette notion rejoint la philosophie de l'ethnopsychiatrie.

Il s'agit également d'une approche des valeurs de la personne humaine, en ce sens que nos valeurs organisent notre orientation à la vie.[56]

Le monde sensible qui anime les mécanismes biologiques est le véritable enjeu de la thérapie. La pathologie, c'est aussi l'expression d'une souffrance, s'exprimant à travers des mécanismes biologiques. C'est l'approche globale de la personne humaine qui prend en compte, par-delà le symptôme, l'histoire de vie et son implication somatique. « Une thérapie pour chaque patient » disait Milton Erickson. Le patient aspire à une aide personnalisée.

Le thérapeute qui pratique l'hypnopraxie apprend à entendre avec sa sensibilité, à partager avec les manifestations charnelles d'un éprouver invisible. L'enjeu est de provoquer une réévaluation au sein de l'intimité affective de chacun. Le thérapeute doit être congruent et faire la mise entre parenthèse (ou épochè) de ses propres valeurs.

---

[56] Chédeau Guy, *De l'hypnose à l'hypnopraxie,* Suisse, Hypsos, 2011

L'hypnose quantique

Thierry Zalic la définit comme une hypnose du 21ᵉ siècle. Je lui laisse ici la parole dans tout ce chapitre pour vous présenter cette hypnose quantique.

Il ne s'agit plus de travailler non seulement sur le corps mais de rejoindre d'autres planètes. L'hypnose n'est plus pensable sans inclure une perception quantique, cette physique ayant réintroduit un débat sur la nature de la réalité et bouleversé toutes les conceptions en posant la pensée et la conscience comme point de départ de la matière.

L'hypnose quantique est une hypnose ericksonienne élargie, d'abord par Ernest Rossi qui parlait d'un dialogue créatif avec nos gènes, puis dans l'esprit par François Roustang dans une perspective plus taoïste. Le chef de file américain est Stephen Gilligan sous le nom d'Hypnose générative, Olivier Lockert la propage sous le nom d'Hypnose humaniste, moi-même sous le nom d'Hypnose quantique, Frank Lopvet sous forme d'un Hypnose énergétique et bien avant Stanislav Grof concepteur de la psychologie transpersonnelle avec Frank Maslow et de la respiration holotropique. Gaston Brosseau parle d'une réinitialisation des cinq sens et Teresa Robles d'une sagesse intérieure reliée à une mémoire collective, définition de la cellule même par Emmanuel Ransford. Un travail sur les auras et les différents corps existe par Barbara Ann Brennan.

Ce qui entre dans le cadre de ce qui pourrait s'appeler hypnose 21 prend en compte autant des éléments d'Emile Coué que du physicien Philippe Guillemant sur la rétrocausalité, pouvoir changer des éléments passés à partir d'une imagination du futur. Nous voilà en plein dans cette nouvelle hypnose, un hypnose 21 dont la source est dans les années 1930 quand émerge la physique quantique. Dans cette hypnose 21, il ne s'agit pas de s'occuper de « guérir » des symptômes, mais plus d'accéder à un nouvel état qui ne les sécrète plus. Comment ? Par une prise de conscience différente.

C'est l'idée d'un « saut quantique », ou prise de conscience immédiate, « insight » des Anglo-Saxons, « eurêka » des Grecs ou « kaïros », qui implique très souvent une séance soit unique.

Des éléments associés aux particules en physique se retrouvent métaphoriquement pris en compte avec le sujet :

La non-matière se transforme en matière.
La dualité onde-particule.
La suite « Pensée / énergie / matière » inverse celle de la physique classique « matière /énergie / pensée ».

Le temps est un espace : un espace-temps.
L'effet tunnel : passer à travers les murs.
Le principe d'incertitude d'Heisenberg : on ne peut pas définir en même temps la vitesse et la position.
Importance première de l'observateur qui change la nature de l'objet, ou l'invente. Ainsi, quand ça se transforme, ça ne change pas, ça prend une apparence.

Ces principes permettent de concevoir les synchronicités, la médiumnité, les voyages dans le temps et l'espace, les sorties de corps, les expériences de « channeling », de NDE near death experience... la bilocalisation et nombreux « miracles » inexpliqués.

Ils permettent les techniques de visualisation créative de Simonton, les connexions de groupe par la pensée, chaîne de pensée positive, prières d'intercession.

Ils permettent de mieux comprendre les expériences de psychologie transpersonnelle de Stanislav Grof, les archétypes de Jung, les champs morphiques, les synchrodestinées, la télépathie, la conscience élargie dans le temps, la sensation d'être regardé (chasseur et photographe), la télépathie humaine et animale (intrication quantique), la prémonition animale des catastrophes, les pressentiments, les écritures automatiques, les saisies intuitives, les phénomènes de mémoire totale, les calculs prodiges, les techniques de l'intention comme le Quantum Touch...

Au niveau quantique, matière et énergie proviennent de quelque chose qui n'est ni la matière ni l'énergie, une intelligence sans poids, sans masse, non discernable dont une forme se retrouve dans ce qui s'appelle « bosons de Higgs »
L'idée d'une Conscience originelle qui renferme le tout fait consensus chez tous les physiciens quantiques : le visible ou l'actualisé ne sont qu'une voie parmi d'autres, idée commune en hypnose ou physique quantique.

Cette hypnose 21 prend en compte d'autres éléments dont les champs morphiques de Ruppert Scheldrake.

Une mémoire, dégagée de tout corps, a des effets sur les formes qui se mettent en place.

Cette mémoire induit un champ, un ensemble qui pourrait être vide mais non, qui anime des individus hors de leur « volonté ». Comme une force électromagnétique qui attire le clou à l'aimant. Une force invisible.

On se retrouve dans un système autorégulateur, quel que soit le niveau de complexité, molécules, cristaux, cellules, organismes, sociétés d'organismes... qui s'organisent en ce champ qualifié de morphique.

La manière dont les molécules d'hémoglobine, ou cristaux de pénicilline ou même girafes passées influencent les champs morphiques génétiques ou sociétaux présents, dépend du processus appelé résonance morphique, lequel se fonde sur la similitude à travers l'espace et le temps.

Il y a rarement des découvertes uniques, mais apparaissant simultanément dans plusieurs parties du globe. On dit que « c'était dans l'air du temps », cet air du temps qui est un champ morphique.

Les champs morphiques sont des régions d'influence non matérielles s'étendant dans l'espace et se prolongeant dans le temps. Les champs renferment une mémoire de leurs existences physiques antérieures amenant un processus de résonance, le passé devenant présent au sein du champ présent.

La mémoire au sein des champs morphiques est cumulative, et c'est la raison pour laquelle toutes sortes de phénomènes deviennent de plus en plus habituelles par répétition.

Plus la matérialisation d'une forme se répète, plus son champ se renforce, par-delà l'espace-temps. Plus un produit se cristallise souvent, plus sa mémoire est stable. Par exemple, plus les gens font du vélo, plus l'apprentissage du vélo devient facile à un niveau collectif.

S'il commence à y avoir un accident à un endroit précis, il y aura de plus en plus d'accidents.

Ces phénomènes, déjà en jeu dans toutes les thérapies familiales, entre dans un élargissement du champ intergénérationnel, d'un point de vue quantique et non plus psychanalytique.

Dans les approches de Grof, chaque sujet « voyageant peur retrouver la mémoire de tout, d'une tribu passée, d'un animal... en décrivant son fonctionnement en dehors de toute science acquise.

L'hypnose 21 sort du cadre du sujet soit en le reliant à tout l'univers, car la mémoire de tout, est en chaque point, depuis l'éclatement du Big Bang, soit par sa faculté même de recomposer ou changer des éléments de son ADN.

Cette approche, qui vise à mettre de l'infini au cœur du fini, est une approche que l'on dit « holistique » comme l'était la Gestalt : le tout est dans chaque partie. Cette approche est transversale et communautaire.

Elle implique de remettre en cause la réalité apparente construite par le regard de l'observateur ainsi que ses cinq sens.

En philosophie, on retrouve cette idée dans Spinoza, plus récemment dans Maurice Merleau-Ponty, Gaston Bachelard, Gilles Deleuze… et d'autres.

On la retrouve aussi dans le bouddhisme, l'hindouisme, le Taoïsme, le Tantra.

Des principes similaires sont apparus par la physique quantique qui remet la conscience au sein même de la matière dès le congrès de Solvay qui réunissait les plus éminents physiciens en 1937.

L'hypnose quantique allie à l'hypnose ericksonienne, un travail énergétique à un autre plus spirituel hors toute religion.

Elle atteint un niveau 3, puis 4.

Les quatre niveaux de l'hypnose :

Le niveau 1 est celui de l'hypnose classique, avec un Maître dominant le sujet qui est mis hors de lui. « Dormez, je le veux. » Nous sommes dans une négation de l'être et en même temps des avoirs. Le sujet n'est pas et ne se possède pas. Comme dans les démonstrations de Charcot, il est « possédé ». Dans ce cas, le sujet a 0 degré de liberté. S'il change il était 1, devient un autre 1 sans y être pour quelque chose.

Le niveau 2 est celui d'une hypnose ericksonienne qui redonne une « dignité au sujet qui est responsable de ce qu'il met en place, suivant des métaphores ou des visualisations.

Le thérapeute l'incite à agir mais il est son propre maître. Le sujet ne garde pas ses premiers avoirs (dont les symptômes) mais les déplace, les transforme. Il peut éliminer, ou diminuer, des douleurs, des phobies, tout en restant lui-même.

Le sujet a désormais 1 degré de liberté, sur une ligne il peut avancer ou reculer, voire 2 degrés allez à gauche ou à droite, comme il est 2 lui-même ce qui permet entre autres de dissocier pour réassocier.

Le niveau 3 est celui de l'hypnose quantique, qui peut s'appeler générative ou humaniste.

Le travail ontologique. Elle travaille uniquement sur l'être et non les avoirs. On ne déplace plus les avoirs mais on transforme l'être, à un niveau quasi génétique, pour qu'il sécrète des nouveaux avoirs. Citons les travaux de Brice Lipton et Deepak Chopra.

Le niveau 3 se retrouve dans une vision holographe de la conscience et de l'univers ou 3 termes sont indispensables, le sujet, l'observateur, et le champ dans lequel les deux premiers baignent.

Rien n'est vrai, tout est illusion, ce qui rejoint les idées orientales. En même temps, tout est vrai car la fiction prend toujours effet de réalité. Ce qui fait dire que tout est placebo.

De même l'histoire du sujet n'est pas une réalité mais une fiction, une croyance, dont il s'agit de se détacher.

L'intégration d'éléments de la physique quantique dans l'hypnose élargit les perceptions et rend « audible » des phénomènes étranges « synchronicités, voyance, mémoire absolue, collision dans l'espace-temps, récit de « voyageurs » ayant fait un pas dans la mort imminente… »

Les éléments quantiques ont déjà révolutionné la biologie en réinterprétant la notion de placebo, inventant la PNEI, (psycho neuro endocrinologie), l'épigénétique… autant de points qui sont désormais abordés autour de la notion de conscience.

Ces apports rendent visibles, et donc possibles, des changements d'états immédiats que l'on observe parfois après certains accidents. Ce changement en « un coup » s'appelle un saut quantique.

La matière apparente est sous-tendue par l'apparemment vide. Le cerveau n'est plus le siège de l'intelligence mais un filtre d'information qui la réduit. La véritable « intelligence » se situe ailleurs et dans chaque point, dans l'estomac, le cœur, chaque cellule, eau du corps qui nous compose à 70%. Elle provient aussi de l'extérieur dans une mémoire que certains nomment akashique.

Le niveau 4 est celui qu'Emmanuel Ransford appelle Ur-quantique, un dialogue constant non seulement avec nos gènes, comme disait Rossi, mais avec un au-delà. Ce « divin » au sens le plus large, en en relation constante avec notre développement, provoquant un nouveau regard, une nouvelle écoute, une autre façon d'être habité et en relation. Ce niveau rejoint les écrits prémonitoires de Jung sur un inconscient collectif comme des notions de mémoire akashiques.

Dans les niveaux 3 et 4, le sujet, patient, devient obligatoirement un professeur pour ceux qui l'entoureront. Dans les hypnoses humanistes et quantiques, le thérapeute devient un guide et non seulement un soignant. Ceci se retrouve magnifiquement dans Un cours en miracles, écrit par une psychologue américaine sous « channeling ».

Quels sont les incitations de l'hypnose quantique à la pratique ericksonienne ? Citons trois points :

Élargir sa pensée et ses compétences.
S'éloigner de Soi pour mieux y revenir.
Devenir plus large, pour devenir plus grand.

La notion du vide est vitale, comme la notion d'arrêt.

Au début, le patient et le thérapeute sont très petits, concentrés sur leur douleur ou leur technique. Focalisés. Si, grâce à un microscope géant, on entre à l'intérieur, on distend, on distend, ça s'élargit, de plus en plus de vide apparaît. Presque que du vide entre quelques points de matière presque imperceptibles.

La première découverte de la physique quantique est que ce vide est habité, que ce qui n'a ni consistance ni énergie repérables contient une information qui donne sens, gère la partie visible et possède déjà un principe directeur.

Au cœur de l'hypnose, sont désormais pris en compte la vibration et le mouvement.

Après François Roustang qui le décrit magnifiquement, il s'agit de redonner du jeu au Je bloqué et douloureux. Le premier pas est de s'extirper du réseau de croyances qui nous forge, des notions de dichotomies, bien ou mal, noir ou blanc…

En physique quantique, l'observateur crée l'objet en le regardant, le fige dans une position visible alors qu'il possède virtuellement toutes les positions. De même, deux objets un jour unis sont toujours reliés et interagissent au même instant indépendamment de l'espace et du temps.

Encore plus étrange, il est possible d'observer qu'un globule blanc extérieur au corps et lui appartenant peut lire dans les pensées de son « propriétaire » et interagir avant l'acte pensé, de même qu'un végétal.

Toute hypnose humaniste, générative ou quantique, n'apprend pas une technique, même s'il y a des éléments techniques. Elle apprend à déconstruire la pseudo-réalité pour la reconstruire autrement. Elle élargit « l'être » plutôt que « l'avoir » même si les deux sont liés.

Il s'agit d'élargir des chemins de liberté quand s'abolissent les distinctions entre fable et réalité.

De « guérir » le patient dans un minimum de temps en lui faisant prendre conscience qu'il est avant tout un bien portant. (Envers de la proposition du Dr. Knock et perception d'Émile Coué.)

Il s'agit de s'autoriser à entrer dans un autre champ d'expérience comme le suggérait toujours François Roustang. De passer du « bloqué » au « fluide », du blocage neuromusculaire au flow génératif pour reprendre les termes de Stephen Gilligan.

Apprendre à passer d'une notion de métaphore à celle d'oxymore, lieu qui contient les opposés. Le ou est remplacé par le et. « L'être ou ne pas être » shakespearien devient « être et ne pas être » comme « l'objet quantique » est à la fois onde et particule, fluide et solide.

On sort du principe d'exclusion, être dans un état ou un autre, pour la nouvelle liberté du « et » : je suis et ne suis pas en même temps, selon... Sortir du figé et du (faux) choix imposé.

En quatre mots : donner du jeu au Je.

Le champ est la loi qui régit la fonction. Dès qu'un patient entre, trois termes sont en jeu : lui, soi, et le cadre qui est un champ.

Si le patient entre dans un cabinet de psy ou dans une boulangerie, le champ change et la danse physique et mentale est différente, même si les personnes sont les mêmes.

Quand commence une séance d'hypnose ? Quand le patient entre dans son champ. Quand commence la transe ? Quand la vibration commence à changer. Dans une discussion houleuse vous êtes en transe, dans les prémisses d'un rapport amoureux, quand vous parlez en public.

Roustang l'a merveilleusement compris. Il n'y a rien à faire. Faire est un aveu d'impuissance. Mais le rien faire est une technique, une manipulation de la vibration pour mettre le sujet hors lui. Donc en transe, ou plutôt dans une autre transe.

L'hypnose est le changement de positionnement de sa réalité. L'hypnose 21 (XXIe siècle) est l'introduction du flou dans le certain, du Tao dans l'Occident, quand l'hypnose 19 (XIXe siècle) était de mettre du certain dans le flou. (Dormez je le veux.)

L'hypnose 21 est celle Frank Lopvet dont je cite deux phrases :

« Tu vis ce que tu envoies dans la matière. »
« La vie est le résultat de ta sphère énergétique. »

L'hypnose 21 joue dans l'invisible, dans le vide qui restructure, à partir de lui, ce qui se matérialise.

Elle travaille sur le souffle, sur le rythme de la respiration, sur l'arrêt, ou le trou, ou le vide, une microseconde, dans la pensée.

Elle joue sur une perturbation de l'arc réflexe.

Elle réinsère de l'oxygène dans le clos, du mouillé dans le sec, du vide dans le plein, du vivant dans l'OGM, de l'aléatoire, du rêve, du religieux sans religieux.

Le thérapeute ne revendique aucune science sinon la sienne, il devient, ou redevient berger.

Quand l'hypnose cherche du crédit dans les neurosciences, elle est une hypnose 20. (XXe siècle.)

Quand le thérapeute 21 tutoie les dieux, c'est-à-dire qu'il joue, communique et interfère avec les gènes, lire Ernest Rossi, Bruce Lipton, travaux sur l'épigénétique... les thérapeutes 19 et 20 font des pâtés dans un bac à sable.

Pourquoi pas. Mais savoir ce qu'on fait et où on est.

La responsabilité de chacun par rapport à tous

Chacun est en interaction.

« La responsabilité, c'est de reconnaître que tout ce que nous vivons correspond à ce que nous créons. »

L'idée est que le regard crée l'objet. Si, à un niveau ceci est totalement vrai, c'est plus complexe au niveau du champ.

Car, si l'individu est responsable de tout, il est responsable de rien car son regard même est mu par un champ.

À un niveau l'individu est le centre du monde, et à un autre il n'existe pas.

Qui crée le champ ? L'individu ou le champ lui-même ? Et d'où viendrait le premier champ ?

Cette présentation duelle porte ses limites dans sa présentation même. Toujours, la question éteint la réponse.

Que se passe-t-il en cabinet, quand l'hypnothérapeute « modifie » le sujet d'une façon autre qu'éteindre son symptôme ?

Il « éveille » l'individu, ce que l'on retrouve dans l'hypnose quantique, l'hypnose humaniste ou le bouddhisme, comme déjà dit. C'est-à-dire que son regard sur le monde va changer, et qu'ainsi il change la structure du monde.

Ce sujet devient un champ génératif pour d'autre, (Gilligan) mais il a été attiré là par un autre, ou un ensemble d'autres, qui ont déjà généré le champ attirant. (Sleldrake)

Chacun est dans un champ et un champ en lui-même. L'individu est responsable de tout et de rien.

« Modifier » un individu, et non panser une plaie, là il s'agit de penser une plaie hors du mental, est un levier de changement pour l'humanité par deux aspects, la conscience de l'un et la masse critique qui fera que tous changeront au même instant.

En termes moraux, chacun est innocent et coupable, mais son « éveil » est la responsabilité qui fait varier le fléau de la balance.

Pour résumer, ce qui sous-tend cette loi des séries devenue un effet de champ morphique implique :

- Un système auto-organisé, dont le tout est davantage que la somme des parties à chaque niveau d'organisation, chaque partie étant elle-même faite de parties.
- Une cohérence de chaque niveau dépendant d'un champ organisationnel appelé champ morphique.
- Des champs sociaux qui relient et coordonnent les compréhensions de champ sociaux.
- Des champs mentaux… (même pour du « apparemment non vivant)

L'hypnose Humaniste

Il s'agit d'une appellation donné par Olivier Lockert aux résultats de ses recherches, le fruit de son évolution personnelle. Voici comment il la présente lui-même sur son site internet dédié, en y faisant une place à sa compagne.

La pratique de l'hypnose thérapeutique d'Olivier Lockert et de Patricia d'Angeli se distingue par son humanisme. Elle est à la fois simple, accessible au plus grand nombre, et pourtant profonde, dans le sens où elle accède aux strates essentielles de l'esprit.

L'Hypnose Humaniste est reconnaissable à ses structures d'inductions hypnotiques dites « en ouverture ». Les procédures hypnotiques habituelles qui permettent de mettre une personne en état d'hypnose (de la dissocier, de « l'endormir ») ont été inversées : concrètement, en Hypnose Humaniste, la personne atteint un « état de conscience augmentée » grâce à la technique qui permet d'habitude de sortir quelqu'un d'un état d'hypnose : le « réveil », comme on le ferait à la fin d'une séance d'hypnose, mais appliqué à quelqu'un qui n'est pas en transe hypnotique.

Le fait de « réveiller » la personne alors qu'elle est dans son état « normal » provoque très curieusement chez elle une autre sorte de transe : on aurait pu penser qu'il ne se passerait rien, mais on observe l'apparition des mêmes « signes de transe » (les indices physiques) qui montrent qu'une personne est en état d'hypnose !

Il y a donc bien un « état modifié de conscience », avec la possibilité de produire tous les phénomènes connus de l'Hypnose, mais cette fois grâce à davantage de conscience (et non plus par mise dans l'inconscience). C'est cela, l'état de « conscience augmentée ».

Cet état d'être très particulier est agréable, « léger » (en ressenti). La personne en état d'hypnose humaniste n'est pas engourdie ou « pâteuse », mais dynamisée et pétillante.

Au lieu d'augmenter ce qui est naturellement à l'origine de notre Inconscient (une sorte de « fracture » psychique, qui nous coupe en deux), l'induction hypnotique Humaniste permet à la personne de « gommer » cette faille qui sépare conscience et inconscience. C'est ainsi qu'elle gagne en conscience, d'elle-même, des autres et du monde.

Grâce à la conscience élargie dont elle bénéficie en Hypnose Humaniste, la personne « prend conscience » de ce qui coince en elle ; elle peut alors le décrire au thérapeute, qui lui indiquera comment y remédier par elle-même, durant la séance.

Le thérapeute n'intervient donc plus lui-même « sur » la personne. Il n'y a pas ingérence ni manipulation (même « thérapeutique »). La personne n'a pas à lâcher-prise ou à se laisser faire, comme dans les autres formes d'hypnose. Le thérapeute est un guide et pédagogue, qui instruit et aide la personne afin qu'elle accomplisse par elle-même les exercices psychologiques qui l'amèneront à changer, en toute autonomie.

L'Hypnose Humaniste n'utilise donc pas les outils habituels de l'hypnose « classique » ou « ericksonienne » (suggestions, techniques subliminales, confusion, etc.), puisqu'ils ne servent qu'à dissocier encore plus la personne (dépotentialiser le conscient) et donner au thérapeute les « ficelles » du changement.

La personne étant en « état de conscience augmentée », elle ne se laisserait de toute façon plus faire. Au contraire, c'est elle qui va « reprendre la barre » de sa vie et pourra démêler ou reconstruire ce qui doit l'être.

Cela implique une toute autre manière de travailler en hypnose : grâce aux inductions « en ouverture », on peut accéder à la psychologie profonde de la personne (symbologie, archétypes, etc.) et on ne s'adresse plus seulement à l'Inconscient mais aussi à la Conscience supérieure ou « Conscience majuscule » de la personne.

Cette Conscience avec une majuscule n'a rien de magique : c'est elle qui vous permet de savoir que vous rêvez, la nuit, alors que votre esprit conscient est endormi. C'est encore elle, en hypnose dissociante, qui permet à la personne de « savoir » qu'elle est en état d'hypnose, alors même qu'elle est pourtant bien en transe…

La Conscience majuscule est donc le vecteur du changement en Hypnose Humaniste. C'est la strate supérieure de votre esprit, au-delà de l'Inconscient et du conscient. C'est la partie de vous que vous identifiez par « Je », à l'idéal. Ce que les jungiens appelleraient le « Soi ».

L'Hypnose Humaniste permet ainsi un impact global sur la personne, non seulement biologique et émotionnel, mais touchant d'un coup toutes les strates de la personne : du corps aux émotions, du mental à votre esprit supérieur… « En votre âme et conscience ».

L'Hypnose Humaniste est très versatile, grâce au fait que la personne puisse travailler « en conscience ». Elle est donc très appréciée des coachs, y compris en entreprise, et traite en psychothérapie tout ce qui concerne la santé, les problèmes liés à la vie quotidienne, aux émotions, etc. Elle permet même de travailler sur son Développement Personnel.

C'est dans la manière qu'elle se distingue : en Hypnose Humaniste, la psychologie profonde de la personne est très importante – ce qui rapproche cette forme d'hypnose du travail de C.G. Jung – notamment pour la partie « Thérapie Symbolique Avancée », développée par Patricia d'Angeli. Elle apporte des outils et techniques qui permettent une communication « en conscience » et fait ainsi le lien entre « comprendre » (l'héritage de la psychanalyse) et « agir » (l'aspect thérapie brève).

La personne qui expérimente l'Hypnose Humaniste ne s'endort pas, elle ne perd pas le contrôle, elle n'a pas à lâcher prise ni à faire particulièrement confiance en son thérapeute… Bien au contraire, la personne s'éveille, gagne en conscience d'elle-même, même si c'est un tout petit peu, cela suffit à engager le processus thérapeutique, aidé en cela par le thérapeute et les techniques spéciales de l'Hypnose Humaniste.

Autre particularité, l'Hypnose Humaniste propose aux thérapeutes, et éventuellement aux patients qui le souhaitent, une vision holistique de la psyché, de ses strates et de son fonctionnement qui sert à l'hypnothérapeute à comprendre les personnes qu'il doit aider, et qui peut devenir un Art de Vivre à part entière, pour ceux qui le désirent.

Les avantages de l'Hypnose Humaniste : prendre en compte l'intégralité de la personne, du corps à l'esprit, en acceptant ses croyances ou même sa spiritualité ; permettre à la personne d'agir sur elle en toute conscience, guidée par le thérapeute ; agir autant pour guérir un simple bobo ou améliorer un comportement que pour traiter l'Inconscient en profondeur ; prendre conscience du sens des choses de sa vie (évènements, parents, situations, etc.) et éveiller la personne à elle-même ; être simple et immédiatement efficace…

L'hypnose conversationnelle

C'est un concept avec lequel j'ai parfois du mal. Il s'agirait d'une forme d'hypnose sans hypnose, (ce qui ne veut déjà pas dire grand-chose), ou tout du moins d'une hypnose sans transe apparente. Cela semble faire référence aux dernières années de l'œuvre et de la pratique d'Erickson. Il est alors devenu tellement virtuose, que même sans faire d'hypnose, juste en vous parlant, il suscite et provoque des changements thérapeutiques profonds. C'est aussi pourquoi je suis sceptique lorsque je vois l'hypnose conversationnelle enseignée aux débutants. Cela me semble présomptueux, restons humble, et me donne l'impression de commencer par le toit avant d'avoir creusé les fondations. Même si je comprends qu'on s'inspire des soixante ans de recherche d'un génie hors du commun. Comme je dis souvent à ceux qui prétendent maitriser cet art : « Dans ce que tu présentes, je vois facilement la conversation, mais l'hypnose, pas clairement... » Ça pose encore une fois la question : l'hypnose ça commence où, ça s'arrête où ?

Pour beaucoup il s'agit finalement d'une forme de communication médicale bienveillante où l'on tient compte de ce que la communication hypnotique nous apprend. Par exemple, le danger des éléphants blancs (suggestion négative paradoxale) on ne dit plus dans les services : « Ne vous inquiétez pas, ça ne fait pas mal ». On ne parle plus de piqure ou d'aiguille qui sont traumatisantes. Une forme de communication non violente dans le soin, et cela est déjà beaucoup, vu l'anxiété et la violence générée par la situation hospitalière elle-même.

Dans mon soucis d'ouverture, j'ai cherché un enseignant dans ce domaine, et c'est aujourd'hui Jean Dupré qui me semble le plus pertinent. Il a structuré une formation d'une semaine sur ce sujet, à l'origine avec Kevin Finel. Il la présente lui-même ainsi :

« La pratique de l'hypnose repose sur un art de la relation, de la communication et de la suggestion, qui s'exprime aussi en dehors du contexte formel de l'induction et de la « transe ».

Notre formation en hypnose conversationnelle fut la première en France à développer cette approche et à la structurer. Elle évolue régulièrement pour toujours être à la pointe de la compréhension des mécanismes hypnotiques présents dans la communication.

Il s'agit ici donc d'apprendre les mécanismes de l'hypnose conversationnelle et suggestive, dont le cadre peut-être celui de n'importe quel rapport humain ou communication. Le tout permet pour le praticien de viser plus juste, tant avec ses suggestions qu'avec les leviers de changement qu'il utilise. C'est un travail de précision, qui permet sans doute l'une des formes d'hypnose les plus subtiles qui soit.

Parmi les multiples définitions imparfaites de l'hypnose, quelques constantes semblent faire plus ou moins consensus : la captivation de l'attention, le sentiment subjectif de perte d'agentivité (ou sentiment d'être agi par des forces hors du contrôle volontaire et/ou conscient) et une plus grande labilité des apprentissages antérieurs, communément appelée, à tort ou à raison, « suggestivité ».

Dans l'approche que nous avons commencé à proposer avec Kevin Finel en 2011, on retrouve donc bien sûr tous les fondamentaux de la suggestion indirecte, telle que conceptualisée par Erickson, qui permet de faire de n'importe quelle conversation une induction informelle et à quoi il est souvent fait référence lorsque l'on parle communément d'hypnose conversationnelle. Mais nous avons souhaité aller plus loin. Il est ainsi proposé que l'expérience hypnotique, pour se développer chez une personne - avec l'ensemble des phénomène dits hypnotiques, liés au sentiment de perte d'agentivité - n'a pas besoin de ce rituel bien visible et cadré que l'on nomme induction. Dans certains cas, faute d'une compétence ou d'une finesse suffisante de la part de l'opérateur, ce rituel peut même être contre-productif en provoquant, par exemple, chez le sujet un sentiment d'impuissance à réaliser les attentes verbalisées par l'opérateur ou un besoin d'affirmer son opposition pour ne pas avoir le sentiment d'être assujetti à la volonté d'autrui.

De facto, le sentiment de perte d'agentivité et la captivation de l'attention se retrouvent en effet chez nombre de personnes et dans de nombreuses situations, que ce soit dans l'expérience de la dissociation traumatique, des troubles de conversion ou des ruminations anxieuses les plus communes… C'est à dire justement dans l'expérience de vie de la plupart des personnes qui viennent consulter. Un peu « comme si » des « parts » ou des « sous-personnalités » s'exprimaient de manière autonome et incontrôlée. Si bien qu'il s'agit ici non plus de créer une transe mais d'utiliser les « transes naturelles » présentes chez les consultants afin de leur permettre de mettre à jour tel ou tel schéma cognitivo-comportemental devenu rigide et à l'origine d'une souffrance ou de dysfonctionnements.

Cette utilisation s'appuie principalement sur quatre grandes catégories d'approches techniques, toutes associées à une qualité particulière de relation :

- Les ruptures de pattern cognitivo-comportementales que permettent un questionnement approprié et une pratique fine des recadrages conversationnels ;

- L'utilisation de l'imagination spontanée du sujet, notamment à travers les outils de la modélisation symbolique conceptualisée par Lawley et Thompkins à la suite du clean language de David Grove ;
- L'utilisation des émotions du sujet pour ramener ce dernier, via ce que certains nomment un « pont d'affect », dans l'état psycho-affectif ayant présidé à la structuration et la rigidification d'un schéma cognitivo-comportemental devenu inadapté ;
- Un certain nombre de principes stratégiques que l'on retrouve aussi bien dans le travail d'Erickson (notamment utilisation, progression et dissociation…) que dans certains aspects des TCC (acceptation, exposition, désensibilisation) ou l'approche narrative théorisée par Michael White.

Un tel apprentissage exige donc que soient déjà bien intégrés les fondamentaux de la communication hypnotique d'inspiration ericksonienne, en particulier la rhétorique de l'évocation et de la présupposition, mais surtout que l'hypnotiseur soit assez crédible aux yeux du sujet pour pouvoir le faire plonger intensément dans son imaginaire ou ses émotions. Ce qui demande, outre des qualités de congruence et d'assertivité, une grande intensité d'accordage avec le sujet, tant au niveau cognitif qu'émotionnel. De cette manière on peut observer, au cours de ces formations comme dans la pratique clinique, des effets hypnotiques aussi marqués qu'une paralysie complète de la langue ou de telle ou telle autre partie du corps, des régressions spontanées et toute une palette de phénomènes idéomoteurs et de changements, sans qu'il soit besoin de passer par une induction formelle ou ritualisée. »

Apprendre l'hypnose selon Jean Godin

Savoir jouer du piano est une chose, savoir l'enseigner en est une autre.

Stratégie pédagogique

Jean a proposé la première formation en 1985. Elle a évolué avec l'expérience, c'est en marchant qu'on apprend. Il cherche à équilibrer la théorie nécessaire et la pratique fondamentale. Il nous disait, et ça reste vrai aujourd'hui, « en hypnose, notre savoir-faire dépasse notre savoir. » Or très clairement, dans savoir-faire, il y a faire… Chaque jour de formation un exercice entre les stagiaires est donc prévu. La pratique, l'expérience est essentielle. Les exercices se font à trois, un hypnotiseur, un sujet de l'expérience et un observateur. Chacun va tenir les trois positions à tour de rôle. Cela permet une progression en expérimentant au fur et à mesure. Il s'agit d'un exercice de base, l'accompagnement dans le bon souvenir, qui va être répété quotidiennement. Chaque jour on y ajoute une nouvelle consigne. Il s'étoffe et se complexifie afin d'intégrer les concepts importants. Dans cet exercice il s'agit de demander au sujet de raconter sommairement, en quelques mots, un bon souvenir, un chouette moment. Ensuite « l'hypnotiseur » (encore bien débutant) va devoir lui faire revivre son souvenir, comme une sorte de rêve éveillé, avec le plus grand sentiment de réalité possible. L'exercice n'est pas si facile, et il vise à enseigner ce que Jean appelait « les soucis du thérapeute ».

Il faut ici entendre soucis au sens de prendre soin et non pas au sens d'ennuis. Le discours de l'hypnotiseur deviendra hypnotique dans la mesure où il tiendra compte de ces soucis. Ils vont donner la qualité conseillée aux attitudes du thérapeute. De la bonne attitude du thérapeute va venir la bonne aptitude. Les soucis du thérapeute vont faire sa qualité de présence. À côté de la pratique il y a la théorie. En 1992 lorsqu'il a écrit son livre testament, « la nouvelle hypnose », nous avons ensemble restructuré la formation afin que le livre devienne le support de cours. Dans ce livre Jean explicite 350 concepts. Il se présente faussement comme un dictionnaire. Il s'agit d'un livre circulaire. Chaque définition renvoie, au moyen d'astérisques, à d'autres concepts du livre. J'ai depuis scanné la totalité du livre afin d'en faire un document html (format internet) ou les astérisques sont devenus des liens hypertextes qui se renvoient les uns aux autres. Je me propose de vous décrire ici la pratique dans un premier temps, puis je reviendrai à ce qui est incontournable dans la théorie.

Les soucis du thérapeute

Le souci de l'autre : les mots flous

C'est donc le **premier exercice de l'accompagnement dans le bon souvenir** qui permet d'intégrer les différentes attitudes qui vont cultiver les réponses hypnotiques du patient. On demande au sujet de raconter un bon souvenir en deux, trois phrases. Par exemple « il y a un an, une amie m'a prêté sa villa en Corse, on y a passé une super semaine à découvrir l'ile de beauté. » Pour la première pratique, l'hypnotiseur doit ensuite lui raconter son souvenir pendant cinq minutes. Il ne pose pas de questions, ne se renseigne pas plus, il est seul à parler pendant cinq minutes. Le but du jeu est de permettre au sujet de revivre son souvenir, comme dans une sorte de rêve éveillé dirigé. Il est considéré comme réussi si le sujet commente à la fin des cinq minutes « ah c'était chouette, j'y étais vraiment, je n'avais pas envie de revenir. » A la pratique on se rend compte que ce n'est pas si facile d'accompagner l'autre de façon congruente. C'est-à-dire, harmonieuse avec son vécu. C'est volontairement que pour une première pratique la consigne se résume à cela. Si on apprend en marchant, c'est avant tout grâce aux chutes. La principale consigne est de se planter, ce qui est généralement réussi. Car ensuite lorsque viennent les solutions, elles sont bien mieux mémorisées. Comme pour n'importe quel arbre : pour pousser et grandir, il faut d'abord se planter…

La principale difficulté est la **projection**. Bien évidemment je ne connais pas l'autre, je ne connais probablement pas précisément le lieu de son souvenir. Au départ de la formation, mon partenaire est un inconnu, je ne sais rien de sa situation familiale et autre. Comment inventer sa semaine de vacances en corse, la lui restituer avec un sentiment de vécu intense ? Je vais forcément avoir tendance à me mettre à sa place. Je vais m'imaginer la corse en fonction de mes filtres de référence. Et finalement, que je sois allé en Corse, pour de vrai ou pas, ne change pas grand-chose. Car au lieu d'imaginer je risque à ce moment-là de lui raconter ma Corse à moi. Par exemple je vais lui raconter qu'il se lève tôt chaque jour pour profiter des longues randonnés découvertes. Parce que c'est ce que j'apprécie en Corse, faire de longues marches de découverte. Mais il se peut que lui n'apprécie que les grasses matinées suivies d'une longue sieste sur la plage. Pas sûr que nous passerions de bonnes vacances à partir ensemble (ce que certains ne vérifient pas suffisamment avant de choisir leur partenaire de couple...) C'est l'illustration d'une forme de projection. Ça correspond à mon expérience, à mon vécu, à mes filtres de référence, mais pas aux siens. Cet exercice devrait être obligatoire en fac de psycho. Les psychologues cliniciens sont les spécialistes des tests projectifs… Et c'est pourtant cet exercice qui m'a vraiment appris ce que signifie sortir de la projection.

Une autre difficulté est de trouver le bon niveau de description. Si je mets trop de **détails** « tu prends ton petit déjeuner avec des céréales pops miel dans du lait tiède chauffé à 30 degrés dans ton bol violet rayé vert à 7h38 du matin. » À l'évidence je risque fort de tendre le bâton pour me faire battre. De là le concept de mots flous. À l'image du réglage de la focale, plus ou moins grand ouverte, je vais régler le niveau de précision du détail utilisé. Je parlerai simplement de la plage, sauf à être sûr qu'elle est bien de sable. Car il y a des plages de galets comme à Nice, voire totalement recouvertes d'un tapis d'algues. On va en quelque sorte apprendre à utiliser très précisément le vague... C'est bien pour parler de plage d'ailleurs... On peut donner l'impression d'être précis alors qu'on reste vague « tu peux prêter attention à tous les détails qui t'entourent. Apprécier ces détails particuliers du paysage, les couleurs, les harmonies, les sons, les odeurs, ces mille et un détails qui font l'ambiance sublime de ce moment appréciable. » On va apprendre à être précis dans le flou, ou flou dans le précis au choix...

Les mots sont des contenants que le sujet va remplir. J'aime à les comparer aux briques de Lego qui sont dans ma salle d'attente. Si un enfant s'en est servi pour faire une maison, le suivant va s'empresser de la casser pour la refaire à sa façon. Ce n'est pas sa maison, pas son histoire. Et s'il n'y a pas assez de briques disponibles, il ne peut jouer de sa créativité. À nous de fournir suffisamment de mots pour qu'il étoffe son expérience intérieure. Les mots doivent servir à ce que le sujet puisse nourrir son monde intérieur avec ses images à lui. Cet exercice enseigne à l'opérateur à contrôler son langage au fur et à mesure qu'il l'exprime. C'est **le premier abord des mécanismes inconscients** qui seront particulièrement importants au moment de l'utilisation thérapeutique. Les paroles de l'opérateur sont des cadres que des mécanismes inconscients du sujet remplissent à l'insu de ce dernier. Cet exercice est surprenant car il montre qu'un sujet bien accompagné peut retrouver des souvenirs de façon beaucoup plus intense qu'il ne saurait le faire tout seul.

Afin d'éviter de rompre le charme on va faire la chasse dans notre discours aux **incongruences**. C'est-à-dire tout ce qui ne sera pas congruent, pas en harmonie avec l'expérience du sujet. Toute parole bien à propos pour le sujet va tendre à le garder dans le rêve, à aller dans le sens d'un fonctionnement plus hypnotique. Inversement, toute parole incongrue pour le sujet tend à rompre le charme, et le ramène au mode de fonctionnement vigile. C'est cette expérience qu'il est important de faire en tant que sujet, et comme opérateur, car ces phénomènes dépassent de loin ce que l'on peut imaginer. Une autre raison majeure de faire cet exercice, c'est que, contrairement à l'hypnose traditionnelle, il met l'accent sur le sujet. L'opérateur ne parle pas pour lui-même, comme s'il voulait raconter son souvenir, ou placer des formules ; il doit s'accorder à l'autre, et ses paroles sont censées être celles du sujet. C'est cette attitude que l'opérateur gardera à tout moment de sa pratique, et qui dépassera de loin l'usage des mots flous.

Le but de l'hypnose c'est de stimuler l'inconscient, de le mettre au travail. De le solliciter. Pour cela je dois mettre le conscient entre parenthèses, ce que Jean Godin appelait la dépotentialisation du conscient. Dave Elman disait mise entre parenthèses du facteur critique. Ce sont comme deux muscles antagonistes. Quand l'un travaille, l'autre se repose. Dans le sommeil le conscient se met en sommeil pour laisser émerger l'activité inconsciente, et inversement au réveil. Ça fonctionne comme les deux plateaux d'une balance, quand l'un monte, émerge, l'autre descend. Et donc quand une incongruence vient stimuler le conscient, l'esprit critique, alors l'esprit inconscient recule et entre dans sa tanière. On apprendra petit à petit à éviter ces maladresses pour ne plus rompre le charme et laisser la transe se développer.

Je ne parle pas pour moi, je parle pour lui. Dans la vie quotidienne cette attitude est finalement peu répandue. Les mots que l'on entend le plus souvent c'est « moi je ». Lorsque j'évoque mes vacances en Corse, l'autre en profitera souvent pour me parler de ses propres vacances sans s'intéresser profondément à moi (sauf le psychologue que je dois payer pour cela). Toute mon attitude montre que c'est l'autre la personne importante de la relation, et effectivement c'est lui qui est censé apporter la solution. Plus précisément, c'est son inconscient qui doit amener la solution. Le premier exercice est fait sans aucune indication utile. C'est par l'expérience qu'on apprend. Les indications sur les mots flous, le niveau de détail, les incongruences sont données après, afin d'être finalement mieux mémorisées, car on en comprend alors toute l'utilité.

Le souci de cheminement : introduction et terminaison

On va donc reproduire le même exercice une dizaine de fois tout au long de la formation. En ajoutant à chaque fois de nouvelles consignes, qui bien sûr, n'annulent pas les précédentes. Pour le second exercice, l'hypnotiseur fera l'introduction suivante : « je n'ai pas besoin de vous décrire longuement ce qu'est l'hypnose. Vous savez que c'est vous qui contrôlez l'expérience, et qu'à tout moment vous pouvez l'interrompre. Si c'était votre désir, il vous suffirait de faire une grande respiration ou d'ouvrir les yeux. Vous reviendriez alors ici bien présent prêt à discuter ce petit exercice. Si c'était moi qui souhaitais que vous interrompiez l'expérience, il me suffirait de vous faire signe comme ceci » (l'opérateur tapote sur l'épaule du sujet). À la fin de l'exercice, l'opérateur dit : « maintenant, dans quelques instants, je vais vous demander de revenir ici. Vous serez parfaitement bien, parfaitement reposé, et vous pourrez raconter aussi librement que vous le voulez votre expérience. Voilà... vous revenez ici ». On commence à faire comme si c'était de l'hypnose et on ajoute des consignes de débuts et de fin, introduction et terminaison.

À ce moment de l'apprentissage, il y a peu de chances que des phénomènes hypnotiques surviennent. Toutefois, il est bon de prendre l'habitude de respecter des règles qui seront bientôt indispensables, quitte pour le moment à se contenter de quelques mots simples. **L'introduction** doit impérativement mettre l'accent sur le fait que le sujet est le maître du jeu et qu'il peut interrompre l'expérience quand il le désire. En effet, ce qui se passe pendant l'expérience est fonction de ce que le sujet a dans la tête. Une précaution supplémentaire permet à l'opérateur de mettre fin non verbalement à la séance.

Les suggestions de **terminaison** sont à l'impératif : « je vais vous demander... ». Il n'y a aucune raison que le sujet ne soit pas bien, et il est même de règle qu'il décrive le plaisir qu'il a tiré de la séance. Mais s'il existait une suggestion tacite (par exemple si le sujet a vu ou su que des sujets étaient nauséeux après la prestation d'un hypnotiseur de music-hall), il est nécessaire de contrer cette suggestion par des prédictions de bien-être (qu'après Hartland on a pris l'habitude de nommer « suggestion de **renforcement du moi**. ») Expliquer au sujet qu'il se sentira parfaitement bien après l'expérience.

Bien évidemment l'immense majorité des étudiants finissent par oublier ces consignes et s'en affranchir. Jusqu'à en redécouvrir l'intérêt lorsqu'un patient fait un mauvais trip. Par exemple un mauvais trip classique (mais heureusement les bad trip hypnotiques sont rarissimes) est d'avoir le sentiment d'être enfermé dans son corps. De ne plus pouvoir parler ou bouger. Ce fut le cas pour une patiente qui était punie enfant par un enfermement dans le garage obscur. Et en hypnose elle a eu le sentiment de se retrouver dans le noir total, tétanisée, comme dans le garage affreux de son enfance. Elle s'est sentie incapable de ressortir seule de l'hypnose, et le tapotement sur l'épaule fut salvateur.

Cette façon de faire va sensibiliser l'hypnotiseur à ce qui deviendra vite un nouveau souci, le souci de cheminement. La séance va suivre une construction qui contiendra, dans la mesure du possible, des points clés. L'un de ceux qui est illustré ici est : obtenir la confiance. Une des principales sources de résistance c'est la peur. Les peurs plus exactement, peur d'être totalement soumis au pouvoir de l'hypnotiseur, peur de rester coincé, bloqué dans l'hypnose. Indiquer au patient qu'il peut en sortir à volonté va le rassurer. Philippe Miras explique que l'hypnose c'est un peu comme une salle de cinéma dans laquelle on peut entrer ou sortir. Il commence par demander au patient de visualiser cette salle de cinéma, et de repérer la sortie. Comment est-elle indiquée ? Y a-t-il un petit bonhomme vert lumineux qui indique cette sortie ?

Est-ce une porte simple, double ? Dr Miras commence par vous faire imaginer la sortie et vous demande de la prendre, ce qui implique au passage que vous avez accepté d'entrer...

A ces consignes d'introduction et terminaison, on va rajouter **la fermeture des yeux**. Dans le premier exercice, aucune consigne sinon restituer le souvenir de l'autre. À partir de maintenant, on va systématiquement faire comme-ci c'était de l'hypnose. Le comme-ci est en vérité un outil extrêmement puissant étudié dans divers livres d'hypnose. C'est une véritable induction comme en hilarothérapie. Dans la thérapie par le rire, on commence par faire semblant de rire, faire comme-ci. Puis, très vite, les faux rires deviennent de vrais rires, amusé que je suis aussi par les autres, autour.

On va aussi **veiller à la position** des chaises. Dans certaines écoles on enseigne un face à face décalé. Nous préférons les chaises côtes à côtes, en V (un angle de 45 à 90 degrés). On va apprendre à tout observer en vision latérale. Cela va favoriser l'observation des micro-mouvements. Rappelons que la vision centrale favorise les détails et les couleurs, la vision latérale périphérique favorise la perception des mouvements (il est rare que le prédateur arrive par en face...) La distance entre les deux chaises correspond à la distance sociale en fonction de la culture. En France ou en Belgique, c'est approximativement la longueur d'un bras. Ce qui nous arrange car nous allons pouvoir utiliser la catalepsie sans être intrusif. Au Maghreb cette distance est raccourcie, plus importante au Japon ou dans les pays nordiques. Ceux qui font du face à face utilisent rarement la catalepsie ou alors sont obligés d'entrer dans la bulle de proxémie pendant la séance. Ce face à face était utilisé de façon intrusive dans les temps anciens pour prendre le pouvoir en position haute. Le face à face c'est du duel.

Le souci de communication : les rétroactions

On a déjà un paquet de consignes qui se sont ajoutées. Ici l'opérateur observe attentivement le sujet, et il relève tout ce qu'il voit, quoi que ce soit de non-verbal, par un court commentaire de bonne réception. Il faut dès maintenant apprendre à observer le sujet. En effet, pour le guider dans l'apprentissage d'un nouveau mode de fonctionnement, il est nécessaire de renforcer ce qui va dans le sens souhaité. Ici, ce seront les comportements involontaires qui sont importants. Pour le moment, l'exercice demande de renforcer tout ce qui se passe : mouvements, soupirs, déglutition etc... Il suffit de souligner ce qui se passe, ou, au moins, de dire : « oui », « oui c'est bien » ou encore « voilà. » C'est ce qu'on appelle faire des **rétroactions**. Ceci encourage le fonctionnement sur le mode de l'échange, et implique que l'exercice soit une collaboration. Si le comportement du sujet n'est pas un message pour l'opérateur, le fait de faire comme si c'en était un, va tendre à développer ce type d'échanges, et va entraîner le sujet à répondre à l'opérateur. La nouvelle hypnose est interactive. On s'initie ici à un nouveau souci : le souci de communication. Il va lui-même supposer d'être vigilant au souci d'observation.

Avec les rétroactions on utilise en quelque sorte le principe des appareils biofeedback[57]. C'est une technique d'apprentissage de la relaxation. On raccorde aux doigts du patient des électrodes qui vont renseigner sur son fonctionnement neurovégétatif. Le patient appareillé va recevoir des retours d'information immédiats sur son niveau de stress. Sur un écran une aiguille se déplace vers une zone verte ou rouge selon que le patient arrive à se détendre. Il a également un retour d'information sonore avec un son modulé de l'aigü au grave en fonction, là encore, de comment il se détend ou pas. En laissant simplement le patient face à son écran, il fait un apprentissage inconscient. Un apprentissage sur justement, les savoir-faire inconscients qui lui permettent de se détendre. Les rétroactions sont une sorte de pédagogie du stylo vert[58]. On va s'en inspirer autrement également.

Si au début, pour s'entrainer à l'observation, on demande au stagiaire de relever tout ce qu'il voit, il va devoir ensuite se concentrer sur tous les comportements inconscients. En effet si je souhaite l'encourager à répondre, à communiquer, je veux aussi et surtout lui enseigner à répondre à un niveau inconscient. En utilisant les rétroactions sur toutes les réponses inconscientes :

- Changement de rythme respiratoire.
- Changement de coloration du visage ou des mains, qui indique une modification de la tension artérielle.
- Déglutition.
- Soupir.
- Vibrations caractéristiques des paupières en début de séance,
- Nystagmus qui indique un moment de visualisation comme dans les rêves (mouvement des yeux, de droite à gauche, visible sous les paupières fermées).
- Changement de position corporelle.

Toutes ces réponses ont en commun d'être spontanées, involontaires. J'encourage toutes les réponses involontaires, car elles signent une réponse inconsciente. L'idée sous-jacente est de stimuler les réponses inconscientes pour entrainer le fonctionnement inconscient. On intègre une symétrie essentielle pour nous : tout ce que je fais consciemment, je le fais volontairement. Par

---

[57] Rémond Antoine, Rémond Anne, *Biofeedback principes et applications*, Paris, Masson, 1994
[58] L'explication de cette pédagogie est au chapitre confiance en soi.

symétrie tout **ce que je fais inconsciemment je le fais involontairement**, à l'image des lapsus qui m'échappent.

Depuis notre enfance nous somme surentrainés à contrôler notre conscient. La volonté est censée répondre à tout, nous rendre capable de tout. Vouloir, c'est pouvoir, nous enseigne-t-on. Or parfois comme dans l'angoisse de performance trop vouloir va au contraire créer des blocages et des ratés. Alors en hypnose pour la première fois peut être de notre vie, on va lâcher prise et entrainer à l'inverse notre involontarité donc notre inconscient. Là où la volonté et le conscient n'ont pas apporté de solution alors l'involontarité et l'inconscient sont un recours. La volonté n'est pas forcément une réponse à tout.

La guêpe qui ne trouvait plus la sortie

Une de mes patientes me raconte l'histoire suivante. Elle est en dépression et a justement un mari qui dit « quand on veut on peut », « lève-toi, va bosser, bouge ton cul et ça ira mieux… » Elle explique que ça a pour seul effet de la dévaloriser et de la déprimer davantage. Elle raconte donc que ce matin une guêpe est entrée dans sa cuisine par une fenêtre oscillo-battante. Elle a fait un petit tour et a voulu ressortir. Mais elle s'est cognée à la vitre. Affolée elle a fait tout le tour du cadre, se cognant encore. Puis elle a repris son élan et s'est encore cognée à la vitre transparente. Elle s'est cognée encore et encore. La fenêtre par sa configuration supposait qu'elle puisse faire un zig-zag pour sortir, ce qui justement forme un piège à guêpes. Ma patiente me dit : « vous voyez c'est ça la dépression. Cette guêpe, c'est moi. C'est une évidence qu'elle veut s'en sortir, mais elle se cogne la tête contre un mur invisible dans ses efforts désespérés. Elle veut s'en sortir, mais elle ne trouve pas le chemin. Alors docteur, j'espère que vous avez un moyen pour m'aider à trouver le chemin. »

Vouloir, ce n'est pas toujours pouvoir.

La facilitation du mode de fonctionnement hypnotique

Revenons à l'hypnose et à cet exercice d'accompagnement dans le bon souvenir. Je vais aussi commencer à m'habituer **aux phrases de routine**. Des phrases qui ont fait la preuve de leur efficacité, et que je vais pouvoir utiliser presque à toutes les séances. Par exemple : « Vous n'avez même pas besoin de m'écouter attentivement car votre inconscient est parfaitement capable de prendre dans mes paroles tout ce qui vous sera utile et positif. » Il est bon de s'entraîner à les utiliser pour ressentir l'effet qu'elles produisent quand elles sont prononcées, ou lorsqu'on les entend. Au cours de cet exercice, il est d'usage d'incorporer les bruits extérieurs, en disant par exemple : « Comme dans le sommeil votre inconscient fait le tri des bruits pertinents, vous pouvez ne pas les entendre ou les faire entrer dans votre expérience, vous pouvez entendre ce que vous voulez dans votre rêve. » Un livre et un reportage sur Erickson ont pour titre ma voix t'accompagnera. Car la voix de l'hypnotiseur peut devenir celle de vos amis, de vos parents, ou la voix du vent ou de la pluie.

L'incorporation (ou pas) des **données du champ de conscience** (ce qui se passe consciemment autour de lui) est toujours un choix délicat. En effet si je lui dis « Et les bruits de la rue ne vous dérangent absolument pas, ou même mieux, ils peuvent s'intégrer à votre voyage hypnotique, comme un son extérieur qui prend sens dans un rêve nocturne. » Alors la proposition peut être heureuse et bienvenue..., ou, au contraire, lui faire prendre conscience du bruit qu'il n'entendait absolument pas avant que j'en parle... Ca agit comme une suggestion négative paradoxale, concept que nous retrouverons plus loin.

Je préfèrerai proposer **un aiguillage,** une proposition faite avant la séance par rapport à une situation probable, qui servira seulement le cas échéant. Par exemple, si je sais qu'il est fort probable que quelqu'un sonne pendant le rendez-vous, (le patient suivant ou un livreur attendu…) je peux dire « et si le patient suivant devait être en avance, alors le coup de sonnette sera pour vous un signal d'aller deux fois plus profondément en transe. » S'il n'y a pas de coup de sonnette, j'ai dit quelque chose d'inutile, mais s'il survient, cette petite précaution sera fort aidante.

On se rend compte de l'importance du langage qui est notre principal instrument. Je prendrai aussi l'habitude de **parler en termes de dissociation**. M'exprimer comme si tout se faisait tout seul, sans effort, sans volonté ou intervention consciente. L'exemple classique est « Laissez vos yeux se fermer » (au lieu de : fermez les yeux !). De même « laissez votre corps se détendre avec chaque respiration. » Plutôt que détendez-vous qui supposerait une action volontaire (et pas forcément si facile.) Il est facile de glisser jusqu'à « votre inconscient fait ci, votre inconscient fait ça. » Parler en termes de dissociation, c'est encore entrainer l'inconscient à répondre. J'y suis vigilant en début de séance, et en symétrie je veillerai en fin de séance à m'adresser à son conscient en disant « ouvrez les yeux, étirez-vous volontairement. » Je m'adresse ici clairement à son conscient et non plus à son inconscient.

On est fort attentif à la **résonnance des mots**. Au sens qu'ils vont prendre, ou risque de prendre inconsciemment. Chaque fois que c'est possible je remplace un mot négatif par un mot positif. Au lieu de dire c'est difficile au début, je dirai cela va devenir de plus en plus facile. Et même si j'utilise le mot inconfortable, je prononcerai différemment la partie du mot qui fait entendre confortable, afin de mettre cette connotation positive en exergue. Facile aussi avec un mot comme désagréable. Les mots sont des jeux, les formulations font tout. Ça rejoint la technique du saupoudrage développée aussi plus loin. Je remplace ne vous inquiétez pas par soyez totalement rassuré. Nous verrons comment en France on est extrêmement négatif, et on dit ça ne va pas mal, pour dire ça va bien, elle n'est pas moche ou il n'est pas dégueulasse ce petit pinard, pour signifier qu'on apprécie… J'y reviens au chapitre confiance en soi.

A ce stade on peut obtenir des premiers signes d'hypnose. Il s'agit de les cultiver, toute l'attitude du praticien est orientée en ce sens par les différents soucis décrits ici. A nouveau comme pour faire prendre une mayonnaise on ajoute les ingrédients les uns après les autres. Les subtilités de langage qui suivent plus loin peuvent aussi être considérées comme autant de clés d'un trousseau passe partout. Une fois entrainé à leur maniement, ces subtilités vont devenir essentielles à faciliter l'ouverture de la transe.

Le souci d'harmonie : parler sur sa respiration

Nouvelle consigne, je vais m'harmoniser au fonctionnement du sujet de différentes façons, selon différents canaux. Je vais écouter attentivement son discours, pour sentir ce qui fait de ce bon souvenir un moment positif pour lui. Tout est émotion, ce bon souvenir, aussi anodin qu'il puisse paraitre, vient toujours nous en dire beaucoup. Entendre l'émotion sous-jacente, Guy Chédeau dirait la praxie[59], pour la restituer au mieux, en lui renvoyant ses mots, ses images. Je vais également adopter une posture, un langage non verbal, qui soit le reflet du sien. S'il a les jambes croisées, j'éviterai d'être trop étalé, trop détendu. Je croise aussi les jambes le temps de l'explication préalable. Lorsque je vais moi-même décroiser les jambes pour débuter la séance, il sera plus facilement enclin à me suivre. C'est le pacing repris par la PNL.

La PNL s'est beaucoup inspiré de cela et a proposé l'adage : « rejoindre puis conduire. » Je me mets en harmonie avec son fonctionnement pour pouvoir ensuite l'influencer. Erickson explique cette notion avec le cas d'un enfant hyperactif. Un de ceux qui court partout et escalade le bureau et les meubles... Erickson commente tout ce que fait l'enfant d'abord avec un léger temps de retard « Tu as couru vers le mur, tu as sauté par-dessus la chaise. » Puis l'air de rien il continue sa description, mais en temps réel, sans léger décalage, en passant du passé au présent. Ça fonctionne comme une séquence d'acceptation (le yes-set). Ensuite, vous l'avez deviné il va prendre les commandes, après avoir créé l'harmonie, en décrivant les mouvements que l'enfant pourrait avoir « tu cours vers le mur, sans t'asseoir encore sur cette chaise. »

---

[59] Chédeau Guy, *De l'hypnose à l'hypnopraxie,* Suisse, Hypsos, 2011

À **l'harmonie de mots**, d'images (et donc d'émotion), nous avons ajouté **l'harmonie de posture**, et nous allons compléter par **l'harmonie de rythme**. Pour s'y entrainer il y a un truc. Je vais harmoniser ma respiration sur la sienne, et pour cela il me suffit de parler sur son expire. Car parler suppose de souffler de l'air entre les lèvres et donc d'être sur le même temps d'expire que lui. Cela va encore m'obliger à l'observer. Trop de débutants cherchent leur inspiration au plafond ou au bout de leurs pieds. L'hypnotiseur doit se laisser hypnotiser par son patient en l'observant. La règle des trois O chère à Erickson : « Observez ! Observez ! Et observez ! »

En résumé : l'opérateur va écouter attentivement le sujet avant l'expérience, de façon à utiliser, autant que possible, les mots de ce dernier. De la même façon, il capte les images du sujet pour les utiliser dans son discours. L'opérateur va, aussi discrètement que possible, prendre une position, comparable à celle du sujet. Dans la mesure où les émotions s'inscrivent dans la posture, l'opérateur ressentira mieux les impressions de son sujet. Enfin, l'opérateur aura le souci d'être en rythme avec le patient, c'est-à-dire d'harmoniser sa respiration sur la sienne. (Il suffit bien évidemment de parler pendant que l'autre expire.) La relation est très importante dans l'échange hypnotique. C'est pourquoi, l'opérateur a le souci de se mettre en harmonie avec le sujet. Cette façon de faire va entrecouper le discours de pauses un peu artificielles, qui seront mises à profit plus tard. Cela a en outre l'avantage de ralentir le discours, et l'on sait par expérience que le temps du sujet est relativement plus lent que dans le fonctionnement habituel. En hypnose le sujet est ralenti.

Au fur et à mesure de répéter l'exercice, on prend des points de repère. Il est important de parler au présent, même si j'évoque un bon souvenir. Le but est de le vivre le plus intensément possible à l'image du rêve. Parler au passé remet à distance. Également j'utilise le tu ou le vous mais pas le je, le nous, ou le on. Pour illustrer cela : un stagiaire accompagne l'autre dans le souvenir de sa nuit de noce. Les amis du couple avaient offert aux mariés une nuit dans un relais-château. Celui qui accompagne s'emballe dans sa description : « on avance dans les grands couloirs majestueux, impressionnés par les tableaux aux murs, les boiseries, les lustres, remplis d'émotions à la recherche du numéro de chambre. On actionne la serrure... » Celui qui est censé revivre son souvenir interrompt alors l'hypnotiseur par ces mots : « tu peux nous laisser seul dans la chambre s'il te plait ? ». Le on incluait l'hypnotiseur de façon intrusive dans le souvenir de cette nuit de noces...

Le souci de communication : le signaling

Plus qu'un moyen de communication le signaling est un procédé essentiel de l'hypnose. Il s'agit de proposer au sujet de répondre d'une façon non verbale. Par exemple avec un mouvement de doigt. On convient d'un code : soulever l'index de la main droite pour dire oui, celui de la main gauche pour dire non. Et je vais rajouter « à moins que vous n'ayez la surprise plus tard de sentir votre doigt se soulever tout seul, ou même qu'il se soulève seul sans que votre conscient ne le sente. » Au départ de l'expérience le sujet répond volontairement, consciemment. Il s'agit alors d'un mouvement de doigt franc et ample. Ensuite le mouvement se modifie avec la transe, on constate un ralentissement, un temps de latence, un mouvement réduit parfois avec une forme de vibration. C'est une sorte de trémulation du doigt. Jean Godin appelait le mouvement volontaire de départ un signal, le mouvement involontaire qui vient ensuite le signaling. Le comportement involontaire est le propre du fonctionnement hypnotique. Le mouvement involontaire d'un doigt en réponse à une consigne explicite est un des « paradoxes » de l'hypnose. Une hypnose profonde (disons une absorption importante) n'est généralement pas nécessaire pour que ce phénomène se manifeste. Il est rare qu'à ce moment de l'apprentissage, ce phénomène ne puisse pas être mis en évidence dans la majorité du groupe. Il est évident, cependant, que dès que ce phénomène se produit, l'hypnose se développe facilement. Il ne coûte rien de mettre en place la consigne ci-dessus, qui permettra au phénomène de se manifester quand le sujet sera prêt. La consigne que nous proposons à l'avantage de ne pas contrarier le sujet si le signaling n'apparaît pas. Il est sous-entendu que cela apparaîtra « en son temps, quand le sujet sera prêt ».

Ce qui est présenté comme un moyen de communication va devenir avec la pratique et l'expérience infiniment plus riche, profond et important. Vous verrez le Rossi ou le Swan qui sont des séances de thérapies entières et efficaces qui utilisent ce signaling. Cela permet une forme de communication directe avec l'inconscient, chère à Jean-Emmanuel Combe. Comme dans les expériences d'écriture automatique où le conscient n'a pas forcément accès à ce que l'inconscient trace, le mouvement de réponse signaling est parfois infra conscient. Le signaling, ignoré par trop d'écoles, mériterait un livre entier à lui tout seul.

On va également commencer à s'intéresser à la **dépotentialisation du conscient**. Il s'agit en quelque sorte de mettre le facteur critique entre parenthèses pour privilégier l'émergence de réponses inconscientes. La dépotentialisation du conscient (par exemple par confusion ou par saturation) va faire accomplir un pas important dans le fonctionnement hypnotique. Mais, avec la plupart des sujets, cette pratique n'est pas indispensable. Comme le dit Erickson, le sujet apporte la plupart du temps avec lui suffisamment de confusion, pour qu'il ne soit pas indispensable de se creuser la tête à en ajouter. La pratique de la confusion apporte une touche de contrainte, relativement à ce qui a été proposé jusqu'alors. Elle est d'utilisation délicate : l'écueil serait que le sujet ait l'impression que l'on se moque de lui. Il faut y penser en permanence, mais ce n'est qu'avec la pratique que l'étudiant en hypnose parviendra à maîtriser le phénomène avec aisance. La saturation psychique, en revanche, est d'un maniement élémentaire. Elle a l'inconvénient d'une certaine lourdeur, et rappelle son origine de l'hypnose traditionnelle. La saturation s'obtient par un discours ennuyeux ou par une surcharge. Erickson pouvait faire exprès d'avoir un discours pseudo médical complexe qui finit par faire que le patient décroche. Ce moment où il cesse d'écouter consciemment est une dépotentialisation, il part dans son monde. La surcharge ce pourrait être : « je vais vous demander, en même temps que vous m'écoutez attentivement, de compter à rebours de 140 jusque zéro, à raison de multiples décroissants de sept. Donc pendant que vous m'écoutez, en même temps vous décomptez : 140, 133, 126, 119, 112, etc., c'est simple, n'est-ce pas ? »

Le conscient et l'inconscient peuvent être considérés comme les deux plateaux d'une balance, quand l'un monte, l'autre s'efface, et inversement. C'est pourquoi je veille à ne pas trop interpeller le conscient, l'esprit critique, qui ferait reculer l'hypnose. Dans l'utilisation de la confusion et de la saturation tout va être question d'un savant dosage qui devient étonnamment simple avec l'expérience. Vous trouverez des exemples au chapitre induction.

Stimuler l'inconscient : la catalepsie

Vous l'avez maintenant compris, un des enjeux de l'hypnose est d'entrainer le sujet à fonctionner, à répondre à un niveau inconscient. Or depuis que nous sommes petits on attire notre attention sur l'importance de la vigilance, de la concentration, de la volonté. Quand on veut, on peut. Les patients sont donc surentrainés à fonctionner à un niveau conscient. En revanche fonctionner en lâcher-prise, dans ce registre inconscient, demande un véritable apprentissage pour beaucoup. Tous les phénomènes hypnotiques vont être considérés comme utiles à cet apprentissage. Avec la catalepsie il ne s'agit pas tant de vérifier l'état d'hypnose, que d'approfondir et stimuler ce fonctionnement. La lévitation pourra prendre la suite, le relais de cette catalepsie. Rappelons que la catalepsie c'est saisir le bras du patient pour le positionner en l'air et obtenir qu'il veuille bien flotter là, rester en place lorsque je vais le lâcher. Dans la lévitation je ne touche pas du tout le bras du patient et c'est juste sous l'effet des suggestions qu'il finit par se soulever et monter tout seul.

La catalepsie s'obtient assez facilement sans avoir besoin d'une hypnose profonde. C'est dans un dialogue non verbal qu'elle se cultive, les mots ne sont quasiment pas utiles. Techniquement je veillerai à ce que la main du sujet soit en pronation et pas en supination[60]. Lorsque j'annonce saisir son bras, je glisse mon pouce sous le poignet, juste à l'articulation. Je donne l'impulsion minimale pour soulever l'avant-bras. Je soulève avec le moins de force possible, afin que dans l'ascension le patient m'aide déjà inconsciemment. C'est tout en subtilité, en messages minimalistes et subliminaux. De même, une fois arrivé à la posture souhaitée, mon pouce, en support, va s'effacer très progressivement, subtilement pour que le tonus du sujet prenne le relais. Si je sens que son bras s'affaisse trop, je remets un peu de pouce, un peu de pression vers le haut. Jusqu'à obtenir que son avant-bras flotte en l'air. Le pouce s'efface dans un mouvement de rotation que Jacques Quélet nommait brossage. Il y a des variantes qui vont utiliser des pressions, des confusions sur le dos de la main du patient, à l'aide de mes quatre autres doigts. Je vous propose de vous rendre sur ma chaîne YouTube pour visualiser plusieurs démonstrations et explications qui seront plus parlantes en vidéos.

Le message est : « je finis par lâcher votre bras, je ne le tiens plus et pourtant il flotte, sans que vous ayez le sentiment de le tenir volontairement. Si ce n'est pas moi, si ce n'est pas vous, alors qui tient votre bras ? C'est votre inconscient, et s'il prend ainsi le relais du fonctionnement de votre bras, il peut faire bien d'autres choses utiles pour vous. »

Outre d'être un entrainement au fonctionnement hypnotique la catalepsie a un autre avantage, c'est la première façon facile d'étonner, d'épater le patient, lorsqu'on n'est pas encore à l'aise avec les inductions rapides ou les transes profondes. Si vous êtes trop dans la relaxation, la câlinothérapie, le risque est que le patient vous dise : « C'est quand qu'on commence la vraie hypnose, par ce que là c'est de la sophrologie... J'ai déjà essayé ça, et ça n'a pas fonctionné sur moi. » Ce genre de réponse entraine chez l'hypnotiseur débutant un certain désespoir. La catalepsie, puis la lévitation ensuite, ou même le Rossi, donnent au patient le sentiment qu'il se passe quelque chose d'étonnant. Il ressent dans son corps le témoignage du fonctionnement autonome de l'inconscient. Et cela lance un cercle vertueux, ça donne confiance au sujet, (et à nous aussi au passage), ça les étonne, ils vont aller plus loin dans le fonctionnement hypnotique.

Le souci de cheminement : le plan de la séance

Arrivé à ce point de l'apprentissage on est à même de dérouler une séance d'hypnose. Dans un nouvel exercice on va proposer une séance structurée pour

---

[60] La pronation paume vers le bas comme pour prendre, saisir un objet, la supination paume vers le haut comme pour mendier supplier...

se mettre les idées en place. C'est le plan de la séance. Je vous le présente et je le commente.

1. Un préliminaire.
a- obtenir la confiance,
b- orienter les attentes,
c- s'adapter aux motivations du sujet

2. Une mise en place.
a- en prévoyant quelques précautions,
b- en envisageant éventuellement une ancre (amnésie structurée),
c- en mettant en place un signaling.

3. Une induction proprement dite.
a- le choix d'une induction
b- dans le fait de donner des consignes,
c- l'induction se termine par une ratification.

4. Une phase de travail.
a- exploration des réponses
b- mise en route des processus inconscients, utilisation des réponses repérées,
c- des suggestions thérapeutiques et des suggestions post-hypnotiques.

5. Une terminaison.
a- les consignes de réinduction éventuelle et d'autohypnose.
b- les suggestions de bien-être et de remise en place de ce qui a été modifié,
c- la consigne de « sortie de l'état » avec ses modalités,

6. Une suite.
a- la reprise de l'ancrage, si l'on souhaite une amnésie structurée,
b- une distraction pour bien séparer le moment hypnotique,
c- une interview polie et courte pour que le sujet n'interfère pas consciemment.

1. Un **préliminaire**. La séance d'hypnose ne commence apparemment qu'avec l'induction. Mais en vérité dès l'accueil du patient j'ai déjà une attitude hypnotique. Il faut avoir présent à l'esprit que ce plan est un guide général, une sorte de check-list. Cette étape du préliminaire peut se faire à un premier rendez-vous entièrement consacré à ça, ou en quelques instants au début de séance hypnotique. De même que chacune des étapes ici peuvent se combiner, se

chevaucher en fonction des besoins. L'idée est que même dans une induction rapide, par rupture de pattern, j'aurais respecté ce guide.

a- obtenir la confiance : Il est important qu'il se sente en confiance à la fois dans mes compétences (pour s'attendre à des résultats) et dans l'hypnose elle-même. Tant qu'il a peur d'aller en hypnose il va freiner des quatre fers. La principale cause de résistance c'est la peur.

b- orienter les attentes ; il s'agit de trouver le juste équilibre entre les attentes magiques par rapport à l'hypnose et cultiver l'autonomie du patient, c'est lui qui va faire le travail, c'est son inconscient qui apporte activement des solutions et des ressources.

c- s'adapter aux motivations du sujet, c'est la détermination d'objectifs qui est une étape fondamentale pour éviter des pertes de temps, et de viser à côté. À titre personnel je me suis très largement inspiré du livre de Marie-Christine Cabié[61] en ce qui concerne les qualités de l'objectif. Ceux qui restent fixés sur une psychanalyse mal comprise risquent de traiter systématiquement la partie invisible de l'iceberg. Répondre à une supposée demande latente (le refoulé) plutôt qu'à une demande manifeste. Autre exemple caricatural : « Vous dites souhaiter arrêter de fumer. Mais probablement la cigarette à une fonction pour vous, c'est une béquille à l'évidence. Vous devez donc d'abord régler tous les problèmes sous-jacents pour pouvoir ensuite arrêter de fumer. »

2. Une **mise en place**. On va se préparer à commencer la séance. Mais avant cela on pensera à positionner ce qui pourra être utile.

a- en prévoyant quelques précautions. Nous avons déjà parlé de tapoter l'épaule du patient pour mettre en place des consignes d'interruption non-verbale. C'est ce que nous pourrions appeler un fusible. De même lui expliquer qu'il peut ressortir de l'hypnose à volonté. Ce point va aussi contribuer à le rassurer à obtenir la confiance. Je peux aussi songer à des aiguillages utiles. Poser un aiguillage c'est dire si telle chose arrivait alors vous réagirez comme cela. Si je crains d'être dérangé par une collègue infirmière qui rentre dans le box à l'hôpital, ou par la sonnerie du téléphone, je dirais « et si ma collègue devait entrer ici vous en profiterez pour entrer encore plus profondément en vous. »

b- en envisageant éventuellement une ancre pour l'amnésie structurée. C'est une façon de faire dans laquelle je vais faire vivre au patient deux moments parfaitement identiques qui vont encadrer la séance. Ça peut être une phrase que je prononce à l'identique en début puis en fin de séance. Par exemple en regardant de façon visible ma montre « voyons-voir, quelle heure est-il ? Oui ça

---

[61] Isebaert Luc, Cabié Marie-Christine, *Pour une thérapie brève, Le libre choix du patient comme éthique en psychothérapie,* Eres, 1997

va nous avons du temps. » Le fait de répéter exactement la même séquence en fin de séance (reprise de l'ancre) va avoir tendance à mettre la séance et son contenu entre parenthèses. Il n'est pas logique de vivre deux fois le même moment, le patient aura tendance à effacer ce qui est entre les parenthèses, la séance proprement dite. Ce processus appelé amnésie structurée, comme toute amnésie, peut être indiqué si je crains que le patient recontacte du matériel traumatique et refoulé utilement par son inconscient. Ou encore si je craignais que son esprit conscient et critique ne vienne démonter toutes mes suggestions thérapeutiques ou dépouiller mes subtiles métaphores. S'il les oublie, il n'ira pas interférer dessus.

c- en mettant en place un signaling, mode de communication non verbal déjà expliqué. Il deviendra avec l'expérience une thérapie en soi, un dialogue direct avec l'inconscient.

3. Une **induction** proprement dite.
a- le choix d'une induction qui pourra être guidé par votre stratégie. Je peux démarrer sur un bon souvenir si j'ai besoin d'un lieu de paix intérieure, d'un lieu sûr (une safe place). Je vais plutôt utiliser le Rossi ou le Swan si je veux être dans le corps. Vous retrouverez ces inductions au chapitre suivant.

b- des consignes qui vont dépendre de l'induction choisie. Vous trouverez quantité d'inductions décrites dans le chapitre en question.

c- l'induction se termine par une ratification. L'idée est que l'induction (qui est un terme aussi utilisé en anesthésie générale) va me permettre d'atteindre l'état de réceptivité et de créativité souhaité : la transe hypnotique. (L'état d'hypnose ou le mode de fonctionnement hypnotique ? Nous le verrons plus loin). Comme en anesthésie encore, une fois que je considère qu'il a atteint l'état souhaité, alors je peux opérer. En hypnose je vais utiliser une déclaration d'hypnose, un langage performatif qui fait exister une nouvelle réalité. Thierry Melchior[62] l'a merveilleusement décrit. « Maintenant que vous avez atteint le niveau d'hypnose satisfaisant, alors… » C'est LA ratification, j'insiste il n'y en a qu'une qui indique la fin de l'induction. C'est ratifier, pour le patient, l'état d'hypnose, ce qui le rassure. La ratification est souvent confondue avec LES rétroactions, qui elles, ont lieu tout au long de la séance pour entretenir, cultiver, entrainer sans cesse les réponses involontaires et donc inconscientes.

4. Une **phase de travail**.
J'ai l'habitude de faire la plaisanterie aux étudiants : « maintenant que vous savez mettre les gens en hypnose… On va passer le reste de la formation à

---

[62] Melchior Thierry, *Créer le réel : Hypnose et Psychothérapie,* Paris, Seuil, 1998

répondre à la question principale, qui est celle qui vous intéresse depuis le début... Maintenant qu'il est en hypnose, qu'est-ce que j'en fais ? » La phase de travail c'est la thérapie proprement dite. Si ici elle ne tient qu'en un sixième du plan de la séance, il est évident que c'est elle qui occupe toute la place. Mais les cinq autres points sont essentiels pour la servir. Vous découvrirez dans le chapitre « applications » la description précise de quelques stratégies thérapeutiques. Ne perdons jamais de vue que l'hypnose est avant tout utilisationnelle, c'est au patient de faire la thérapie, pas à moi. C'est lui qui a les réponses, mon travail, c'est de le faire travailler. Mon principal protocole c'est de ne pas en avoir.

a- exploration des réponses dans les différents domaines hypnotiques qui pourront être utilisés de façon thérapeutique. Je vais voir ce qu'il sait faire et je déciderai ensuite comment l'utiliser. Obtient-il une lévitation, une amnésie, des hallucinations, des distorsions temporelles, des distorsions sensorielles ?

b- utilisation de ces réponses précédemment repérées, mise en route des processus inconscients, en fonction de la thérapie qui s'élabore en temps réel dans le meilleur des cas.

c- des suggestions thérapeutiques et des suggestions post-hypnotiques. On peut revenir aux phrases de routine : « et votre inconscient va continuer à mettre en place des ressources et des solutions dans les nuits qui viennent. Et s'il a quelque chose d'utile à entendre pour vous que je n'ai pas dit, alors votre inconscient est parfaitement capable de vous le faire entendre. »

5. Une terminaison.
a- les consignes de réinduction éventuelle et d'autohypnose. Pendant qu'il est encore dans son hypnose je fais la suggestion de la réinduction. Ça ne coûte rien, et si je suis amené à le revoir ça me fera gagner du temps « et la prochaine fois, il vous suffira de vous asseoir dans mon fauteuil d'hypnose et d'entendre ma voix pour repartir aussitôt dans une hypnose profonde. » Notez que je mets au moins deux conditions pour éviter aux très suggestibles de partir en hypnose accidentellement. Si je dis seulement lorsque vous entendrez ma voix, il pourrait partir en hypnose au téléphone pour une simple prise de rendez-vous. Il y a infiniment peu de risques mais ce n'est pas un risque zéro, donc c'est à prévoir.

b- les suggestions de bien-être et de remise en place de ce qui a été modifié. Je vais veiller à remettre en place tout ce qui doit l'être. Sauf stratégie particulière, je ne le réveille pas avec un bras encore en l'air, par suite d'une lévitation, car il risquerait de rester dissocié. Si j'ai fait une régression en âge ou une progression en âge, je pense bien à le réorienter à aujourd'hui. Le renforcement du moi c'est suggérer qu'il se sentira super bien après la séance.

Cela afin de contrer d'éventuelles séquelles inconfortables, si l'on avait bousculé un peu trop, ou s'il y a des suggestions tacites. Une suggestion tacite c'est une croyance, si par exemple il imagine qu'après l'hypnose on se sent tout vaseux, alors il va se faire une autosuggestion inconsciente et risquer de se sentir vaseux. Même chose s'il a vu des gens être mal après un mauvais trip chez Messmer.

Je veille surtout à ce qu'il soit totalement sorti de l'état, réorienté, afin de ne pas risquer un accident sur la route du retour.

Une anecdote qui illustre et la remise en place, et la nécessité d'un réveil propre. Le collègue déjà évoqué, qui revit son voyage de noce, et qui demande qu'on le laisse seul, tranquille, dans sa chambre d'hôtel avec son épouse a eu une autre mésaventure. Ce voyage supposait de prendre l'avion. Et le groupe a pris du retard dans l'exercice, ce qui fait que l'hypnotiseur va interrompre assez brutalement l'exercice, on n'a plus le temps, alors que le sujet est encore dans l'avion du retour à la toute fin de son rêve hypnotique. Il nous témoigne, deux heures après, qu'il ne se sent pas très bien, parce que clairement, il n'a pas atterri. Cela a nécessité une remise en hypnose, afin de clore proprement son voyage et de le faire atterrir correctement afin qu'il se ré associe totalement.

c- la consigne de « sortie de l'état » avec ses modalités en veillant à ce réveil propre.

6. Une **suite**.
a- la reprise de l'ancre, si l'on souhaite une amnésie structurée. Rappelons-le il s'agit d'encadrer la séance par la répétition d'une phrase ou d'une séquence ostensiblement repérable en début et en fin. Pose de l'ancre et reprise de l'ancre. Cela a pour effet de mettre la séance entre parenthèse afin d'en favoriser l'oubli. La distraction éventuelle qui va suivre vise le même effet.

b- une distraction pour bien séparer le moment hypnotique, qui vise aussi une forme d'amnésie. Le principe est le même que pour le rêve nocturne. Au réveil votre rêve peut être encore présent, mais si votre conjoint(e) vous interpelle aussitôt sur un grave sujet d'actualité, il va vous détourner de votre rêve et vous allez en perdre le fil. Si on ne le raconte pas tout de suite au réveil, on risque de le perdre. Le rêve c'est du matériel inconscient et fragile, en quelque sorte, il s'évapore facilement.

Maintenant là encore tout est question de stratégie, je ne souhaite pas systématiquement cette amnésie. Si je veux lui enseigner à faire de l'autohypnose, ou une méthode de contrôle de la douleur qu'il devra réutiliser, alors là je souhaite bien sûr qu'il mémorise et je ne fais pas d'amnésie ni de distraction.

Si par contre j'ai peur que son conscient aille abimer le travail inconscient, par trop d'analyse ou de croyance limitante, alors là je lui proposerai une amnésie. Même chose si je crains de lever un refoulement qui serait utile et protecteur. Toute vérité n'est pas forcément bonne à dire et à retrouver.

c- une interview polie et courte pour que le sujet n'interfère pas consciemment avec ce qui a été mis en route.

Le souci de non-intrusion : les suggestions ouvertes.

Historiquement on a d'abord connu la suggestion directe, caractéristique de l'hypnose classique. Les suggestions directes se réfèrent directement à l'effet désiré : « vos paupières deviennent lourdes, vos yeux se ferment ! » Elles ressemblent à un ordre et peuvent présenter des inconvénients.

Tout d'abord, elle est inconfortable pour tout le monde, si le patient n'y répond pas, parce que pas assez suggestible par exemple. Le praticien se sent mis en échec, et le patient peut être également déçu dans ses attentes.

Mais même si elle fonctionne, elle peut être maladroite ou mal venue. Jean Godin cite Weitzenhoffer : « elle peut être dangereuse quand elle est efficace, Weitzenhoffer rapporte un cas de bruxisme, dans lequel un thérapeute a suggéré à une malheureuse patiente que sa langue se placerait entre les dents (suggestion post-hypnotique). La patiente s'est réveillée avec la langue sérieusement blessée... »

Elle nous paraît également dangereuse, lorsqu'elle exige des patients, des comportements supposés adaptés, pour lesquels les patients ne sont pas prêts : « Vous n'aurez plus peur de l'eau... » D'autres suggestions moins caricaturales sollicitent des changements pour lesquels les sujets ne sont pas prêts.

La suggestion directe peut provoquer des résistances de la part des sujets.

Cette suggestion directe est à manier avec discernement. Car elle peut venir en conflit avec l'écologie du patient. C'est en ce sens qu'elle est intrusive. Maintenant, il ne faut pas la condamner, car elle peut être extrêmement utile et bénéfique pour agir sur le corps ou la douleur. Elle peut permettre au patient de dépasser un blocage pour lequel il demande notre aide. Parfois même elle permettra l'entrée en hypnose, là ou rien d'autre ne fonctionne. Erickson lui-même, pourtant inventeur des suggestions ouvertes et des suggestions indirectes est resté très directif au moins dans la moitié de ses suggestions.

Il existe trois types de suggestions : les directes, les indirectes et les ouvertes (aussi appelées activatrices).

Une suggestion directe est faite pour avoir des effets précis auxquels on se réfère de façon spécifique et directe.

Une suggestion indirecte est faite pour avoir des effets précis auxquels on ne se réfère pas de façon spécifique et directe...

Une suggestion ouverte ou activatrice n'attend pas d'effet précis. Elle cherche simplement à stimuler, évoquer, proposer des solutions.

Pour être complet, un cas encore un peu à part est celui des suggestions post-hypnotiques qui sont données pendant l'hypnose afin d'être réalisées après. Elles peuvent être directes ou indirectes.

C'est pour pallier les inconvénients, et l'éventuel manque d'efficacité, qu'Erickson a élaboré les suggestions indirectes, que nous verrons en détail au chapitre suivant. Les suggestions ouvertes, vont, elles, éviter l'aspect potentiellement intrusif, non écologique des suggestions directes.

Rappelons qu'une suggestion au sens hypnotique, c'est une séquence de communication verbale ou non verbale, qui est à l'origine chez celui qui la reçoit d'une réponse involontaire.

La suggestion ouverte suggère que quelque chose va se passer, mais se garde de dire quoi. Cette suggestion est une façon de mobiliser, sans plus.

Pour induire l'hypnose, il est possible de dire que l'on attend pour voir ce qui va se passer. Ce qui se produit alors est bien entendu fonction de ce que le patient a dans la tête (d'où l'importance des démystifications). Dire que l'inconscient du sujet travaille pour la résolution de ses problèmes est une autre suggestion ouverte. Dans le même esprit, il est possible d'utiliser la pause, ou arrêt sur un mot, pour faire des suggestions ouvertes en relation avec le mot énoncé.

Avec la suggestion ouverte, c'est en définitive au sujet que revient le choix. Il est moins question de faire entrer quelque chose dans la tête de l'autre, que de chercher à en faire éclore des ressources.

Les subtilités de langage

Les suggestions indirectes

Pour Erickson, toute suggestion qui n'est pas directe, est indirecte. Notamment Erickson inclut dans les suggestions indirectes la suggestion ouverte, et ce que nous appelons la suggestion activatrice. Je pense qu'il faut réserver la dénomination de suggestions indirectes aux suggestions qui visent à la réalisation de quelque chose de défini, même si le sujet ne le reconnaît pas comme tel. Les suggestions indirectes posent le problème de l'intrusion ou de la manipulation psychologique. C'est-à-dire de l'existence d'une procédure, d'une communication structurée pour introduire une idée dans la tête de l'autre, même si la forme en est permissive. Il existe une vingtaine de ces procédures que Jean Godin appelait les subtilités de langage.

Avant de les voir en détail, lançons le débat de la manipulation. Un aspect désagréable est que nombre de ces suggestions indirectes ont été reprises par la PNL. Et que cette PNL est souvent plus enseignée dans les écoles de commerce et de marketing qu'en psychothérapie où elle a pourtant toute sa place. Prenons l'exemple du choix illusoire, désirez-vous payer comptant ou à crédit ? Mais vous payez... Désirez-vous emporter ou faire livrer ? Mais vous achetez... En cela c'est désagréable car la manipulation vise le bénéfice du vendeur, pas forcément le mien, elle porte atteinte à mon libre arbitre.

La manipulation est partout, et contrairement à ce que beaucoup pourraient penser, nous y sommes tous sensibles. Il suffit de se rappeler les expériences édifiantes de Milgram[63] sur la soumission à l'autorité pour expliquer le nazisme.

Je ne peux m'empêcher une petite provocation en évoquant également les bizutages de première année de médecine, du temps où j'étais étudiant. J'ai vu 300 étudiants sur 300 boire la soupe du bizut... Qui outre du bleu de méthylène, contenait potentiellement, d'après les dires des secondes années, de l'urine... Voilà 300 étudiants ayant fait la preuve de leur intelligence rendus moutons par la force du groupe.

La moitié avait d'ailleurs commencé à fumer pour les mêmes raisons... on est prêt à s'abimer pour être accepté par le groupe qu'on veut intégrer...

---

[63] Voir Annexe 4

La manipulation me semble donc être une notion bien complexe et plus obscure encore qu'on ne veut bien le croire. Il faut relire le délicieux livre de Joule et Beauvois[64].

On ne peut éviter la manipulation. Séduire c'est manipuler (soi-disant par amour et pour l'intérêt de l'être aimé). Eduquer c'est manipuler. On ne peut être parent sans avoir manipulé, mais rassurez-vous, vos enfants sont meilleurs manipulateurs que vous. Je songe ici au délicieux titre du livre de Laurent Combalbert : Devenez meilleur négociateur que vos enfants... Manipuler, vient étymologiquement parlant, du mot main. Et finalement le souci n'est pas dans l'outil, mais dans l'intention de la main qui le tient. Le bistouri, dans la main du chirurgien, sauve des vies, mais dans la main de Jack l'éventreur, il en supprime... Le pistolet du policier sert la démocratie et la liberté...

Notre manipulation psychologique redevient ici éthique si elle est au service du patient. Tout comme il demande à l'ostéopathe d'être un bon manipulateur, il nous demande parfois de lui faire un lavage de cerveau. Notre responsabilité est alors d'être les meilleurs manipulateurs possible pour l'aider à changer vite et bien. Et même en poussant plus loin, j'ai vu Messmer résoudre durablement des phobies du vide, ou des rats et serpents en moins de cinq minutes. Si c'est possible en cinq minutes (quand on sait faire), est-il éthique d'y passer cinq ans en psychanalyse ?

Vu ainsi les subtilités de langage redeviennent des clés qui vont parfois permettre de dépasser un blocage chez le patient, et cela dans son seul intérêt. Qui plus est, connaitre le mieux possible les ressorts de l'esprit humain peut potentiellement éviter des maladresses. Si les ancrages sont utilisés dans un sens thérapeutique, il convient de se méfier de ne pas poser un ancrage négatif à notre insu... En quelque sorte éviter les manipulations négatives.

Chacune de nos propositions se veut dans l'intérêt du patient. Parfois les suggestions directes vont pouvoir crisper des résistances ou nous mettre en échec. C'est alors que les suggestions indirectes pourront utilement prendre le relais. Voyons maintenant plus en détail ces suggestions indirectes, les subtilités de langage. Il est difficile de leur donner un ordre d'importance, toutes peuvent être utiles. Je les reprends sensiblement comme nous les avions rédigées avec Jean, que je cite ici :

« La fonction des suggestions indirectes dans la nouvelle hypnose est nuancée. La suggestion indirecte ne sert souvent qu'à entraîner l'esprit du patient dans une certaine direction que, spontanément, il évite et la contrainte s'arrête là.

---

[64] Joule Robert-Vincent, Beauvois Jean-Léon, *Petit traité de manipulation à l'usage des honnêtes gens,* Grenoble, PUG, 1987

Le but de la suggestion indirecte est de mettre en route des processus psychologiques. Souvent, il s'agit de « faire bouger » les associations mentales de celui qui écoute ou de rompre l'attitude habituelle, en bloquant le cadre de référence.

Ce n'est que dans certains cas, exceptionnels, que l'on verra apparaître une contrainte suggestive : une suggestion indirecte, comme la séquence d'acceptation, peut être utilisée pour aider un patient résistant à passer outre des mécanismes d'antagonismes qu'il est incapable de contrôler. C'est une façon de diriger des processus associatifs hors de portée du patient. Autrement dit, quand les problèmes du patient sont fonction de limitations ne lui permettant pas d'accéder à ses ressources, c'est un moyen de poursuivre le travail.

L'utilisation des suggestions indirectes demande donc une bonne pratique clinique et un entraînement à la formulation de la part des thérapeutes. Comme le dit Erickson, « les suggestions indirectes, faites pendant la transe, fonctionnent comme des clés qui sont essayées tour à tour pour activer les processus associatifs à l'intérieur des serrures que sont les cadres de référence des patients ».

La suggestion négative paradoxale

C'est une de mes préférées, que nous rencontrerons plus en détail au chapitre phobie. Elle s'appuie sur un principe souvent débattu, qu'il ne faut pas non plus prendre au pied de la lettre. C'est l'affirmation selon laquelle l'inconscient n'entend pas le négatif. Expliquons à l'aide d'un exemple : « je vais vous demander un peu de concentration. Alors maintenant s'il vous plait, c'est important, surtout mais surtout ne pensez pas à un éléphant blanc. » Pour répondre à ma demande de ne pas y penser, votre cerveau doit d'abord dessiner l'objet pour savoir à quoi ne pas penser... C'est tout le paradoxe.

Si je vous demande de penser à une chose maintenant, peut-être je vais vous braquer, vous allez le recevoir comme un ordre, et vous pouvez être allergique à l'autorité. Paradoxalement le résultat est le même en vous demandant de ne surtout pas le faire, et cela sans créer de résistance puisque, précisément je vous ai demandé de ne pas le faire.

Ne vous demandez pas à qui offrir un exemplaire de ce livre pourrait faire plaisir... N'ayez même pas l'idée de lui faire dédicacer...

Voilà qui m'offre aussi une illustration de comment on peut manipuler maladroitement si on manie mal ces subtilités de langage. En effet si je dis « ne vous laissez pas déranger par les bruits de la rue... », je risque précisément d'attirer l'attention du patient dessus.

La suggestion inversée

L'ennui pour les étudiants c'est que certaines de ces subtilités se ressemblent. On finit par s'y perdre, c'est le contexte et l'entraînement qui permet de s'y retrouver et d'en apprécier l'utilité et la puissance. La suggestion inversée peut être confondue avec la précédente, mais l'intention et la logique en sont différentes. Ici elle sera utile avec les opposants, les provocateurs, les rebelles, ou simplement les enfants à l'âge du non. Puisque je sais qu'il est dans l'opposition je vais lui demander l'inverse de ce que je souhaite. Cela a fonctionné avec mes trois enfants, maintenant je peux leur avouer... A cinq ans, si je veux qu'il mange de la viande, je coupe la mienne en petit morceaux, puis je dis : « Ça c'est l'assiette de papa, et c'est interdit de piquer ma viande, c'est la mienne... » Il ne reste plus qu'à tourner le dos pour entendre glousser et mastiquer ensuite... Au voleur !

A l'adolescence ça marche encore, mais seulement entre eux... Ce sont les fameux défis, les « t'es même pas cap... » Tu n'es même pas capable de cela, alors que je n'attends qu'une chose, que tu le fasses.

Au cours d'une démonstration (Erickson 1969), Erickson s'adressa ainsi à un sujet qui résistait bruyamment : « Ce dernier devait se taire, il ne pouvait continuer à parler, il n'oserait pas se lever, [...] il ne prendrait pas le risque d'être hypnotisé, [...] il n'oserait pas monter sur l'estrade, il avait peur de serrer la main amicale de l'opérateur, il n'oserait pas rester silencieux, etc. » Il ne fut pas difficile à Erickson d'induire une hypnose chez ce sujet, en donnant satisfaction à ses besoins profonds de rébellion.

La séquence d'acceptation

Plus connu, curieusement chez nous, sous l'appellation Yes-Set. Il s'agit ici de faire dire oui plusieurs fois au sujet afin qu'il soit pris dans l'élan du oui. Les opérations de démarchages téléphoniques procèdent ainsi, ils commencent par poser des questions auxquelles on ne peut répondre que oui.

« Bonjour, je suis bien chez M. Perrot ? Vous êtes bien M. Perrot ? Vous habitez Fontainebleau ? Nous sommes une société mandatée par EDF pour vous proposer un audit gratuit afin de faire des économies d'énergie. Accepteriez-vous un rendez-vous pour faire des économies ? » (Il s'agit en fait ici de vendre des panneaux solaires...)

La sophrologie peut faire de même « Vous pouvez sentir le dossier de la chaise dans votre dos, vous pouvez sentir l'assise de la chaise sous vous, vous pouvez sentir le sol sous vos pieds, et vous pouvez sentir votre corps qui se détend... » La dernière proposition, moins évidente, est censée être favorisée par les affirmations précédentes.

La séquence de négation

Il peut alors sembler surprenant d'utiliser l'inverse, la séquence de négation. Et pourtant elle se révèle utile dans au moins deux situations.

Premièrement, la séquence de négation peut servir le besoin de s'opposer de certains, qui seront ensuite plus enclins à collaborer. Leur permettre de dire non plusieurs fois, sert à la décharge de la résistance.

Deuxièmement, il existe des cas de figure où la réponse souhaitée est le non. Comme dans l'amnésie, si je veux que la réponse obtenue soit « non je ne me rappelle pas... (le contenu de la séance) » je poserais plusieurs questions qui appellent cette réponse. Vous rappelez-vous ce que vous avez mangé à midi mercredi dernier ? vous rappelez-vous comment vous étiez habillé le jeudi d'avant ? Vous rappelez-vous le prénom de votre institutrice de CM1 ? finalement une sorte de séquence d'acceptation inversée où je cultive la réponse non si c'est celle qui est attendue ou utile.

Le choix illusoire

Parfois confondu avec le double lien (double bind) alors qu'Erickson appelle lien ce choix illusoire. Il s'agit ici de proposer des choix subsidiaires sur une issue imposée, qui donnent néanmoins une impression de liberté. Voulez-vous payer comptant ou à crédit ? (Mais vous payez), veux-tu prendre ta douche avant ou après manger ? avant ou après ton frère ? (Mais tu prends ta douche...) Voulez-vous une transe légère ? profonde ? moyenne ? (Mais vous aller en transe) Pensez-vous offrir un ou deux exemplaires de ce livre que vous tenez en main ?

Selon Jean Godin, le double lien serait un choix illusoire adressé à l'inconscient (dont la réponse est forcément produite par l'inconscient). Par exemple pour une lévitation : laquelle de vos deux mains va s'élever la première ?

La suggestion par absence de citation

Je peux paradoxalement mettre un élément en valeur en les citant tous sauf lui. Cela rejoint l'expérience de la résistance expérimentale. Il s'agit par exemple de dire à un enfant :

« J'ai quatre billes dans ma main fermée, tu en choisiras une quand j'ouvrirai la main, et moi, les yeux fermés, je vais deviner laquelle, car il y a la bleue, la rouge, la verte. » L'idée est que l'enfant va croire me filouter en choisissant celle que j'ai apparemment oublié...

Dans une perspective thérapeutique pour un cas d'énurésie : « je ne sais pas quel jour de la semaine de tes huit ans tu vas avoir ton premier lit sec... Peut-être lundi, mardi, mercredi ou alors vendredi ou le week-end, samedi ou dimanche... » Résiste, prouve que tu existes, il se peut statistiquement que l'enfant choisisse le jeudi pour ce premier lit sec.

Suggestion composée

D'une manière générale, il est fortement conseillé de remplacer les points de ponctuation habituels entre deux phrases, par une conjonction comme et, pendant que, alors que, dans la mesure où... En quelque sorte les suggestions se renforcent l'une l'autre lorsqu'elles sont composées, tricotées entre elles. « Et pendant que vos yeux se ferment, alors votre respiration se calme et également votre tension artérielle s'adapte, et... »

Et, de même, je vous propose de tester ce qui se passe dans la vie courante lorsque vous remplacez le « oui mais... » par le « oui et... » L'idée est lorsque je dis oui mais mon interlocuteur sait que je pense non, il est déjà sur la défensive, lorsque je dis oui et, il pense que je vais argumenter dans son sens et écoute.

Il est courant en hypnose d'utiliser ces formes d'association. On attache à un fait en cours de réalisation, ou inévitable, une suggestion que l'on désire voir se réaliser. Par exemple : « A chaque marche de l'escalier (imaginaire) que vous descendez, votre état s'approfondit... », ou encore : « Pendant que votre bras descend, il devient de plus en plus raide... »

Dans la mesure où les phénomènes suggérés se renvoient les uns aux autres, on peut parler de boucle associative : « Plus ceci arrive, et plus cela surviendra, et plus cela arrivera, plus ceci... etc. »

L'association et la boucle associative, par les effets cumulatifs qu'elles mettent en jeu, sont à l'origine de ces phénomènes hors du commun que l'on observe en hypnose, suppose Jean Godin.

L'implication

Encore une forme puissante de suggestion indirecte. « Lorsque vous rentrerez en hypnose, vous constaterez que... » implique que le sujet va entrer en hypnose. « Il se peut même que récupérer complètement vous demande un certain temps » implique que le patient guérira totalement.

Encore un exemple de comment les formes de suggestions peuvent se confondre les unes les autres. En effet, si je dis « lequel de vous deux va être le premier sujet volontaire pour cette démonstration ? » C'est un choix illusoire, mais si l'un répond « lui d'abord ! » ça implique que ce sera son tour ensuite.

Mais finalement peu importe, qu'on puisse les confondre, l'essentiel est de les connaitre afin de pouvoir les utiliser, les combiner, comme les clés d'un trousseau passe-partout.

L'implication peut se teinter d'humour : « N'entrez surtout pas en hypnose trop vite... surtout pas avant d'être installé dans ce fauteuil » ou bien : « De toute évidence, vous n'allez pas entrer en hypnose... maintenant ! » (Mais quand le « maintenant » sera passé...)

Le questionnement

Encore plus riche et puissant sera l'utilisation du questionnement. Il peut constituer toute l'induction et même la séance complète. Voici un exemple repris chez Erickson :

« Combien de temps cela vous prendra-t-il pour entrer en transe ? Comment saurez-vous que vous commencez à expérimenter la transe ? Que voudriez-vous expérimenter maintenant dans cette transe pendant qu'elle continue à s'approfondir ? »

Si je veux structurer l'induction par questionnement alors Erickson suggère d'opérer un glissement dans le type des questions posées : dans un premier temps, elles sont adressées au sujet conscient et volontaire ; elles vont progressivement se référer à des comportements que l'on n'obtient pas avec la volonté, de sorte que, pour y répondre, le sujet fonctionnera de façon hypnotique.

Godin rajoute : le questionnement permet d'introduire des suggestions ouvertes : « Que va-t-il se passer ? Comment votre inconscient va-t-il traiter pour vous ce problème ? Va-t-il se passer ceci ? ou encore ceci ? ou cela ? »

Il peut activer des chaînes d'associations psychologiques « Etes-vous satisfait de ce sentiment de confort ? » On peut supposer que le sujet interrogé réactivera des souvenirs anciens.

Suggestion par apposition des contraires

Il est possible d'utiliser le caractère bipolaire de la pensée et du langage, dans une perspective de suggestion : le blanc évoque le noir, le haut évoque le bas, et ainsi de suite. Construire les phrases en utilisant cette juxtaposition d'opposés va renforcer l'idée. Exemple classique dans une lévitation : « et pendant que votre main monte, vos paupières descendent... » « et plus vous entrez en hypnose et plus vous vous sortez de vos problèmes... »

Cette subtilité de langage et la suivante sont précisément assez subtiles...

Suggestion intercontextuelle

Je vous en présente deux versions.

La plus connue est le saupoudrage. On peut la comprendre facilement à l'écrit. Imaginez un texte dans lequel certains mots seront en gras. Ces mots en gras vont pouvoir constituer un message subliminal. A l'oral on obtiendra le même effet en jouant sur l'intonation. En prononçant différemment les mots en question afin de les mettre en exergue. Dans la littérature, c'est l'exemple connu sous le nom du vieux Jo. Jo était fleuriste et atteint d'un cancer terminal avec des douleurs invalidantes. Il ne voulait surtout pas entendre parler d'un psychiatre et encore moins d'hypnose. Erickson lui dit « maintenant que je suis là je serais intéressé alors à discuter jardinage avec vous... Et il lui a parlé d'un plant de tomates, parsemant son discours de termes signifiant le bien-être et le contrôle, ceux-là prononcés différemment afin de les mettre en valeur. L'inconscient de Jo a pris dans cette histoire, dénuée de sens, ce qui lui convenait et, comme Erickson l'avait prévu, a réalisé tout seul un état d'hypnose utile pour lui dans le contexte de sa maladie.

Seconde version clarifiée par Jacques Quélet, mon second Maître qui m'a fait l'honneur de sa confiance pour le livre que nous avons co-écrit. Jacques nous apprit à jouer lorsque c'est possible sur l'intonation afin de transformer un indicatif en impératif. Exemple dans une catalepsie : « Voilà je prends votre bras, et je vais simplement soulever votre bras. » SOULEVEZ est alors prononcé comme un ordre (gentil). Un autre exemple donné par Jacques « La meilleure façon pour commencer à vous relaxer, c'est de... » Là encore le commencer deviendra COMMENCEZ...

Le truisme

Le truisme c'est l'énoncé d'une évidence, comme l'eau ça mouille. Je vais pouvoir suggérer en énonçant ces évidences qui vont agir comme une évocation ainsi renforcée. « Lorsque nous sommes fatigués les paupières clignent puis se ferment et les yeux redeviennent ainsi confortables quand ils se ferment... » (La répétition incorrecte grammaticalement est fortement conseillée en hypnose.) « Et nous savons que tout le monde peut rêver, et que c'est votre inconscient qui produit des rêves. »

Jean proposait aussi la notion de truisme audacieux. Il commençait alors souvent sa phrase par « Tout le monde sait que... » « Une main peut devenir légère » par exemple pour introduire une catalepsie ou une lévitation.

Suggestion non verbale

Nous avons déjà vu la suggestion intercontextuelle qui est une forme de suggestion non verbale puisqu'elle joue sur la forme. Si je veux suggérer la pesanteur, comme en sophrologie pour une relaxation, lorsque je dirais « une pesanteur agréable diffuse dans votre bras droit, votre bras droit est agréablement LOURD et détendu. C'est tout votre corps qui s'enfonce dans le fauteuil. » je ferai deux choses pour que la forme renforce l'idée. Premièrement je dirigerai la tête vers le bas en prononçant le mot lourd afin d'aller dans le sens de cette pesanteur, de ce corps qui s'enfonce et pèse. Et deuxièmement je renforcerai la pesanteur en prononçant le mot lourd avec une voix plus grave. A l'inverse une voix plus aigüe sera utilisée pour la légèreté.

La catalepsie peut s'obtenir de façon totalement non verbale. Voir ma vidéo sur YouTube à ce sujet.

Et encore songeons aux neurones miroirs qui vont être une forme de suggestion non-verbale très puissante. Je serai détendu pour le détendre, et globalement je ressentirai en moi tout ce que je lui suggère. A commencer par ressentir moi-même une légère autohypnose pour l'entraîner à entrer en transe. Dr Denys Coester utilise fortement tout le non verbal pour ses calibrages de type « rejoindre puis conduire ».

L'anticipation et la généralisation

Comme dans le truisme audacieux, je serai ici un peu gonflé. Je vais décrire comme déjà apparents des phénomènes que je cultive. Par exemple, pour une lévitation, je pourrais affirmer fallacieusement que je vois déjà la main monter... Si je reste bienveillant et le fais dans son intérêt, toutes ces duperies restent éthiques. On peut aussi citer ici la généralisation. C'est un facilitateur de l'hypnose. Toujours pour une lévitation, si je vois un doigt commencer à se soulever légèrement, je vais renforcer et généraliser cette légèreté à toute la main, puis tout le bras. J'anticipe et je généralise. Je suggère.

Suggestion liée au temps

Par exemple, en utilisant une formule comme « vous allez ressentir cette détente qui s'installe au fur et à mesure des minutes (ou au fur et à mesure des respirations, ce qui revient au même). » Faire une suggestion en disant que l'effet s'en fera sentir plus tard, sans préciser quand, est plus qu'une habileté sémantique, le démenti n'est plus possible... Erickson explique : « La suggestion ainsi relativisée ne peut plus être incongruente pour le sujet, et elle devient, par le fait même, une proposition dont le sujet fera ce qu'il voudra, quand il pourra. »

Dans la mise en place d'un signaling, par exemple, il est sous-entendu que ce phénomène viendra quand il voudra ou quand le sujet sera prêt.

La directive impliquée

Pour notre culture générale signalons encore cette façon de faire. Le procédé a d'abord été décrit par Cheek et Le Cron (1968), puis par Erickson et Rossi ; il comprend en fait trois temps :

Une introduction liée au temps : « Aussitôt que... »
Une suggestion que quelque chose se passe à l'intérieur du patient : « votre inconscient aura fait tel travail... »
Une demande de réponse par un comportement involontaire, « votre doigt se soulèvera. »

Le signaling est une forme de directive impliquée.

Autre exemple emprunté à Jean : « Quand votre inconscient sera prêt, il vous fera faire une très grande respiration et... »

La suggestion tacite

Pour être complet considérons la suggestion tacite. Jean disait « l'hypnose c'est la réalisation des idées que nous avons en tête. » Si par exemple le sujet s'attend à ce que l'hypnose donne une amnésie, alors il va par lui-même fabriquer cette amnésie. Encore plus facilement si je la cultive, mais je n'en ai même pas le besoin réel. Les hypnotiseurs classiques ont l'habitude de jouer sur des suggestions, à peine formulées. Dans la mesure où le contexte est suffisant, une suggestion n'a pas besoin d'être formulée. Les suggestions tacites sont donc extrêmement fréquentes et certaines risquent de passer inaperçues.

Analogie

Une dernière qui me permettra de faire le lien avec la catégorie suivante, les suggestions ouvertes. Toutes les suggestions indirectes se réfèrent à un but clairement identifié par l'opérateur sans le citer comme un ordre. Avec les suggestions ouvertes le résultat attendu est large. C'est l'écart entre l'analogie et la métaphore. L'analogie est une comparaison dont on voit le lien logique, alors qu'il est censé rester invisible dans la métaphore.

Pour rassurer le patient on va souvent utiliser des analogies pour décrire la transe commune ou transe quotidienne. « C'est le même état que celui ressenti lors de la conduite automobile sur autoroute, c'est comme d'être absorbé par un bon livre, un bon film. »

L'analogie facilite un travail psychologique.

Les suggestions ouvertes

Les suggestions ouvertes suggèrent que quelque chose va se passer, mais ne disent pas quoi précisément, contrairement aux suggestions indirectes (qui se réfèrent indirectement à un résultat clairement identifié). La métaphore en fait clairement partie et elles sont aussi parfois appelées suggestions activatrices. Également la suggestion qui indique que l'inconscient va fournir d'autres solutions dans les nuits à venir.

La métaphore

Je cite encore Jean, je ne saurais mieux dire. « Au cours de la nouvelle hypnose il est usuel d'utiliser des métaphores pour faire des suggestions à un niveau inconscient. Ces suggestions activatrices vont apporter des matériaux à l'inconscient du sujet, et de façon d'autant plus efficace que la métaphore (contrairement à l'analogie) ne sera pas reconnue comme telle. La suggestion métaphorique peut se cacher dans un mot ou dans ses résonances. Elle peut se lover dans le creux d'une phrase. Elle peut enfin être la conclusion non dite d'une histoire, ou d'un conte.

Les suggestions métaphoriques peuvent proposer une solution à un type de problème, évoquer un dénouement heureux, ou être plus précises. C'est ainsi que des métaphores plus ou moins habiles font partie de toutes nos hypnoses thérapeutiques. Ces histoires souvent poétiques sont appréciées des patients, alors même qu'évidemment ils ne comprennent pas la démarche en cours. »

C'était ma toute première rencontre avec l'hypnose en mai 1992. Jean avait fait venir à Paris Joyce Mills, auteur du livre[65] pas encore traduit à l'époque. Dans ce livre Joyce propose un chouette chapitre sur la construction des métaphores. Le livre d'Evelyne Josse sur le sujet[66] est probablement celui qui le premier a fait sa popularité en hypnose.

Cela amène le débat maintes fois revenu sur l'utilisation des protocoles. L'hypnose est infiniment plus riche et plus puissante qu'une simple relaxation sur laquelle on plaque une métaphore ou un protocole PNL.

La pause

Faire des pauses dans un discours n'est pas anodin. Commencer une phrase et ne pas la terminer tout de suite peut être un excellent moyen de faire une suggestion ouverte, ou de susciter un autre sens.

Dans le premier cas, la phrase reste ouverte en suspens, et le sujet (l'inconscient du sujet, dirait Erickson) va rechercher tous les sens possibles. Dans l'exemple de Jacques : « Ce souvenir va vous permettre de bénéficier.......... de bonnes associations d'idées. », la fin de la phrase ne compte pas. Le mot bénéficier sans complément ne peut que mettre en route un train d'associations positives dans le cadre d'un mécanisme de recherche ainsi activé. Les évocations produites en relation avec le mot « bénéficier » seront bien le fait du sujet et de lui seul.

Mais la pause peut également être un moyen d'évoquer un second sens par la modification de l'équilibre de la proposition, ou d'inclure un message dans un message. Dans un exemple, Erickson dit : « Quand vous rêvez la nuit... », et il fait une pause pour laisser aux implications (sexuelles) du mot nuit le temps de

---

[65] Mills Joyce, Crowley Richard, *Métaphores thérapeutiques pour enfants,* Paris, Desclée de Brouwer, 1995, Préface de Jean Godin, (*Therapeutic metaphors for children and the child within,* New York, 1986)
[66] Josse Evelyne, *Le pouvoir des histoires thérapeutiques,* Paris, Desclée de Brouwer, 2007

se développer... Souvent Erickson s'arrêtait trois ou quatre minutes après un mot pour laisser le temps à un travail intérieur de s'effectuer.

En formation, l'harmonie de rythme sur la respiration, (le fait pour l'opérateur de parler sur l'expire du sujet), est souvent difficile sur une séance complète. Je conseille plus simplement de veiller à faire des pauses dans le discours et de reprendre la parole précisément sur l'expire du sujet. Ce qui est une étape intermédiaire dans l'apprentissage. Et tant qu'à faire des pauses autant s'entrainer aussi à les faire après des mots positifs activateurs. Comme bénéficier, profiter, apprécier, ...

Travailler avec la résistance

Arrivé à ce stade de la formation (septième jour pour nous) on sait hypnotiser facilement quatre-vingts pour cent des patients. Ceux avec qui ça marche moins bien représentent les résistants. A ce moment de la formation on s'intéresse à eux, afin d'arriver à hypnotiser quasiment tout le monde. Certains disent que 100 % des patients sont hypnotisables. Je connais des échecs, mais c'est clairement moins de 5%.

La résistance fait partie du travail

Pour faire avancer une voiture ou pour bouger un meuble, je vais devoir utiliser une force motrice, de l'énergie, l'essence ou mes muscles. Tout travail, tout déplacement ou changement suppose une résistance. Résistance qui impose une dépense afin de la dépasser. A nous d'utiliser le moins possible de notre énergie pour accompagner le patient vers son but. La résistance au changement est normale et même attendue dans notre cabinet, si c'était facile pour lui, il ne serait pas venu dépenser son temps et son argent.

Elle est normale et parfois valorisée. La résistance est un synonyme de force. Résiste, prouve que tu existes. Après la guerre il était mieux vu d'être résistant que collaborateur. Et on apprenait à nos filles qu'une femme bien élevée ne doit pas céder trop rapidement aux avances de son prétendant. A nous d'accepter la résistance et, au lieu de la redouter, d'apprendre à jouer avec. La résistance fait partie du travail. Et j'irais même jusqu'à penser que peut être, elle est souhaitable un minimum.

La peur, première cause de résistance.

Le plan de la séance commence par obtenir la confiance. En effet la peur est la première cause de résistance, ou plutôt, les peurs. Ça peut être **la peur de tomber sous le contrôle** total d'un autre humain, pas forcément respectueux.

Cette peur vient, bien sûr, du spectacle, et les gens peuvent craindre notre supposé pouvoir. Pêle-mêle, ces peurs issues de l'imaginaire collectif seront avoir **peur du ridicule** (faire la poule), avoir **peur de l'abus sexuel** (viol sous hypnose), avoir **peur de l'escroquerie** (qu'il subtilise mon code de carte bleue). Celles-ci je les rassurerais en expliquant que ce n'est pas l'hypnose de spectacle, c'est autre chose, ce n'est pas comme à la télévision. Et ici vous garder votre libre-arbitre, vous restez conscient, vous continuez d'entendre les sons environnants. Il faut trouver le juste équilibre car si je démystifie trop l'hypnose, si je l'adoucis trop, elle risque aussi de devenir une simple relaxation qui perd de son pouvoir. L'hypnose c'est la réalisation des idées que j'ai en tête, aussi veillez à ne pas trop diminuer les attentes. Je propose « Il n'y a pas besoin d'être inconscient pour faire travailler positivement cet inconscient. Vous serez ici et ailleurs en même temps, c'est une dissociation. »

Il est aussi des peurs auxquelles on ne songe pas forcément. Un de mes patients montre à l'évidence une résistance à partir en hypnose. Jusqu'à ce qu'il finisse par me dire : « Ok, c'est bon, vous avez gagné, oui c'est vrai, j'ai une maitresse... » Il était persuadé que l'hypnose pouvait agir comme un détecteur de mensonges, et qu'il allait en hypnose raconter tous ses secrets. Probablement ici, influencé encore par la télévision et les séries comme le mentaliste, où on hypnotise les gens pour les faire avouer ou témoigner de ce qu'ils auraient vu ou fait. Idée présente dans les téléfilms mais aussi pour de vrai, pendant longtemps aux Etats Unis dans les cours de justice, jusqu'à ce que la problématique avérée des faux souvenirs produise, à l'inverse, une marche arrière toute dans l'utilisation de l'hypnose judiciaire. **La peur de révéler nos secrets** est aussi apparu chez un patient qui avait joué au docteur enfant, avec tous ses cousins cousines, et, en gardait depuis, la crainte d'éventuelles pulsions sexuelles inadaptées. Il était allé jusqu'à ausculter les organes sexuels de ces cousins, cousines, certes du même âge... Mais...

Une autre patiente encore craignait de se mettre à parler en hypnose et de raconter son secret de famille. Le père était alcoolique et lui a fait vivre une enfance à la Cosette. Elle avait honte de sa famille et jamais aucune camarade de classe n'avait pu venir chez elle, les réactions paternelles étant trop imprévisibles et hors normes. Dans ma pratique, je fais très peu parler les patients, cela suffit en général à les rassurer. En tous cas, il est important de diminuer les peurs pour permettre au patient d'abaisser les résistances. On peut aussi leur confirmer que oui bien sûr en hypnose, comme ailleurs, on ne dit que ce que l'on veut bien dire, et même qu'il est possible de mentir sous hypnose. Ce qui avait beaucoup déçu une dame qui avait pris rendez-vous pour son mari afin de lui faire avouer toute ses tromperies...

Il est ensuite important d'expliquer au patient que l'hypnose fonctionnera d'autant mieux, et lui sera d'autant plus profitable qu'il adoptera la bonne attitude. Et cette bonne attitude c'est de jouer le jeu, de participer. Bien sûr, s'il veut résister il en a le pouvoir. Il peut d'ailleurs prendre quelques minutes s'il veut pour se prouver qu'il ne part que s'il s'en donne l'autorisation. Prescrire quelques minutes de résistance peut être une excellente façon de la diminuer, comme dans la prescription du symptôme. C'est l'expérience qui est d'ailleurs proposée aux stagiaires dans un de nos exercices.

Pour appuyer ce point avec mes provocations habituelles, je dirais que l'hypnose c'est comme l'orgasme[67]. Ce n'est pas moi qui la donne, mais le patient qui se l'autorise ou non. Toute hétérohypnose (hypnose à deux) est avant tout une autohypnose.

Et si ça résiste encore, il me faudra estimer la situation. Si j'ai affaire à un émotionnel, alors je vais ronronner sur un même thème, sans tester plusieurs stratégies. Au contraire lui laisser le temps de s'habituer à la situation, car chaque nouvelle stratégie redéclenche une alerte interne et relance la production d'hormones du stress, cortisol et adrénaline. En lui laissant le temps de s'accoutumer à ma présence, à mon discours, il peut alors consommer ces hormones et se laisser aller à l'expérience hypnotique petit à petit. Si je n'ai pas affaire à un émotif, alors probablement, je vais alterner des stratégies jusqu'à trouver la bonne clé, comme un passe-partout. Globalement néanmoins, le temps est mon allié et la résistance a de toute façon tendance à se décharger. Soyez patient, c'est comme pour trouver le sommeil, le temps est votre allié.

Paradoxalement, encore une des meilleures façons de décharger la résistance, serait de faire des hypnoses fractionnées. Faites trois séances de dix minutes plutôt qu'un seule grande de trente minutes. A chaque fois que le patient ressort de l'hypnose, c'est comme de remonter un ressort, il y retournera d'autant plus vite. Peut-être qu'il se rassure à chaque fois sur sa capacité à en sortir indemne et qu'il y retourne d'autant plus volontiers qu'il en a aussi goûté le confort ou l'intensité.

La notion de décharge de la résistance est une notion importante. Si elle se décharge avec le temps, elle peut aussi se décharger sur une personne. Utile à l'hôpital et compliqué à utiliser dans la solitude du libéral... Erickson pouvait faire exprès d'attirer toutes les résistances sur lui, puis ensuite de confier le patient à un simple stagiaire. Cela peut faire penser à la stratégie du gentil policier et du méchant. Plus le méchant l'a été, plus je me confierai volontiers au gentil. Paradoxalement Erickson va aussi décharger la résistance sur un

---

[67] En sexothérapie je dis : « L'homme croit qu'il donne un orgasme à sa partenaire, alors qu'en vérité, c'est la femme qui se l'autorise ou non... »

fauteuil. Il se plante pendant vingt minutes, puis finit par dire : « Bon ça ne marche pas avec ce fauteuil, changeons pour celui-ci. » Ce n'est finalement pas si illogique. Vous faites une insomnie, vous allez vous allonger sur le canapé pourtant moins confortable, et vous vous endormez... En changeant d'endroit on change d'attitude ou même, on laisse l'attitude là où elle était.

Erickson utilise aussi cette notion lorsqu'il demande au patient phobique de l'avion de ressentir tout l'intensité, toute l'horreur de ses pires paniques, puis, finalement, de les abandonner dans ce fauteuil en se levant précipitamment. C'est le fauteuil des peurs, désormais, dans lequel il faudra veiller à ne plus s'asseoir... Le fauteuil auquel je vais transférer les douleurs fonctionne aussi. A l'époque où je travaillais à l'hôpital de Nemours, d'abord avec le regretté Dr Patrice Baud[68], puis ensuite avec Dr Marc Sorel. J'ai utilisé positivement cette stratégie. La patiente était en fauteuil roulant par suite d'une rupture partielle de la moelle épinière. Rupture provoquée par une décharge de mitraillette durant la guerre d'Algérie. Donc, quand elle consulte, elle a un passif de quarante années de douleur. Elle décrit des douleurs en décharge au niveau du périnée. Mot décharge que plusieurs psys lui ont fait associer sans succès avec la décharge de mitraillette. Elle décrit en fait des décharges de douleur, comme des décharges électriques. Nous avons donc appris avec succès à envoyer les décharges dans le fauteuil, plus précisément dans les reposes pied métalliques de son fauteuil. Tellement émue d'avoir enfin trouvé un soulagement à ses douleurs, après quarante ans de souffrance, elle en a fait un chouette témoignage publié par la revue de la fondation Erickson à Phoenix.

On peut donc décharger la résistance, on peut la déplacer, on peut la contourner. Porter la lutte sur un terrain qui n'a pas d'importance. Comme par exemple lorsque j'hypnotise l'enfant, mais que les messages sont adressés au parent qui surveille... ou au mari qui va s'endormir plus vite que sa femme inquiète qui avait demandé sa présence...

La séquence de négation, la suggestion inversée et tant d'autres subtilités de langage peuvent être utilement convoquées ici. Je demande l'inverse de ce que je souhaite, je peux utiliser le paradoxe et demander au résistant de résister et la séquence de négation l'amènera à décharger, consumer, ce besoin de s'opposer.

---

[68] Chef de service du l'UTD, Unité de Traitement de la Douleur, qui fut assassiné à la sortie de son cabinet privé en 2002, meurtre qui reste non élucidé à ce jour.

Résister, c'est hypnotique

En formation, il y a un exercice où on demande au sujet de résister volontairement pendant dix minutes, puis après de se laisser partir en hypnose. 20 % des stagiaires n'arrivent déjà pas à résister pendant ces 10 minutes. C'est trop compliqué pour eux. La moitié apprécie d'autant plus de se laisser partir en hypnose que résister leur a demandé des efforts. Et 10 % ont la surprise de partir plus fort et plus profondément que jamais. On est en plein paradoxe, comme souvent en hypnose, prescrire la résistance a permis à 80 % des stagiaires de partir finalement plus facilement et plus fort que d'habitude. Ça rejoint probablement la suggestion inversée et la prescription du symptôme.

Résister, c'est finalement très hypnotique. Je demande aux stagiaires quelles stratégies ils ont utilisé pour résister. Or chacune de ces stratégies est hypnotique. Par exemple :

- Je me suis dissocié et je chantais des chansons dans ma tête, pour ne pas l'écouter.
- Je refusais de fermer les yeux, et je fixais un point.
- Je bougeais sans cesse une jambe.
- Je me concentrais fort sur autre chose.
- J'ai fait mon sale gosse, je disais non à tout.

Chacune de ces résistances peut être utilisé comme une induction, car pour résister il faut s'absorber fortement dans autre chose. Et l'absorption, c'est une façon d'entrer en hypnose.

La régression en âge

Je viens de vous faire parcourir les sept premiers jours de notre formation. A ce point, nous voici donc capables, en théorie, d'hypnotiser à peu près tout le monde. Aussi il devient pertinent d'aborder les dimensions thérapeutiques. Je fais régulièrement la plaisanterie. « Il est temps de répondre à la question que vous vous posez depuis le début : maintenant qu'il est en hypnose, j'en fais quoi ? »

Un premier abord, un premier outil, sera la régression en âge. Notons au passage que nous la pratiquons déjà depuis le début, puisque tout bon souvenir, est par définition une régression en âge. Chaque évocation du passé en est une. De même que chaque projet est une progression en âge. Cette régression en âge va servir de différentes façons. Ça peut être dans l'évocation des apprentissages précoces, ceux que nous faisons enfant, comme la lecture, l'écriture, le vélo et la nage. Chacun de ses apprentissages a présenté des difficultés certaines, que nous avons probablement dépassé. Le message est : « Tout cela a pu vous effrayer ou vous sembler d'une difficulté insurmontable. Vous le revivez maintenant enfant, et en même temps l'adulte que vous êtes aussi, regarde tout cela avec tendresse. Car cet adulte sait à quel point vous avez dépassé tout cela, et comment ça vous semble facile aujourd'hui. C'est un joli message. Il en est de même de cet apprentissage de l'hypnose, qui vous semblera si facile lorsque ce sera devenu comme une seconde langue. »

Dans le même ordre d'idée, on peut utiliser l'autoreparentage. Il s'agit de revisiter des scènes de notre enfance, et d'y réinjecter notre force d'adulte. Par exemple lors de telle épreuve triste pour l'enfant, à laquelle les adultes de l'époque n'ont pas amené la réponse adaptée, je vais pouvoir moi adulte, prendre dans les bras l'enfant que j'étais. Le rassurer, lui expliquer la situation, lui apporter les réponses adaptées qui lui ont fait défaut. Il y a tant de cas de figure où cette stratégie peut être utile. L'adulte d'aujourd'hui apporte à l'enfant d'hier, son expérience, sa sagesse, sa force, sa tendresse. Paradoxalement je me répare moi-même dans mon passé. Une jeune femme qui manque de confiance en elle, parce qu'elle a le sentiment de ne jamais faire assez bien, ira dire à l'adolescente qu'elle était que 16 c'est une super note. Et qu'elle peut être fière de ce 16 et d'elle-même, cela alors que son père exigeant la rabaisse et la critique chaque fois qu'elle n'a pas au moins 19/20. L'enfer est pavé de bonnes intentions. Les intentions parentales représentent une bonne partie des pavés.

Une autre vient dire à son enfant intérieur, martyrisée pendant des années, que ça y est, c'est fini. Elle peut retrouver la paix.

Même si nous allons aborder les limites de la mémoire, ce peut être l'occasion de retrouver des souvenirs utiles en psychothérapie. Je suis très peu pour une recherche des causes, mais ça reste parfois pertinent. Comme dit Evelyne Josse, si les racines sont atteintes, on ne peut se contenter de traiter les feuilles. La régression va même pouvoir servir à proposer des scénarios réparateurs. Pour en présenter un léger et spontané, une stagiaire psychiatre (bac plus onze donc), s'est vu lors de cet exercice aller retrouver l'institutrice qui l'humiliait et la terrorisait petite fille, pour lui dire ses quatre vérités. Combien d'entre nous, à la réussite évidente, s'étaient vu promettre un avenir bien sombre par des enseignants maladroits ?

Les faux souvenirs

J'ai déjà évoqué la question des faux souvenirs. Avec la régression en âge, il est important de les rappeler. Jean-Roch Laurence qui enseignait à Concordia disait « l'hypnose transforme la croyance en certitude ». Le Professeur Jean Lassner, à la Salpêtrière montrait, du temps de Jean Godin dont il était ami, comme il était facile d'implanter un faux souvenir. Il s'amusait, pendant l'hypnose d'un patient, à lui raconter une intrusion nocturne et bruyante à l'hôpital. Anecdote purement fictive dont le patient témoignait ensuite avec force conviction à tous ceux qui l'interrogeaient sur son sommeil. Rappelons puisque nous le citons le brillant parcours du Professeur Lassner qui fut l'organisateur du congrès de 1965 en présence d'Erickson.

La mémoire n'est pas fiable en dehors de l'hypnose, elle ne l'est pas plus dans l'hypnose. Régulièrement dans une discussion, vous affirmez que l'oncle Robert était présent à cette fête de noël. Votre partenaire affirme avec autant de conviction, que non ! C'était pour l'anniversaire et pas à noël... Forcément, l'un des deux, ou... les deux ont tort...

Récemment lors d'un stage sur les phobies, une participante raconte sa plus grosse peur par rapport aux araignées. Elle se rappelle très bien en avoir vu une énorme sur la façade de la maison. Enorme et rouge. Elle a hurlé et c'est sa mère qui a dû l'écraser avec une grosse chaussure, tellement elle était énorme. Une énorme araignée rouge ? Ça m'intrigue, et je cherche sur internet de quelle espèce il peut bien s'agir... Et je n'en trouve aucune. Je lui demande si elle est sûre d'elle ? Oui ! Elle vérifiera auprès de sa mère, et finalement l'énorme araignée était classiquement noire. Même son souvenir traumatique de base avait été transformé... La mémoire n'est pas fiable, avec ou sans hypnose.

Aussi nous gèrerons avec une extrême prudence toutes les demandes de recherche d'un souvenir précis qui donnerait du sens au vécu d'un patient. L'exemple archi classique est :

« Mon mari trouve que je manque singulièrement de libido. Il me suggère que ce n'est pas normal d'avoir si peu de désir pour lui. Il pense que j'ai un blocage et que peut être ça vient de mon passé. Il dit : « peut-être que j'aurais été abusée dans mon enfance ? » Je finis par avoir des doutes moi-même et par me poser des questions. J'aimerais faire de l'hypnose pour savoir si j'ai pu subir un traumatisme sexuel dans mon enfance... » La difficulté supplémentaire ici est que le patient peut ensuite être tenté de demander réparation en justice. Mais sur quelle base réelle ?

La question a été posée à la Cour de Cassation en novembre 2013 par Cécile T. (nom choisi par cette journaliste, qui se pense victime) et ses avocats dont Me Gilles-Jean Portejoie[69]. En 2009 au cours d'une séance d'hypnose, Cécile aurait retrouvé le souvenir d'un viol, 32 ans avant, quand elle avait 5 ans et donc situé en 1977. La littérature scientifique documente maintenant un peu

---

[69] Le Monde, édition du 6 novembre 2013

mieux ces impasses de la mémoire. « Plusieurs études ont montré de façon convaincante qu'une proportion importante de femmes victimes d'abus dans leur enfance présentaient une amnésie », a rédigé Daniel Zagury, expert psychiatre près la cour d'appel de Paris, dans son rapport remis à l'avocat de Cécile. Il ne peut pas se prononcer sur la réalité des faits mais confirme en revanche que « l'amnésie alléguée » par la jeune femme « est tout à fait compatible avec les connaissances actuelles de l'évolution à l'âge adulte des abus sexuels subis depuis l'enfance ». Cécile demandait que la prescription coure à partir du moment où on se remémore les faits, et non pas à partir des faits eux-mêmes ou de la majorité d'une victime mineure.

On a d'abord aucune certitude de retrouver un souvenir, ni aucune certitude, le cas échéant, sur la vérité de ce souvenir. Il est important d'en prévenir le patient. La mémoire est vivante et individuelle, elle se modifie, se reconstruit en permanence. En l'occurrence la cour a refusé de donner droit à cette demande.

Pour moi qui ne crois pas aux vies antérieures, toute régression dans une vie d'avant est un faux souvenir. Ça ne veut pas dire pour autant que je ne peux rien en faire. Un de mes patients a retrouvé en hypnose ce qu'il pense être l'origine de ses lombalgies. Il aurait été tué dans une vie antérieure en prenant un coup de baïonnette à la place de l'empereur Napoléon sur un champ de bataille. Depuis qu'il sait cela, il vit beaucoup mieux ses douleurs qui sont devenues une médaille, une cicatrice honorifique... L'essentiel ici n'est pas que ce soit vrai, l'essentiel est que ce soit utile.

Pour conclure sur l'utilisation de l'hypnose en justice, citons l'enquête menée par Catherine Fournier, journaliste de FranceTV Info. Elle y cite le truculent Alban De Jong que nous avions rencontré lors d'un de nos congrès de l'Institut Milton Erickson de Paris auquel il avait justement proposé une communication sur ses talents. Catherine Fournier réalise cette enquête en 2018 lorsque la maman infanticide de la petite Fiona demande à utiliser l'hypnose pour retrouver la sépulture de sa fille.

L'hypnose peut-elle permettre de résoudre l'un des mystères judiciaires de ces dernières années ? Cécile Bourgeon, condamnée en février à vingt ans de prison pour « coups mortels aggravés » à l'encontre de la petite Fiona, souhaite avoir recours à cette technique pour retrouver le corps de sa fille, indiquent ses avocats au Parisien, samedi 5 mai. La dépouille de l'enfant de 5 ans n'a jamais été retrouvée, sa mère et son compagnon, Berkane Makhlouf, affirmant ne pas se souvenir de l'endroit où ils l'ont enterrée.

Ce ne serait pas la première fois que la justice aurait recours à cette pratique, qui n'est pourtant pas reconnue dans le droit français. Franceinfo liste les précédents et la jurisprudence en la matière.

- Pour aider un gendarme à retrouver un numéro de plaque d'immatriculation, les faits remontent à 1998. Les gendarmes de la section de recherches de Rennes enquêtent sur un braquage au cours duquel une femme a été prise en otage et un gendarme grièvement blessé. Un de ses collègues a vu les voleurs s'enfuir dans une Audi 80. Pour l'aider à se souvenir de la plaque d'immatriculation du véhicule, le juge d'instruction fait alors appel à Alban de Jong, un ancien officier de gendarmerie reconverti comme hypnologue-sophrologue (cet homme a depuis été condamné en 2006 à trois ans de prison ferme, dont deux ans avec sursis, pour des agressions sexuelles sur quatre jeunes femmes).

Comme l'indique alors Libération, Alban de Jong réalise depuis 1995, « à la demande d'une vingtaine de juges d'instruction », « entre trois et cinq expertises chaque année ». Il ne figure pourtant pas sur la liste officielle des experts judiciaires, l'hypnose n'étant pas une spécialité reconnue par la justice.

Toujours est-il que la séance d'hypnose, pratiquée sous le contrôle du juge et de deux officiers de police judiciaire, permet au gendarme de se rappeler d'une partie du numéro d'immatriculation. Les braqueurs sont arrêtés et condamnés, précise Libération.

Mais cette audition particulière est annulée par la chambre criminelle de la Cour de cassation. Dans un arrêt du 12 décembre 2000, celle-ci estime que « l'hypnose n'est pas un procédé interdit mais représente actuellement une technique encore expérimentale à laquelle les chercheurs s'intéressent » et que si le juge d'instruction peut « procéder ou faire procéder à tous actes d'information utiles à la manifestation de la vérité », « encore faut-il qu'il se conforme aux dispositions légales relatives au mode d'administration des preuves ».

- Pour entendre le mari d'une femme tuée et découpée en avril 1999. Le tronc d'une femme âgée de 32 ans est découvert dans un état de décomposition avancée dans un bois par un chasseur. Comme le raconte Le Parisien, cette femme avait disparu du domicile familial de Laudun près de Bagnols-sur-Cèze (Gard) le 16 février, après avoir effectué son jogging quotidien. Ce jour-là, son mari, le légionnaire Laurent Fournier, était en formation à Paris. Malgré cet alibi et alors que l'enquête piétine depuis six mois, le militaire accepte d'être entendu sous hypnose en simple qualité de témoin pour tenter de recueillir des éléments supplémentaires.

Là encore, c'est Alban de Jong, désigné sur commission rogatoire du juge d'instruction nîmois chargé de l'enquête, qui va l'entendre pendant six heures. « La séance a fait remonter toute une problématique personnelle », explique dans Le Parisien son avocat, Philippe Expert. Laurent Fournier parle de sa femme et du meurtre, donnant des détails troublants. Quelques semaines plus tard, en décembre 2000, il est placé en garde à vue.

Interrogé notamment par un profileur de la gendarmerie, il passe aux aveux, affirmant « avoir étranglé son épouse parce qu'elle refusait d'avorter », écrit Libération. « Il s'est mis à parler à la troisième personne » et était dans un « état de transe », dénonce son avocat. Le légionnaire réitère ses aveux devant le juge d'instruction avant de se rétracter peu après. Il passe un an en détention avant d'être libéré, la cour d'appel de la chambre d'instruction de Lyon annulant l'ensemble de la procédure. Elle se basait sur un arrêt de la Cour de cassation de 2001, qui a estimé que les conditions de ses auditions violaient « les dispositions légales relatives au mode d'administration des preuves » et compromettaient « l'exercice des droits de la défense ».

Malgré tout, « le non-lieu n'est tombé qu'un 2017 », s'insurge son avocat, soulignant avoir « lancé une procédure d'indemnisation ».

- Pour retrouver le meurtrier de Marie-Hélène Gonzalez dans l'affaire des disparues de Perpignan.

Le 26 juin 1998, un corps sans tête ni mains, en état de décomposition avancé, est signalé sur un terrain vague en bordure d'autoroute, au milieu de détritus, près de Perpignan (Pyrénées-Orientales). La victime est identifiée : il s'agit de Marie-Hélène Gonzalez, une jeune femme de 22 ans qui avait disparu dix jours plus tôt. Elle est la troisième victime du dossier dit des « disparues de la gare de Perpignan », après Tatiana Andujar, dont le corps n'a jamais été retrouvé, et Mokhtaria Chaïb, dont le cadavre supplicié a été découvert le 21 décembre 1997.

Commence alors une enquête tentaculaire qui a conduit à l'arrestation, dix-sept ans plus tard, de Jacques Rançon, condamné fin mars 2018 à une peine de prison à perpétuité, assortie d'une période de sûreté de vingt-deux ans, pour les viols et les meurtres de Mokhtaria Chaïb et Marie-Hélène Gonzalez ainsi qu'une tentative de meurtre et tentative de viol sur deux autres femmes.

Comme l'a raconté à la barre l'ancien directeur d'enquête Gilles Soulié, les policiers ont « employé tout ce qui était possible à l'époque » pour identifier le tueur en série. « On a même écouté des témoins sous hypnose », a-t-il précisé. De fait, le juge d'instruction a entendu deux personnes par le biais de cette technique dans l'enquête sur le meurtre de Marie-Hélène Gonzalez. D'abord un homme, qui déclarait avoir croisé une jeune femme brune correspondant à la description de la victime dans le quartier de la gare de Perpignan le 16 juin 1998. Il s'est souvenu l'avoir vue monter dans une voiture de couleur claire. Mais les investigations ont démontré que cet évènement s'était déroulé dix jours plus tôt, le 6 juin 1998.

Puis une femme, qui racontait avoir vu une jeune fille pouvant également correspondre à Marie-Hélène Gonzalez être prise en stop un soir du mois de juin par un homme circulant à bord d'une Volkswagen Golf blanche. Pas moins de 105 voitures de ce modèle ont été répertoriées dans le département et tous les propriétaires contactés. En vain.

Des techniques de régression en âge.

Mais finalement comment aider le patient à mieux retrouver ce passé ? Je peux tout simplement lui demander comment il imagine **une machine à remonter le temps**. S'installe-t-il à l'intérieur ? Dans un fauteuil ? Il y a des cadrans ? Des manettes ? Comment règle-t-il la période cible ? Est-ce comme un casque de réalité virtuelle ? Et si ce doit être la DeLorean ce sera la DeLorean (ce qui est déjà une régression en âge pour plusieurs d'entre nous.) Et bien sûr j'utilise ce qu'il me décrit comme un support pour cette régression.

Ce peut être la technique des ponts somatiques ou émotionnels (viaduc serait plus parlant). Il s'agit de faire des bonds successifs dans le temps. En prenant pour fil conducteur une émotion (affect-bridge) ou une douleur par exemple (somatic bridge). Vous êtes en colère pour cet évènement récent, et vous avez déjà connu des colères plus anciennes. Retrouvez une précédente et quand elle est là, faites le moi savoir. Et avant, une encore plus ancienne ? Et encore avant ? jusqu'à revenir à une colère fondatrice. Même chose avec le mal de dos. Vous avez déjà connu des crises. Remontons avec ces douleurs comme fil conducteur jusqu'à en retrouver l'origine. C'est John Goodrich Watkins qui a popularisé cette façon de faire dans son ouvrage de 1971.

Sur le principe des ponts affectifs ou somatiques, on peut prendre une date mémorable et redondante. Noël par exemple, ou votre anniversaire, ou le nouvel an ou les vacances d'été. Pour un patient que je connais, j'ai des points de repères utilisables. Prenons un patient, Olivier Perrot, né en 1970, père de trois enfants...

« Nous voici déjà en octobre 2020. C'est bientôt noël, mais tu ne peux pas encore savoir ce que tu vas faire pour ce noël à venir. En revanche tu peux te rappeler certainement le dernier en 2019. Peut-être ça demande un effort de mémoire, et un encore plus grand pour le noël d'avant, en 2018. Et je ne sais pas de combien de noël des années 2010 tu peux te rappeler, mais probablement ceux des débuts 2010 sont marqués par les premiers noël de Léo ton fils né en 2011. Et en 2013, il passe plus de temps à s'amuser à déchirer les cartons et les papiers cadeaux, qu'à jouer avec leur précieux contenus. Et cela te rappelle les noëls 5ans avant, quand Angélina, sa grande sœur née en 2005, faisait de même à escalader les cartons et portait encore des couches. Et les noëls d'Angie te rappellent ceux de ta première fille Chloé, qui elle aussi escalade et déchire les paquets pour ses deux ans, mais nous sommes alors en 1997. Et quand tu as 27 ans tu peux te rappeler tes propres noëls d'adolescent. Quand c'est toi qui es chargé d'occuper les petits cousins qui croient encore au père Noël. Et tu te remémores avec nostalgie 1977 quand tu crois toi-même peut-être encore au père Noël. Et tu es maintenant en 1974 et tu reçois le plus beau cadeau de Noël qui existe, ce garage pour tes petites voitures qui est aussi grand que toi... Nous sommes en 1974, tu as 4 ans petit Olivier... »

On peut utiliser tous les procédés qui, au cinéma, suggèrent un retour dans le temps. Voir les pages du calendrier tourner à l'envers, ou les pages de l'éphéméride se recoller au mur au lieu de s'arracher une à une. Visualiser en noir et blanc. On peut parcourir l'autoroute ou la rivière de ses souvenirs. Des scènes et des personnages du passé apparaissent alors sur le bord de la route ou de la rivière. Sur le même principe, on peut parcourir la maison aux souvenirs où chaque porte ouvre sur une part du passé.

Jean Godin conseillait de s'entrainer à faire de la confusion dans le temps avant de proposer une date cible précise. La confusion est aussi utile dans la douleur et vous retrouverez des exemples pour confusionner droite gauche. Quand je ne sais plus où j'ai mal, je n'ai plus mal. Quand je ne sais plus où sont mes bras et mes jambes, j'ai moins mal... Sur la temporalité, comme sur la latéralité la confusion est facile.

« Vous savez comme il est facile de se tromper de date. Au début d'année, il est fréquent lorsqu'on marque la date, d'écrire encore la date de l'année qui vient de s'achever. De même que dès qu'on est trop longtemps en vacances, on finit par ne plus savoir quel jour de la semaine nous sommes. Cela d'autant plus que si nous sommes dimanche, alors c'est logiquement le jour d'avant lundi. Enfin avant lundi de la semaine suivante qui sera demain la semaine en cours et ce dimanche d'avant lundi sera alors le dimanche d'après le lundi devenu demain celui de la semaine dernière déjà. Mais seulement demain car aujourd'hui ce dimanche d'avant lundi vient bien 6 jours après le lundi de la semaine en cours qui devient demain lundi le lundi dernier qui suivit lui juste le dimanche de ce qui va être il y a deux semaines en arrière la semaine prochaine... et donc comme c'est en fait mardi, je dis, non pas jeudi, mais je dis c'est mardi... »

Et après toute cette confusion proposer une date claire nette et précise sur laquelle il appréciera de retrouver ses repères dans ce passé familier.

Les inductions

L'induction c'est l'action d'induire l'hypnose, d'amener autrui en transe (ou soi-même dans le cadre de l'autohypnose). Induction vient du latin inducere : conduire dedans, amener à. Encore faut-il réussir à s'entendre sur ce qu'est réellement l'état d'hypnose. On parle souvent d'état modifié de conscience. Mais modifié comment et jusqu'à quel point ? [70] L'hypnose est sujet-dépendant plus qu'hypnotiseur-dépendant. C'est-à-dire que chacun va la vivre en fonction de ce qu'il est. Certains de façon très superficielle, d'autres de façon très intense. Un même hypnotiseur utilisant une induction unique aura autant de résultats différents que de patients... Ça dépend de la réceptivité de chacun, plus que de la technique ou du savoir-faire de l'opérateur. On parle souvent de profondeur de transe, mais il s'agit là d'un héritage de la notion de sommeil. Le sommeil est lui, plus ou moins profond. L'hypnose en comparaison peut, elle aussi, sembler plus ou moins profonde, plus ou moins intense ou complète. On est en quelque sorte plus ou moins dissocié, ici et ailleurs en même temps. On considère qu'en transe le sujet perd contact avec la réalité extérieure, ou en tout cas, s'en désintéresse. Il reste cependant profondément en lien avec son opérateur.

Les transes

On peut considérer qu'il existe trois types de transes, qui correspondraient à trois niveaux croissants.

La transe de tous les jours

C'est la simple absorption, la déconnexion, la rêverie. C'est ce que l'on ressent lorsqu'on conduit des heures sur l'autoroute, lorsqu'on plonge dans ses pensées en faisant un footing ou en repassant. Quelque part les extrêmes se rejoignent. Car c'est aussi bien l'état éprouvé lorsqu'on s'ennuie en cours avec un professeur soporifique, et que l'on part dans ses rêveries, que l'état éprouvé lorsqu'on est à l'inverse embarqué par un conférencier passionnant. C'est encore l'expérience d'être absorbé dans un film ou un livre passionnant, ou par une tâche minutieuse, comme le chirurgien qui doit être concentré sur son art. À l'image de M. Jourdain qui faisait de la prose sans le savoir, nous avons tous vécu quotidiennement des états proches d'une légère hypnose naturelle sans le savoir. C'est à la fois être dans la lune, ou être concentré, absorbé par une activité.

---

[70] Et qu'est ce qui est modifié dans cette trop rapide définition ? La conscience ou son état ? Qu'est-ce que la conscience ? Qu'est-ce que son état ordinaire ?

La transe amplifiée ou ericksonienne

Elle correspondrait à l'amplification de cette simple rêverie. On choisit de cultiver cet état parmi d'autres, car il va nous permettre d'utiliser les ressources inconscientes. Cette transe peut se rapprocher de la méditation. Dans cet état je ne perds pas conscience, je continue à entendre les bruits et je me souviens à peu près de ce qui se passe. Et en même temps ce n'est pas tout à fait comme d'habitude. Et j'arrive donc à connecter et à utiliser mes ressources inconscientes. C'est un apprentissage, un entraînement. Plus je pratique, plus je pars vite et fort.

La transe somnambulique

Celle qui est recherchée par l'hypnotiseur de spectacle. C'est là que je risque de faire la poule... Seuls les plus suggestibles peuvent y accéder. La dissociation est ici plus fortement poussée, l'amnésie spontanée ou provoquée plus présente. Je considère que c'est environ 10 à 20 % de la population. Ceux que Messmer va sélectionner par excellence. Et encore chez lui, sur une salle de 1000 personnes, 20 vont monter sur scène, soit les 2 % les plus réceptifs.

La dépotentialisation du conscient

Puisqu'il s'agit de passer d'un état à l'autre, cela suppose un basculement. On parle alors de dépotentialisation du conscient, d'une mise entre parenthèses du fonctionnement ordinaire. Jean Godin préférait parler de différents modes de fonctionnement psychologique, plutôt que d'état, à l'image d'un ordinateur qui bascule en mode veille ou actif. Dépotentialiser le conscient permet alors de faire émerger un autre fonctionnement plus inconscient. C'est principalement un apprentissage, comme en méditation. Plus j'en fais, plus c'est facile, rapide et complet. Et nous avons donc tous plus ou moins des facilités pour y aller. Là encore les extrêmes se rejoignent puisque ce basculement peut s'opérer par des contraires. C'est-à-dire soit par fixation de l'attention, une forme de concentration, soit à l'inverse par ennui, dans une forme de saturation ou de décrochage. Mais également par la surprise comme dans les inductions par chute ou par rupture de pattern. Une fois qu'on a compris le principe on peut inventer des inductions à volonté. Cette dépotentialisation du conscient permet de faire émerger l'inconscient et peut s'obtenir par la relaxation, la surprise, la confusion, la saturation, l'ennui, la concentration, la répétition, la méditation, Elman appelait cela la mise entre parenthèses du facteur critique. Le fait est que nous pourrions avoir l'image des deux plateaux d'une balance. Chaque fois que j'arrive à mettre entre parenthèses l'esprit critique, cela permet de mieux faire émerger les capacités de lâcher prise. Quand un plateau conscient descend, l'autre peut monter émerger.

Les inductions les plus courantes

Gardons à l'esprit que s'il existe des inductions standardisées, plus elles seront adaptées au sujet, plus elles conviendront. Avec les gens hypersuggestibles, je peux me contenter de leur demander de fixer mes yeux, puis d'annoncer la lourdeur des paupières chez eux, puis d'ordonner dormez, je le veux. En moins d'une minute ils seront partis. Mais si j'utilise cette même induction chez quelqu'un qui n'est pas suggestible, je vais droit à l'échec et je me décrédibilise pour la suite. Comme toujours en hypnose, il est donc important de s'adapter au sujet, d'être en harmonie. L'hypnose ericksonienne est avant tout utilisationnelle. Rappelons également que si les inductions peuvent utiliser la relaxation, elles peuvent aussi être brutales, subites et rapides, comme dans la chute et la surprise. De même si la plupart des transes sont agréables à vivre et relaxantes, elles sont parfois très agitées, épuisantes, comme lorsque le patient revivra un traumatisme. À l'image du rêve qui peut être agréable, bucolique, érotique ou cauchemardesque. C'est pourquoi il ne faut pas se contenter de la câlinothérapie[71] qui ne sera pas toujours suffisante et adaptée. Si un patient part dans des abréactions violentes, je dois pouvoir l'y rejoindre et les suggestions de relaxation seront totalement inadéquates.

Parcourons les inductions les plus courantes. Si la plupart sont simplement expliquées, j'ai fait le choix de décrire précisément certaines. Pour cela je publie les scripts in extenso, les empruntant parfois à des collègues cités. Cela pour vous permettre de les utiliser plus facilement. Comme pour l'historique, je regrettais de ne pas trouver, dans aucun livre, une liste et une description des différentes inductions. Alors je l'ai fait.

L'induction spontanée, les transes spontanées

Il est parfois possible d'utiliser un état de transe quotidienne qui s'installe spontanément. Il faut alors le cultiver, l'encourager, sans tirer trop fort sur le fil pour ne pas ressortir le sujet de sa rêverie, de son absorption. Cela rejoint l'idée globale de rejoindre et conduire.

Elles sont parfois déclenchées par l'ennui, mais aussi par des expériences hyperaiguës comme le traumatisme, la surprise, l'état de confusion ou encore la douleur. Par exemple subir un accident de voiture, un viol, une agression violente, une scène surprenante, fort dégoûtante... Cela rejoint les états hypnoïdes de Freud. Citons également, c'est important pour les soignants, l'annonce du diagnostic, qui peut plonger le patient dans un choc propice à une transe spontanée. Si ces états peuvent apparaître spontanément, l'action de les

---

[71] Une simple relaxation sur laquelle je vais plaquer une métaphore ou un protocole type PNL.

cultiver, de les déclencher, va permettre de les utiliser en mobilisant les capacités supplémentaires de l'inconscient. Pour cela, nous allons chercher à enseigner au patient comment cultiver ses réponses automatiques, donc inconscientes. L'idée en hypnose ericksonienne est que petit à petit le sujet va participer, répondre à des propositions, plutôt qu'obéir.

Induction par évocation

Je vais me contenter d'évoquer des situations de transes. Je raconte ce que l'on peut ressentir en voiture, dans une salle d'attente. Puis je décris ce que ressentent la plupart des gens qui vont en hypnose.

L'induction par ennui, par saturation

La nature a horreur du vide. Lorsque mes pensées deviennent répétitives, ennuyeuses, cette monotonie crée une sorte de vide de stimulation. Mon esprit va alors avoir tendance à remplir le vide comme dans l'expérience du caisson d'isolation sensorielle. Mon esprit va alors s'échapper dans ses rêves, c'est-à-dire un monde plus intéressant, mieux rempli.

Les inductions par fixation de l'attention

Elles peuvent se faire sur de nombreux supports et par différents sens. Fixer l'attention sur sa respiration, sur un point brillant, sur un son répétitif, sur un fil de pensée (comme dans l'accompagnement dans le bon souvenir). Une fois l'attention fixée on va ensuite focaliser la conscience sur un champ de conscience de plus en plus restreint et intériorisé. Cela au profit de l'émergence de réponses inconscientes et non pas conscientes. Je rétrécis le conscient pour élargir l'inconscient.

Une induction sur la respiration

Celle que j'utilise le plus souvent, c'est devenu une routine. Retrouvez-la par exemple dans la séquence sur le tabac où elle trouve tout son intérêt. Je la remets ici.

Installez-vous le plus confortablement possible.
Laissez vos yeux se fermer... Bien...
Le simple fait de fermer les yeux permet déjà de s'intérioriser.

Puis portez votre intérêt sur votre respiration, il vous suffit d'imaginer que vous cherchez à apprécier une odeur.

Imaginez par exemple un bouquet de magnifiques fleurs sous votre nez.

Inspirez, sentez, appréciez l'odeur des fleurs. Respirez.

Dès qu'on joue le jeu, dès lors qu'on cherche à apprécier une odeur, alors automatiquement on a une respiration plus profonde plus complète.

Prenez juste le temps d'apprécier, de savourer votre respiration.

Puis portez votre attention sur les mouvements de votre respiration, sur les mouvements de votre corps.

Comment votre corps se gonfle et se dégonfle à chaque respiration. Ça monte et ça descend.

J'aime comparer le mouvement de la respiration avec le mouvement des vagues, ça monte et ça descend de la même manière.

Alors prenez quelques instants pour juste vous laissez bercer par vos vagues de respiration, pour vous laisser bercer par ma voix.

Au début l'hypnose est comme une détente, une relaxation, puis ça s'approfondit.

Et on peut aller plus loin dans la comparaison entre les vagues et la respiration.

Imaginez maintenant la circulation de l'air dans votre corps, dans vos poumons. Observez comment il fait des va-et-vient, des allers-retours, là encore comparables aux va-et-vient des vagues sur le sable. Laissez-vous bercer par vos vagues de respiration, laissez-vous bercer par ma voix.

Voilà très bien.

Et dans sa tête on peut voyager. Alors transportez-vous sur une plage de sable fin.

Observez les éléments du paysage en faisant face à l'océan.

Observez les mouvements des vagues à l'horizon. Vous pouvez les voir monter et descendre. Vous pouvez voir l'écume des vagues, observez les rouleaux blancs et voir également les reflets de la luminosité à la surface des vagues. Ça forme des facettes lumineuses qui dansent au gré des vagues.

À vos pieds les vagues dessinent des arabesques, des volutes, des courbes.

Vous pouvez voir cela et vous pouvez entendre le son des vagues.
Il peut y avoir la caresse du vent et du soleil sur la peau ou la sensation du sable sous les pieds.

Vous pouvez aussi remarquer la différence de couleur et d'aspect entre le sable humide et le sable sec. Et clairement la ligne de démarcation, jusque-là où les vagues arrivent.

Retrouvez ces mille détails qui font l'ambiance et l'atmosphère particulière de ce bord de mer.

Et souvent cette ambiance nous incite à la rêverie. À la détente.

Puis je vais vous proposer de faire une balade sur cette bande de sable humide où les vagues vont et viennent.

Vous pouvez facilement voir l'empreinte de vos pas se dessiner sur le sable. Puis comment la vague suivante vient les recouvrir et les effacer.

Induction par séquence d'acceptation

Il s'agit ici d'énoncer des truismes, des évidences, puis de les lier avec des réponses hypnotiques. Vous sentez ça et vous sentez ça et plus vous sentez ça et plus votre corps se relaxe. Chaque proposition est également reliée à la suivante, de façon que notre discours semble un tout, un flux harmonieux et permanent.

Induction par confusion

La confusion présente de nombreux intérêts. Elle peut servir à gérer la douleur, elle peut servir de subtilité de langage pour faire accepter une idée, elle peut servir dans la régression en âge. Elle peut constituer une induction dans la mesure où elle va aider à court-circuiter l'esprit critique. Ça demande un dosage adapté, pour que le patient n'ait pas non plus le sentiment que je me moque de lui. Dans la douleur par exemple il peut être utile de confusionner par rapport à la latéralité. Afin que le patient finisse par ne plus savoir où il a mal. Et ainsi diminuer le ressenti désagréable en question. Cette confusion va constituer l'induction et le travail thérapeutique en même temps.

« Voyez-vous c'est étrange tout de même. Considérez ma main droite. Vous pouvez constater que mon pouce droit, celui de cette main droite est sur le côté gauche de cette main droite. Tout du moins quand mes mains sont posées paumes sur les cuisses. Ainsi donc mon pouce droit qui est sur la gauche de ma main droite est donc en même temps à droite de mon pouce gauche qui est sur la droite de ma main gauche. Le pouce droit qui est sur la gauche est à droite du pouce gauche qui est sur la droite de la main gauche... Et pour vous assis à mes côtés votre pouce droit qui est sur la gauche, est à gauche de mon pouce gauche qui est sur votre droite du pouce droit qui est lui à gauche... »

Vous pouvez tout relire, tout ceci est parfaitement juste, parfaitement droit, frappé au coin du bon sens. Mais s'agit-il du coin gauche qui est à la gauche du coin supérieur droit ou...

Et tout ce discours crée une fatigue mentale, et vous aller aimer que vos paupières se ferment, maintenant et vous libèrent de cette fatigue...

Au bout d'un moment l'attention décroche et offre une brèche favorisant l'entrée en transe.

Induction par récapitulation : fixation du pouce

Durant toute ma formation chez Jean Godin, celui qui m'impressionnait le plus était le docteur Jacques Quélet. J'ai eu l'honneur d'être coauteur du livre qu'il a écrit sur l'hypnose[72]. Médecin chef de l'école polytechnique à Palaiseau, sophrologue réputé, médecin militaire, médecin de brousse comme Jean Godin, il cumulait les talents. À l'époque il était le précurseur pour les interventions de dentisterie ou de petite chirurgie en hypnose. À ce titre il enseignait, là encore comme précurseur les inductions rapides.

J'aime à montrer encore aujourd'hui aux stagiaires quelques-unes de ses vidéos. Parmi celle-ci, ma préférée est justement une induction par récapitulation. En récapitulant la séance, je la revis, ce qui est une façon de faire également en autohypnose. Il s'agit ici d'un jeune polytechnicien qui voudrait bénéficier de l'hypnose pour de la dentisterie. Mais il est persuadé de ne pas pouvoir être hypnotisé. En effet, quatre mois avant, il a participé par hasard à une hypnose de spectacle. Bon sujet, il s'est retrouvé sur scène, et l'hypnotiseur lui a dit que désormais plus personne d'autre que lui-même ne pourrait l'hypnotiser. Ce jeune homme est censé être devenu insensible à toute autre hypnose que celle du grand maître, lui-même...

Confronté à cette difficulté, Jacques le reçoit néanmoins dans son cabinet. Je retranscris le dialogue de la vidéo.

---

[72] Hypnose, Techniques et applications thérapeutiques, édition Ellébores, Paris, 1995 Dr Jacques Quélet et Olivier Perrot. (Préfacé par Jean Godin, honneur supplémentaire, j'avais 25 ans...)

S (ujet) il y a quatre mois de cela j'ai été hypnotisé, par un hypnotiseur, qui m'avait garanti que la prochaine fois que je me ferai hypnotiser par une autre personne ça ne marcherait pas...

J (acques) que ça ne marcherait pas... Oui... Alors il est évident que... Je ne sais pas... Si... J'arriverai... À faire quelque chose... Puisqu'il vous a dit que non. Et... Je ne sais pas... Si, vous pourrez... Entrer en hypnose, maintenant... Et comment est-ce que cela s'était passé ? Qu'est-ce qu'il avait pris comme méthode ?

S. Il avait pris une méthode certainement spéciale, je tendais mon bras, comme cela.

(Le sujet tend son bras en même temps qu'il explique, le poing fermé, le pouce tendu, le bras levé avec le poing au niveau du visage. Dans cette induction, le bras finit par fatiguer et descendre, en même temps que les paupières, et quand le poing finit par se poser sur les jambes, on est parti en hypnose. Technique utile pour les résistants).

Je fixais mon ongle, qui était marqué d'un point rouge, et... Un petit moment je fixais mon bras en l'air... Toujours ce point rouge en l'air, fixé, fixé, fixé...

J. Oui, oui, (Jacques accuse régulièrement réception, ce qui fait aussi office de rétroaction)

S. Et il m'induisait, une sensation de lourdeur au niveau de ce bras.

J. De lourdeur... Oui. Et vous sentiez votre bras qui devenait très, très, lourd ?

S. Lourd, oui lourd, mais au départ je luttais...

J. Oui vous résistiez...

S. Oui je luttais parce que je n'y croyais pas, j'étais assez sceptique sur l'hypnose... Et de plus en plus tout en fixant cet ongle, mon bras devenait lourd...

J. Et l'autre main ? Vous la sentiez lourde ou très lourde ? (Distraction, choix illusoire)

S. Bah j'étais tellement concentré sur l'ongle... Que l'autre main... Ma foi...

J. Oui, vous ne la sentiez pas... Et... Le pied droit ? Devenait très lourd ? Vous ne vous en souvenez pas ?

S. Non plus... J'ai surtout le souvenir de lourdeur au niveau du bras droit. (Il continue tout ce temps-là à fixer du regard son pouce, bras tendu devant lui...)

J. Oui... Et les autres sensations ? Les paupières devenaient également lourdes ?

S. Oui.

J. Oui... Très très bien... Alors, je ne sais pas... Si vous pourrez... ENTREZ en hypnose, maintenant...
Et vous sentiez votre corps confortable ? Parfaitement confortable ?

S. Très bien installé, très détendu.

J. C'est très bien, très, très bien. Parfait. Vous avez un petit peu avalé la salive, des petits changements qui se produisent, c'est très très bien... Continuez comme ça. Et votre main vous la sentez de plus en plus lourde maintenant ?

S. De plus en plus oui.

J. Et lorsque votre main descendra plus bas, vous serez encore plus détendu, et encore plus confortable. Ce sera un confort très agréable. Très agréable... Et la détente va augmenter, maintenant. C'est très très bien.

(On notera que Jacques est passé sur ces deux dernières interventions du passé au présent en une phrase, puis au futur ici. Rejoindre puis conduire.)

Vous allez noter des petits changements, comme l'envie d'avaler la salive, peut être un petit rétrécissement du champ visuel. Comme si seul le pouce comptait...

Et lorsque vos yeux se fermeront, maintenant, vous serez encore plus détendu. Ce sera une sensation très agréable.

Et peut-être vous sera-t-il possible de partir faire un petit voyage, là où vous souhaitez vous rendre. Peut-être au Grand Bornand (lieu agréable du patient qui pratique le ski de fond) ou ailleurs. C'est très bien.

(Le bras est maintenant à moitié descendu.)

Votre main va se détendre et se poser sur votre cuisse. Tandis que vos yeux vont se fermer maintenant. Très bien. Parfait. Très très bien. Votre main va se poser. Votre coude va se plier doucement, parfait. Votre main va s'ouvrir, se détendre, la détente s'installe, votre pouce va se reposer aussi. Votre main droite se détend, et vos yeux vont se fermer complètement. Confortablement.

Le patient ferme les yeux, la main totalement posée maintenant. L'induction annoncée ici, comme soi-disant impossible, est terminée en moins de six minutes. C'est une des hypnoses les plus utilisationnelles, donc ericksonienne, que je n'ai jamais pu voir. Et Jacques passe ensuite à la phase de travail, l'apprentissage de l'analgésie hypnotique, en vue d'une prochaine intervention dentaire. Je laisse ici la totalité de la séance qui dure un quart d'heure et présente plusieurs techniques d'intérêt.

J. Et maintenant je souhaiterais que vous puissiez retrouver au niveau de votre bouche les sensations que vous aviez connu lors d'une anesthésie dentaire, il y a plusieurs années de cela. Je souhaiterais que vous retrouviez à votre rythme, lentement au début (ce qui implique vite ensuite) ces sensations. Et dans notre culture, vous savez qu'on a l'habitude de faire des petits signes avec la tête pour dire oui ou pour dire non. Et vous pourrez me faire savoir lorsque vous aurez un premier élément de sensation dans la bouche avec un petit mouvement de la tête. C'est très très bien, et peut-être vous serait-il possible d'amplifier cette sensation, de la faire se généraliser à toute la région autour de votre dent à soigner. En particulier au niveau de la joue, au niveau de la gencive du côté de la joue...

Jacques saisit le poignet du patient et procède à une catalepsie.

J. Au niveau de la dent de sagesse aussi, et puis tout autour, au niveau de l'os du maxillaire inférieur, au niveau du nerf dentaire inférieur. Au niveau de la gencive du côté de la langue, et dans toute la région, et lorsque cette sensation sera un peu généralisée, vous me ferez un petit signe au niveau de la tête ou peut-être d'un doigt (mise en place du signaling). Peut-être l'index ou le petit doigt pourra me le faire savoir. Très bien, le doigt bouge, tandis que cette sensation se généralise.

Avez-vous d'autres sensations dans la bouche ? Oui.

Et je souhaiterais que, à votre rythme, pendant que cette sensation s'amplifie, que vous puissiez réveiller votre tête en laissant votre corps en hypnose légère pour me dire verbalement ce que vous ressentez actuellement.

Il s'agit ici d'un réveil partiel de la tête, ce qui est une façon de faire parler le patient pendant la séance. Le patient ouvre les yeux en gardant la main en catalepsie, et répond.

S. Je ressens au niveau de la gencive inférieure gauche une sensation de fraîcheur, de gonflement, et un petit goût amer, qui me rappelle l'anesthésie que j'avais eue il y a maintenant une dizaine d'années. Une impression d'aigreur, mais pas du tout désagréable.

J. Et l'impression de maxillaire de bois ? C'est ça ?

S. Euh non. Très engourdi. Mais de bois non, je ne sais pas.

J. Si vous voulez bien, vous laissez vos yeux se fermer et peut-être partir faire un petit tour, une promenade au Grand Bornand ou ailleurs. Pour apprécier le plaisir de la détente. Et laissez à nouveau votre tête me dire si vous appréciez cette sensation agréable de confort ? Très bien, c'est très bien. Profitez autant que vous le souhaitez.

Et vous laissez votre rythme intérieur permettre une sortie confortable de cet état d'hypnose et vous conserverez l'analgésie pendant un quart d'heure, et vous retrouverez cette détente dès que vous serez installé sur le fauteuil du dentiste. Vous retrouverez l'analgésie dès que vous serez installé pour l'extraction, et lorsque vous aurez besoin vous pourrez à nouveau être hypnotisé par les personnes de votre choix. Continuez à votre rythme, c'est tellement intéressant. Et vos yeux vont s'ouvrir, vous serez parfaitement détendu et heureux de cette expérience. Très bien.

Alors ? Il faisait bon ? La neige était bonne ?

L'induction par questionnement de Jacques Quélet

Elle est considérée comme une induction rapide, et une des plus sobres et pratiques à utiliser en cabinet. Assis côte à côte, je vais poser des questions d'abord évidentes qui font une sorte de séquence d'acceptation. Ensuite des questions confusionnantes et enchaîner sur une catalepsie du bras. Il est demandé au sujet de répondre uniquement par des mouvements de tête pour faire oui ou non. Pas de mot, pas de parole.

Je vais vous poser des questions simples auxquelles je vous demande de répondre par oui ou non, avec la tête, de façon non verbale donc. C'est OK ? (Je surveille si déjà je reçois une première réponse avec la tête, c'est bon signe d'une coopération, si elle est verbale, le sujet répond oui à haute voix, c'est moins bon pronostic, j'ai probablement affaire à un résistant).

Pour commencer pouvez-vous sentir le dossier de la chaise dans votre dos ? Pouvez-vous sentir l'assise de la chaise sous vos fesses ? Pouvez-vous sentir le contact du sol sous la semelle des chaussures ?

(Je laisse à chaque fois au sujet le temps de répondre en bougeant la tête. Avec les questions suivantes, les réponses sont souvent plus longues à venir.)

Des questions moins évidentes maintenant, vous répondez oui ou non comme vous sentez, librement...

Existe-t-il une différence de sensations entre vos deux pieds ?

Pouvez-vous sentir la présence du bracelet-montre ? (Ou de votre alliance, bague, bracelet, sinon lunettes, boucle d'oreille) (Bref des questions plus confusionnantes où il ne répondra pas forcément oui.) Je vais enchaîner ainsi deux, trois questions confusionnantes.

Puis : Existe-t-il déjà une différence de sensation entre vos deux mains ? (Le déjà est important car il implique qu'une différence va apparaître si elle n'est pas déjà là. Le déjà ne figurait pas dans la même question pour les pieds, car ici il me sert aussi à amorcer, annoncer, la catalepsie qui va suivre.)

Puis je procède à une catalepsie qui va de toute façon faire apparaître cette différence de sensation entre les deux mains. Une fois cette catalepsie installée, je peux considérer que ma séance a démarré.

Je peux enchaîner sur une analgésie de la main ou une lévitation pour approfondir la transe.

Le Butterfly avec chute

Induction rapide, impressionnante à voir, pas évidente à utiliser au cabinet, elle a plus sa place en spectacle. Elle utilise la surprise et la rupture de pattern. Pattern cela signifie schéma en anglais. Il s'agit donc d'installer une routine, une habitude, que je viens rompre soudainement. Debout face à face. Vous me donnez la main droite comme pour se serrer la main. De ma main gauche je vais faire des mouvements des doigts, un peu dans tous les sens, et vos yeux doivent suivre ces mouvements. Je fais ces mouvements au niveau du front, au-dessus de la ligne d'horizon, c'est toujours mieux quand on utilise la fixation oculaire. Votre tête reste immobile, seuls vos yeux bougent. La main va de droite à gauche, monte descend pendant que les doigts bougent sans cesse.[73] Ils sont censés évoquer les mouvements désordonnés d'ailes de papillons, d'où son nom. Butterfly signifie papillon en anglais.

J'attends que le regard devienne flou, dans le vague, et je tire brusquement avec la main droite, en entraînant une chute. J'accompagne au sol en ordonnant : dormez ! J'entretiens une fois au sol par des suggestions de détente de tout le corps.

(Je peux accompagner les mouvements de la main gauche devant les yeux par un autre mouvement rotatif ou de balancier de la droite pour ajouter une double rupture de pattern au moment où je vais tirer brusquement).

Cette version brutale peut être largement civilisée, compatible avec le cabinet cette fois-ci, et utilisée assis ou debout, avec juste un léger déséquilibre par un simple petit choc sur le bras. À la façon Jean-Emmanuel Combe.

La chute simple

Là encore réservée au spectacle. Plusieurs versions. Comme dans le butterfly cela utilise à la fois la surprise et la rupture de pattern.

1- Face à Face, debout je demande au sujet d'appuyer le poids de son corps sur ma main, qui offre un support. Appuyez sur ma main ici en bas, comme si vous vouliez me faire tomber. Appuyez plus fort, plus fort, de tout votre poids. Puis je retire brusquement ma main d'appui ce qui entraîne une chute, que j'accompagne en rattrapant le front par exemple. Toujours en ordonnant dormez ! À la mode Hervé Barbereau.

2- Moi derrière lui, je procède comme un test de suggestibilité par chute arrière, sauf qu'au lieu de retenir je vais au bout de la chute que j'accompagne toujours en ordonnant dormez !

3- dans un test de suggestibilité encore avec le seau d'eau tenu fortement d'une seule main, et que je remplis petit à petit. Lorsque ça penche fort, chez les bons sujets j'accompagne la chute.

---

[73] Rappelons au passage que l'EMDR et ses mouvements oculaires reprend l'induction du pendule chère à Braid. Les mouvements oculaires ont de tout temps été inductif de l'hypnose.

Le Rossi[74] comme induction

Le Rossi était, à l'origine, une induction que Jean Godin appelait « l'induction à l'abri de l'échec ». Ce qui nous la rend forcément sympathique... Mais avant même d'être une induction, elle s'est construite sur le modèle d'un signaling. La consigne originale était : « Convenons d'un code. Vous allez mettre les deux mains l'une en face de l'autre. On va poser des questions à votre inconscient. S'il veut répondre oui les mains se rapprochent, s'il veut répondre non les mains s'éloignent l'une de l'autre. »

Bien. La première question que nous allons poser est : votre inconscient est-il prêt à vous aider à entrer en hypnose maintenant ? Notez que le maintenant est important, c'est un moment qui passe très vite... Même si l'inconscient n'est pas prêt maintenant ce n'est pas très grave...

Voyons ensuite les réponses possibles. Trois cas de figure, les mains se rapprochent, s'éloignent ou encore restent immobiles.

Si les mains se rapprochent alors tout va bien l'inconscient va m'aider à entrer en hypnose maintenant. Quand les mains vont finir par se toucher par exemple. Je suis gagnant.

Second cas de figure, les mains s'éloignent. L'inconscient n'est pas prêt maintenant. Je pose la question avez-vous fait exprès d'éloigner les mains ? Si le patient a fait express on reprend, il n'a pas appliqué la consigne car on attend des mouvements automatiques car inconscients. Sinon si j'ai obtenu un mouvement involontaire, même pour dire non pas maintenant, c'est déjà une réponse inconsciente. Donc même là je suis gagnant, surtout, rappelons-le, maintenant passe très vite...

Enfin imaginons que les deux mains restent immobiles longtemps, en l'air, l'une en face de l'autre... J'ai obtenu une double catalepsie[75] sans effort... Je suis encore gagnant. D'où l'appellation induction à l'abri de l'échec...

Sur ce modèle originel on a créé de nombreuses variantes. Soit diverses inductions, soit des protocoles entiers de thérapie. L'exemple le plus connu est : les deux mains l'une en face de l'autre, posez-vous la question : quelle est la main qui reçoit, qui prend le problème ? Le problème dans une main, alors tout simplement votre inconscient va venir mettre dans la main d'en face des solutions. Et vous allez être surpris de sentir vos mains avancer l'une vers l'autre.

---

[74] Du nom de Ernest Rossi, le plus proche collaborateur d'Erickson, qui a entre autres, publié tous les Collected Papers. Traduit en 4 tomes volumineux par Satas.
[75] voir paragraphe sur la catalepsie

Les solutions vont à la rencontre du problème. Quand vos mains se rejoignent votre esprit crée une nouvelle synthèse une nouvelle façon d'être. Puis vos mains vont descendre à leur rythme. Pendant ce mouvement de descente, vous allez vous plonger dans l'avenir en visualisant votre nouvelle vie avec le problème résolu. Autre variante le Rossi peut aussi se faire debout.

Précisons un enrichissement important du Rossi que les années d'expérience m'ont apporté.

Si je demande simplement aux gens de mettre les mains l'une en face de l'autre, les doigts seront naturellement espacés et légèrement recourbés. À l'usage j'ai remarqué qu'il est intéressant de demander au patient de tendre les doigts et de les joindre, comme pour le shuto du karaté, pour ceux qui connaissent. Cette position de départ, contrainte, va aider à une plongée plus profonde et plus rapide. En effet c'est une position forcée, et lorsqu'on va laisser les doigts se relâcher à leur rythme, cela s'accompagne d'un ressenti interne de petits craquements.

Le script : mettez les mains ainsi, à vingt, trente centimètres, l'une de l'autre, face à face, doigts tendus, bien droits, et joints entre eux, collés. Bien.

Laissez les yeux se fermer.

Intéressez-vous aux sensations dans les mains sans faire aucun mouvement volontaire. Juste ressentez, observez.

La position que je vous ai fait prendre n'est pas une position de repos pour les mains, pour les doigts. Assez vite vos doigts vont avoir envie de bouger.

Ne provoquez aucun mouvement volontaire, et en même temps n'empêchez aucun mouvement. Ni vous bougez volontairement, ni vous ne bloquez les mouvements automatiques et spontanés.

Ni vouloir, ni bloquer. Bien. Laissez vos doigts vivre leur vie.

Un premier mouvement qui va venir et qui a déjà commencé, très bien, est que les doigts se décollent, se désolidarisent les uns des autres. Et quand les doigts se séparent et reprennent ainsi leur liberté, alors ils commencent à se recourber, à se plier. Très bien. Intéressant.

Et ce mouvement s'accompagne de petits craquements.

Lorsque je le vis moi-même, j'ai l'impression d'être comme un robot rouillé. Ça craque dans les doigts, et on a même le sentiment de pouvoir entendre ces craquements. Vous sentez incroyablement, les mouvements des articulations, des petits muscles, des tendons.

Un troisième mouvement a déjà démarré. Vos deux mains se rapprochent l'une de l'autre, comme deux aimants de pôles opposés qui s'attirent de plus en plus. Elles avancent l'une vers l'autre de plus en plus. Elles avancent tellement qu'elles vont finir par se rejoindre, se toucher.

Et en même temps votre part consciente peut être désorientée.

Vous pouvez vous demander à quelle distance elles sont encore l'une de l'autre. Avoir l'impression qu'elles n'ont pas bougé, alors qu'elles avancent pourtant. Avoir l'impression qu'elles auraient déjà dû se toucher, comme si vous aviez des mains de fantômes, qui passent l'une à travers l'autre.

Et c'est seulement lorsqu'elles se touchent que votre partie consciente retrouve la notion des distances et du temps.

Et lorsque vos mains se touchent elles se connectent l'une à l'autre, venant symboliser de nouvelles connexions en dedans de vous. De nouvelles connexions internes qui vont autoriser de nouveaux possibles dans votre vie...

Vos mains qui se touchent symbolisent toutes les nouvelles connexions dans vos synapses, vos neurones, qui vont permettre tous ces nouveaux possibles, toutes ces nouvelles façons d'être, de faire.

Maintenant vos bras vont descendre, les mains se poser sur vos jambes à leur rythme encore.

Et vous vous projetez dans votre nouvelle vie, en visualisant comment ça change positivement pour vous. (Adaptez la suite de votre discours en fonction de ce qui est travaillé.)

Le Rossi est une induction précieuse qui sera utile dans bien des cas et permettra beaucoup de créativité. Ça peut symboliser une négociation des parties, une réunification ou encore représenter la taille de l'estomac qui rétrécit, ou comme exposé avant, les solutions inconscientes qui vont à la rencontre des problèmes pour permettre une nouvelle synthèse. Ou encore intérioriser de l'énergie à l'aide des paresthésies souvent déclenchées, ou bien ressentir des résistances que l'on va finalement dépasser, victorieux quand les mains finissent par se rejoindre. La confusion qui naît avant que les mains se touchent peut aussi être l'occasion de suggérer que l'inconscient va remodeler le schéma corporel et l'image du corps. Utile par exemple pour tous ceux qui avec un anneau gastrique ont perdu 50 kilos en un an. Ils se voient encore comme avant, et si je continue à me voir gros, je vais le redevenir... Important de remodeler à un niveau inconscient aussi. On pourrait consacrer un livre entier à ce seul protocole.

L'induction par lévitation de la main

On démarre en position assise, les mains posées sur les genoux. Ici, je vais suggérer qu'une main va devenir légère et qu'elle va finir par s'élever toute seule. Pour aider, je peux donner des images. Comme si la main était soulevée par un gros bouquet de ballons attachés au poignet. Comme dans le dessin animé Là-Haut... Ou encore imaginer un coussin d'air qui se gonfle sous la main.

D'ailleurs la plupart des gens, lorsqu'ils posent les mains sur les genoux, les posent en quelque sorte en cloche. C'est-à-dire pas totalement à plat, la paume légèrement soulevée, en appui sur le poignet et les doigts. C'est l'amorce naturelle de mon coussin d'air. Dès que ça bouge un peu je vais généraliser, amplifier ce mouvement.

Au départ pour se donner confiance, je peux m'entraîner à transformer des catalepsies en lévitation. Je verrai ainsi qui l'obtient facilement et pourrai directement tenter une lévitation ensuite.

Si je la tente directement et qu'il ne se passe pas grand-chose, au bout d'un moment, pour aider, je peux demander au patient de soulever volontairement la main d'un centimètre ou deux, puis se servir de la sensation de fraîcheur ainsi créée pour suggérer un courant d'air qui soulève la main. Sensation de fraîcheur car la main qui était posée depuis un moment était réchauffée par la jambe. Retenons qu'il peut être utile de donner des images qui vont dans les deux sens. C'est-à-dire des images comme les ballons qui tirent la main comme aspirée par au-dessus, mais aussi des images de coussins d'air qui soulèvent par en dessous en poussant. J'ai ainsi plus de chances de parler au plus grand nombre. Comme dans la relaxation si beaucoup se sentent lourds, on sait qu'un quart se sent à l'inverse léger, comme décorporé, flottant au-dessus du corps.

Tout l'art est de trouver un discours général qui convient à chacun. Dans la relaxation pensez à lourd et léger, dans l'induction de l'escalier, songez qu'il peut monter ou descendre, et ici, pour la lévitation la main aspirée par au-dessus ou soulevée par en dessous.

L'induction par lévitation de la main est un des dix scripts qui figurent à la fin du livre de Jean Godin, je ne résiste pas au plaisir de le reproduire ici, ce qui rappellera des souvenirs à tous nos étudiants de première année. Jean Godin choisit d'utiliser cette induction qui est tout de même directive, car précisément sa patiente explique avoir des difficultés à supporter l'autorité de son patron. Or elle est assistante de direction... Aussi Jean choisit stratégiquement de lui faire vivre une approche autoritaire en hypnose, avec l'idée que son inconscient va lui apprendre à gérer à cette occasion. Ils démarrent tous deux, assis côte à côte, yeux ouverts, les mains posées sur les cuisses.

Tout ce que je vais te demander de faire est extrêmement simple.

Tu peux t'appuyer... Tu peux t'appuyer confortablement...

Tu mets bien les pieds comme ça... (Il montre la position, les deux pieds bien à plat sur le sol, pour éviter les jambes croisées.)

Je vais Juste te demander simplement de bien poser tes mains, tu vois, comme ça...

(Il montre les deux mains posées sur les cuisses.)

Et de laisser ton corps se relaxer... Et tu vas également regarder tes mains... Et c'est tout...

Ce que tu peux faire, c'est faire bien attention à toutes les sensations sous la pulpe de tes doigts et bien sentir le contact du tissu sous la pulpe de tes doigts... Et, dans la mesure où tu sens bien le contact du tissu, cela peut te permettre de te souvenir d'un certain nombre d'autres choses...

Et l'on ne va rien faire d'autre qu'attendre

Car tu sais qu'il peut se passer des choses dans ton corps qui sont en relation avec ce qui se passe dans ta tête...

Et c'est ce travail de ton inconscient qui va prendre un petit peu les commandes de la situation...

Et tu sais également qu'une main peut devenir légère, et tu sais également... Que, lorsque cela arrive, c'est tout à fait normal...

Même, cela provoque une certaine surprise. C'est une surprise qu'il faut voir avec un œil amusé...

D'habitude, dans cet état-là... De grand relâchement de, grande relaxation, il y a des petits mouvements qui surviennent spontanément, comme ton index droit que je viens de voir bouger très légèrement et s'écarter.

Et je ne sais pas si un de tes doigts va bouger...

C'est toute la main droite qui a très légèrement bougé...

Et tu fais bien attention à ce que tu ressens sous la pulpe de tes doigts, pour bien savoir si un de tes doigts, ou plusieurs, devient plus léger, et si tu sens différemment le contact sous la pulpe de tes doigts.

Je ne sais pas dans quelle main cela peut se produire...

Je ne sais même pas si ce sera... L'index ou le pouce, ou le majeur ou l'annulaire, même le petit doigt...

Nous sommes là simplement pour attendre et pour voir...

Tu vois, il y a eu des mouvements dans le majeur et l'annulaire de la main droite... Tout cela... C'est spontané, ce sont des petits mouvements de ton inconscient. Voilà l'autre main... Tout cela est extrêmement intéressant...

Et je me demande laquelle de tes mains peut devenir légère.

J'ai l'impression que c'est plutôt la main droite, et tu dois sentir différemment le contact sous la pulpe de tes doigts, car la main commence à se soulever tout doucement... Oui, elle se soulève...

C'est tout à fait normal, ne t'inquiète pas car dans la mesure où tes doigts deviennent plus légers, les poignets aussi commencent à se soulever.

Ils se soulèvent légèrement... Et tout cela est tout à fait normal.

D'ailleurs, je vois que cela t'amuse, mais cela ne dérange pas du tout...

Tu peux parfaitement voir cela de façon amusée, mais tu laisses faire... Tu permets à ta main de faire ce qu'elle veut et si ta main veut MONTER, tu la laisses MONTER. Si le poignet se soulève, tu le laisses se soulever et, dans la mesure où ta main se soulève tout doucement, tu sens également ton coude qui se plie légèrement et tu admets que tout cela est parfaitement normal, et tu ne fais rien pour arrêter ce mouvement. Tu laisses faire les choses comme elles veulent se faire...

Tout doucement c'est très curieux, mais c'est tout à fait normal, car cette légèreté qui fait monter ta main peut également se communiquer à tout ton avant-bras... Et ce mouvement soulève ta main pendant que l'autre reste parfaitement tranquille. Et que ton coude commence à se plier car la main veut monter encore tout doucement, et tu la laisses monter, tu la laisses faire, aussi librement qu'elle veut. Tu ne t'en occupes pas ; tu sais que tout cela est en relation avec ce qui se passe dans ton inconscient... Et c'est dans ton inconscient qu'il faut que tu prennes confiance, donc tu laisses faire ton inconscient...

Et le coude qui avait commencé à se plier peut également devenir plus léger, et se soulever de la même façon de sorte que ta main semble se diriger vers ton visage... Et tu la regardes toujours de façon amusée, et quand ta main monte, tes paupières peuvent... Elles, au contraire, descendre... Tu es attentive pour savoir ce qui va se passer... Car tant que ce n'est pas arrivé, tu ne le sais pas plus que moi...

Une chose est certaine, c'est que la main continue de monter, monter, légère, plus haut encore, et que cette main a bien commencé à se diriger vers ton visage... Ce mouvement très lent est quand même tout à fait étonnant, et ce coude qui se plie semble se plier malgré toi, et ta main se dirige vers ton visage...

Quand la main sera tout près de ton visage, tu pourras, si tu le veux, te laisser aller à dormir plus profondément et, si tes paupières veulent se fermer, tu les laisseras se fermer.

Il ne faut pas aller trop vite, mais quand la main touchera ton visage, tu pourras faire une grande respiration et permettre à ton esprit de vagabonder comme dans un rêve, et la main continue à aller vers ton visage, à ton rythme.

Il ne faut surtout pas entrer totalement en toi-même, ni entrer en état d'hypnose tant que ta main n'aura pas touché ton visage.

Tu résistes bien, mais quand la main aura touché ton visage, tu pourras te laisser aller à un état très agréable, très relaxé... très agréable.

Pour le moment, tu es toujours étonnée de ce qui se passe, mais très détendue, très relaxée, très bien, très confortable... Mais tu attends que la main ait touché ton visage avant de laisser le confort s'installer très très profondément en toi et de te laisser aller à un certain... style de sommeil, comme si tu avais envie de dormir, et quand la main aura touché ton visage, tes paupières pourront se fermer, car tu prendras une grande respiration, très attentive à ce sentiment de confort qui s'installe et qui s'installera de façon beaucoup plus importante en toi...

Et quand tu seras dans cet état, je parlerai à ton inconscient qui pourra prendre dans ce que je dirai ce qu'il voudra pour l'utiliser au mieux de ton intérêt...

Fais bien attention à ne pas rentrer en état d'hypnose profonde tant que ta main n'a pas touché ton visage. À ce moment tu pourras te laisser aller à ce sentiment agréable de fatigue, à ce sentiment de repos réparateur très très profond.

C'est très bien... C'est très bien. Très très très bien, et tu peux : dormir profondément très très profondément, et tu es bien... confortable... très très confortable.

La main touche le visage, les yeux se ferment, fin de l'induction.

La lévitation de la main est considérée comme un phénomène hypnotique. Et en même temps elle peut donc constituer l'entrée en hypnose. Elle sera aussi riche de métaphore corporelle incarnée. La légèreté pour celui qui doit s'alléger de kilos physiques ou de ressenti pesant. La liberté également, mais aussi prendre de la hauteur par rapport aux évènements. Puis elle va facilement permettre de travailler l'engourdissement, le gant magique pour l'analgésie, puisque cette main en l'air finit par devenir exsangue. Certains patients vont présenter des lévitations spontanées que je peux utiliser. Métaphoriser l'oiseau qui déploie ses ailes.

Les nano-inductions de Gaston Brosseau

L'induction par lévitation de la main permet d'illustrer un concept développé par Gaston Brosseau, les nano-inductions. L'idée est que la séparation induction, ensuite phase de travail thérapeutique, est une séparation arbitraire. Si l'hypnose c'est la focalisation, alors se focaliser sur un ressenti va créer l'hypnose, (comme celui de la lévitation, ou celui d'un engourdissement pour un gant magique), et ici induction et phase de travail peuvent se combiner, se superposer, se confondre, pour un gain de temps. Je ne vois même plus la phase d'induction, car la concentration sur le travail intérieur thérapeutique fait l'induction. Je cite Gaston Brosseau : « la longueur de nos inductions est en corrélation avec notre degré de confiance en soi comme intervenant. »[76] Demander au sujet de me décrire précisément sa douleur peut aussi jouer le rôle de focalisation de l'attention, comme induction hypnotique. Le travail fait l'induction.

---

[76] Dans son livre : l'hypnose une réinitialisation de nos cinq sens

Le 5, 4, 3, 2, 1 ou spirale sensorielle

En fonction des sources, cette induction aurait été inventée par Mme Erickson elle-même ou par Yvonne Dolan. C'est aussi une induction facile pour l'autohypnose, indiquée pour calmer des ruminations par exemple. La consigne est la suivante.

Je vais dire cinq fois je vois. Soit ce que je vois réellement autour de moi ici et maintenant, soit ce que je vois dans mon bon souvenir par exemple. Je vois le sable, je vois les vagues, je vois une mouette, je vois un voilier, je vois des nuages. Je peux le faire à voix haute ou penser dans ma tête.

Ensuite je vais dire cinq j'entends. J'entends la mouette, j'entends les vagues, j'entends le vent, j'entends le vendeur de beignet, j'entends les enfants jouer.

Puis cinq je sens ou je ressens (odorat ou kinesthésique). Je sens le vent sur ma peau, je sens l'odeur de l'air marin, je sens le sable sous mes pieds, je sens la vague mouiller mes pieds, je sens l'odeur de crème solaire.

Puis quand j'ai fait cinq je vois, cinq j'entends, cinq je sens, alors je recommence mais avec une série de quatre. Pas forcément quatre parmi les cinq premiers, si j'ai tourné la tête, je vois probablement autre chose. Ou ce sont les sons qui ont pu changer. J'énonce ce qui est présent au moment où je parle. C'est aussi une sorte de méditation parlée en pleine conscience. Donc quatre je vois, puis quatre j'entends, puis quatre je sens.

Et ainsi de suite avec une spirale descendante, trois je vois, trois j'entends, trois je sens. Puis deux, puis un je vois, j'entends, je sens pour finir.

L'induction par les 5 sens

Dans le même ordre d'idée intéressons-nous à un principe global. L'induction par les cinq sens. Pour plus d'ouverture, j'utilise ici l'induction par la technique des cinq doigts de la main d'Isabelle Ignace.[77] je lui laisse ici la parole en reprenant son article.

Voici quelques éléments d'induction, qui, selon mon expérience, font les ingrédients d'une recette de transe hypnotique. Il s'agit des éléments corporels liés aux cinq sens et à la respiration. Ils peuvent être utilisés de façon plus ou moins marquée en fonction des situations mais aussi en fonction du temps dont disposent le praticien et le patient.

---

[77] Elle est psychologue, son article repris ici est publié dans la revue Hypnose et thérapies brèves, hors-série numéro 9 hypnotiser - techniques d'induction.

J'ai nommé cette technique : « les cinq doigts de la main », chaque doigt correspondant à la mobilisation d'un nouvel ingrédient.

1-Visuel

Que le patient ait les yeux ouverts (notamment pour un enfant ou pour certains patients ayant besoin de pouvoir contrôler leur environnement) ou fermés, calmer le regard est indispensable. C'est un moyen de canaliser son attention, mais c'est surtout la condition sine qua none pour lui permettre d'entrer en relation avec ses autres sens, puis avec lui-même, pour un travail plus inconscient.

2- Auditif

Il est souvent difficile de faire abstraction des sons environnants. L'hypnothérapeute aura donc tout intérêt à les utiliser pour permettre au patient de mieux s'en éloigner. Si certains sons se révèlent toutefois trop gênants, le patient peut s'aider de musique ou de toute autre chose qui pourra lui permettre de saturer positivement ce sens-là.

3- Kinesthésique

Accompagner le patient dans un recentrage sur son corps va lui permettre de potentiellement se détendre, ou du moins de mieux se ressentir dans le moment présent.

3 bis (optionnel)- Olfactif et gustatif

L'olfactif est un sens extrêmement puissant, tout comme le gustatif. Prendre conscience des odeurs environnantes ou du goût présent en bouche, est également un moyen de ramener le patient en présence. Si ces ressentis le gênent, il est possible de lui proposer de les remplacer. Il est en effet compréhensible que l'on préfère respirer un parfum familier plutôt qu'une odeur d'hôpital.

4- La respiration

La respiration est l'outil clé de l'induction. C'est elle qui permet d'atteindre la transe hypnotique. Mais cela peut prendre plus ou moins de temps selon les patients et les situations.

5- L'accès à l'imaginaire

L'induction par les quatre premiers doigts de la main, n'a pas pour objectif de créer d'emblée une dissociation chez le patient, mais elle lui permet au contraire une forme de réassociation. Le cinquième doigt de la main, l'imaginaire, est le cœur du travail thérapeutique. Passer par ces quatre premières étapes est une façon d'avoir toute la disponibilité pour effectuer ce grand voyage intérieur que l'on nomme « transe hypnotique ». Là s'ouvre seulement le chemin de l'imaginaire et de la dissociation.

Sur la base de ces différents ingrédients, une approche minimaliste pourrait donc donner la trame suivante :

« Vous pouvez choisir de poser votre regard en face de vous ou de fermer les yeux (1-visuel), puis vous pouvez choisir d'écouter les sons qui vous entourent ou le son de votre respiration (2-auditif), peut-être un peu les deux. Maintenant, vous pouvez sentir vos pieds au sol, bien ancrés (3-kinesthésique), puis respirez en sentant le souffle de l'air dans les narines (4-respiration) et juste en comptant ou avec un mot qui vous fait du bien (tranquille, libre), voilà, vous retrouver dans... (5-lmaginaire). »

La suite dépend des objectifs communs déterminés avec le patient

Donnons un exemple complet avec l'induction des doigts qui se rapprochent. Ici finalement un test de suggestibilité archi classique va être réutilisé de façon thérapeutique.

« Je vous propose de vous installer en prenant bien conscience de là où vous êtes, ici, maintenant.

Puis si vous le voulez bien, d'entrecroiser vos mains devant vous, les deux index éloignés l'un de l'autre. Vous pouvez poser votre regard entre les deux index (Visuel).

Je vous propose maintenant de les éloigner l'un de l'autre. Tout en trouvant une position de main confortable, agréable... Les mains posées sur les genoux, par exemple... Éloignez le plus possible vos index (comme s'ils étaient maintenus par des élastiques imaginaires) en posant votre regard entre les deux. Voilà... Bien les éloigner comme vous le faites... Posez votre regard... Et en même temps entre les deux index, de vous recentrer... Pour être là dans le moment présent...

Et puis à un moment, vous pouvez relâcher ces élastiques imaginaires qui maintenaient éloignés vos index sans qu'il n'y ait rien de particulier à faire. Vous allez voir, c'est un peu étonnant parce que les deux index vont se rapprocher tout seuls sans qu'il n'y ait rien de particulier à faire, juste en les laissant faire, et à un moment, comme deux aimants qui se rapprochent, ils vont entrer en contact, l'un avec l'autre, ils vont se toucher.

Et à ce moment-là vous pourrez vous autoriser à fermer les yeux si vous le souhaitez pour davantage aller vous concentrer... Sur les sons autour de vous (Auditif) D'en prendre conscience... De les repérer, de les accueillir... Ou de les mettre un peu de côté... Et puis, d'aller davantage vous concentrer sur vos points d'appui (Kinesthésique). Vos points de contact... Vos points de soutien... Et davantage vous concentrer sur votre respiration (Respiration),

Parfois dans cette façon d'être un peu ici et pas complètement dans ce monde imaginaire, il y a une petite astuce qui consiste à retrouver, derrière les paupières, trois objets qui ont pu attirer votre attention visuellement... (Visuel), et puis une fois que vous avez identifié les trois objets de ce lieu-là qui ont pu attirer votre attention, vous pouvez les mettre de côté... Puis prêter attention à trois sons (Auditif) que vous pouvez nommer intérieurement, et ensuite les mettre de côté. Et puis prêter attention à trois sensations corporelles neutres ou agréables (Kinesthésique) comme une façon de calmer le corps... Du sommet de la tête jusqu'aux doigts de pied... Oui, trois sensations corporelles... Cela peut être une mèche de cheveux, Cela peut être le contact des mains, le contact des pieds, ou tout autre chose...

Et puis vous pouvez mettre ça de côté pour être dans trois longues respirations... Tranquilles et calmes, respiration qui est comme elle est... Que vous puissiez aller compter également... Observer en combien de secondes l'air entre dans les narines, quel est le petit temps de pause entre l'inspiration et l'expiration, et en combien de secondes l'air repart sur deux ou trois cycles de respiration... De sentir les sensations de cette respiration dans le corps... De pouvoir imaginer que chaque respiration vous permet d'aller installer une bulle d'apaisement, de tranquillité, de confort, de sécurité, de confiance, ou bien tout cela à la fois, une bulle pour être bien.

Cette bulle, elle peut s'installer au rythme de votre respiration, vous entourer agréablement, à la bonne taille, ni trop grande ni trop petite, elle peut se constituer aussi un peu comme une goutte d'eau sur un lac calme... Cette bulle elle peut avoir une taille, une forme, une texture, une couleur. Cette bulle vous pouvez l'aménager comme vous le souhaitez, peut-être avec des objets que vous aimez bien... Peut-être avec rien de particulier dedans, il n'y a que vous qui le savez. C'est une bulle où il n'y a rien de particulier qui vous est demandé, rien d'autre que d'être là dans chaque cycle de respiration, dans vos sensations, dans l'ici et maintenant, comme une façon de vous relier à vous-même...
Parfois, quand il y a des pensées qui arrivent, de l'agitation, des choses comme ça, vous pouvez trouver un système qui permet de mettre ça à l'extérieur de la bulle, certaines personnes mettent une cheminée ou autre chose...

Cette bulle, elle peut aussi être une bulle de protection. Si jamais il y a des éléments extérieurs dont vous avez besoin de vous protéger, cela peut être une bulle sur laquelle vous pouvez mettre un bouclier, une protection... Et parfois dans certaines situations, qu'elles soient professionnelles ou personnelles, il peut être intéressant de savoir se protéger.

Et puis tranquillement à votre rythme, trouvez trois respirations pour pouvoir vous recentrer ici, trois sensations corporelles à retrouver... Peut-être trois sons... Les mêmes ou d'autres qui sont différents dans cette pièce. Trois objets qui ont pu attirer votre attention, pouvoir revenir bien regroupé, bien rassemblé, bien présent à vous-même...

Le troisième œil

Le sujet est assis et moi debout en face de lui, car je suis en position haute, il s'agit ici d'une induction directe. Je vais tendre mon index vers le sujet, il doit le fixer. Je lui demande d'imaginer une lumière qui diffuse de mon index, à la manière de E.T. le petit extraterrestre de Spielberg. De quelle couleur imagine-t-il cette lumière ? Très bien, ensuite il ne la quitte plus des yeux, j'approche mon doigt doucement en direction de son front au niveau du troisième œil. Là où les indiennes ont souvent un point rouge dessiné sur le front au-dessus de la racine du nez. Au moment où l'index approche et finit par se poser sur le front, pour le suivre réellement du regard le sujet va devoir complètement révulser les yeux vers le haut. J'annonce alors que ça devient vraiment inconfortable de les garder ouverts, et qu'ils vont vouloir se fermer d'eux-mêmes. Mais même les yeux fermés, à travers les paupières closes le sujet doit continuer à fixer la lumière là, en haut, comme si elle diffusait à travers l'os du crâne, comme dans l'induction du crâne de verre. Puis j'annonce que tant qu'il garde les yeux révulsés vers le haut, il va être incapable d'ouvrir les paupières en même temps. Impossible de continuer à regarder la lumière en haut du crâne, et en même temps de réussir à ouvrir les yeux. C'est en vérité un phénomène physiologique entre des muscles antagonistes. Si j'ai un bon sujet, je profite d'avoir maintenant le doigt en appui sur son front pour diriger la tête entière dans une autre direction, elle tombe, et je suggère le sommeil hypnotique.

Le crâne de verre

Là encore une induction directive proche de la précédente. Le sujet assis, je lui demande de fixer mon doigt ou mieux un objet brillant, un stylo par exemple, ou la flamme d'une bougie. Je positionne l'objet face à lui à hauteur des yeux. Puis je vais décrire un arc de cercle au-dessus de sa tête, en montant face à lui l'objet brillant. La consigne est qu'il doit continuer à suivre l'objet des yeux, sans bouger la tête qui reste immobile. Il doit suivre l'objet du regard, même quand il finit par passer au-dessus de sa tête, comme s'il avait un crâne en cristal, un crâne transparent. Comme dans l'induction précédente quand c'est trop haut les yeux se révulsent complètement en arrière et à nouveau se ferment. Là aussi c'est physiologique, et d'ailleurs, un peu désagréable à vivre. Ça peut créer une légère sensation de mal-être, de vertige qui va aider une confusion hypnotique. Si le sujet est debout cela peut même s'accompagner d'une chute en arrière.

Les Shadocks...

Induction par flexion, extension du bras, associé à fermeture/ouverture des yeux et inspire/expire. Debout face à lui je saisis sa main. Il va donc me regarder vers le haut ce qui va favoriser la fatigue oculaire et la régression. Puis alternativement je vais tirer cette main vers moi puis la repousser vers lui. On va donc créer une sorte de pompage, d'où les Shadocks... Le pompage est un premier mouvement. Je vais lui demander d'y associer à son libre choix ouverture et fermeture des yeux. C'est-à-dire quand je pousse la main vers toi, préfères-tu ouvrir ou fermer les yeux ? Ok, et une fois que ce second mouvement est associé au premier on va maintenant y ajouter la respiration. Quand je pousse ta main, préfères-tu inspirer ou expirer, souffler ?

On a maintenant une combinaison de trois mouvements, trois choses à penser, qui vont suffire à saturer, confusionner, la plupart des sujets. S'il le fallait, je pourrais en plus mélanger et lui demander finalement de faire l'inverse de ce qu'il ressent naturel sur la respiration ou l'ouverture des yeux.

Une fois que nous sommes d'accord sur la combinaison de ces trois éléments, je vais donc pomper plusieurs fois en annonçant :

Au fur et à mesure de ces mouvements, tu vas sentir que tes paupières deviennent de plus en plus lourdes (je suis debout face à lui, chaque fois qu'il ouvre les yeux, lui assis, il regarde en haut vers moi, c'est fatigant). Et à un moment donné c'est vraiment trop contraignant, fatiguant de les rouvrir, tellement plus confortable de les laisser FERMES ![78], totalement FERMES, confortablement fermés, voilà c'est bien. Et dans la mesure où les paupières deviennent lourdes, ce bras (celui que je tiens) devient aussi de plus en plus lourd. Lourd, très lourd. Quand il tombera sur ta jambe, tu partiras encore plus profondément en hypnose. Au fur et à mesure de mes allers-retours, je me mets à l'écoute de son propre rythme, d'un ralentissement, d'un alourdissement, et quand cela me semble être le bon moment, je laisse lourdement son bras tomber sur sa jambe. Dormir, sommeil profond, transe profonde, de plus en plus profonde.

---

[78] Il s'agit ici d'une suggestion intercontextuelle. Je change le ton sur un mot, qui devient ici un impératif entendu, afin de renforcer la suggestion « Fermez les paupières. » Je fais la même chose pour une catalepsie, en apparence j'informe j'explique : « je vais simplement MONTEZ votre main... » Là aussi un impératif se glisse dans une simple description.

La main attirée par le visage

On demande au sujet de fixer du regard un point dans le creux de sa main. Jordan Vérot l'utilise souvent. Dans la version d'origine la main est placée au-dessus du visage, ce qui fait qu'elle va descendre encore plus facilement vers le visage. Il semblerait que ce soit Richard Bandler qui ait popularisé cette induction. La main face au visage ou au-dessus, je lui demande donc de fixer un point dans la paume de la main. Puis je suggère que la main va descendre (avancer) progressivement vers lui jusqu'à toucher son visage. Cette main va avancer au rythme de son inconscient. Et quand la main touche le visage, les yeux se ferment et le sujet part en hypnose. Je peux bien sûr accélérer les choses en venant par surprise appuyer subitement sur cette main pour la coller sur le visage. Cela selon le principe accélérateur de la surprise et de la rupture de pattern.

Shake hand et ses variantes

On dit qu'Erickson avait développé une façon de faire afin de vous hypnotiser juste en vous serrant la main. C'est un geste tellement automatique qu'il représente un schéma. Erickson va donc suspendre son geste et en quelque sorte laisser la main de l'autre en catalepsie tout en détournant son attention. Certains s'y sont entraînés en combinant avec la méthode précédente. Je donne comme une poignée de main, sauf que ma main gauche vient saisir le poignet droit du sujet pour monter sa main sur son visage au lieu de la serrer comme il s'y attendait. Plusieurs variantes, la coller sur le visage ou comme dans la précédente la positionner en face en l'air et faire fixer un point dans la paume. Olivier Lockert a montré régulièrement cette façon de faire.

L'induction ne rien faire de Gaston Brosseau

Une induction paradoxale et appréciée par nombre de praticiens. Gaston l'a popularisée juste avant la publication de son livre testament.

À partir de maintenant, je vous demande de NE RIEN FAIRE (pause).

NE RIEN FAIRE, cela signifie que vous n'avez même pas à m'écouter...

Une partie de vous va demeurer à l'écoute de ce que je vais vous dire et cela est amplement suffisant (pause).

Vous avez le loisir d'aller vous promener intérieurement où vous le désirez... Sentez-vous libre de toute contrainte (pause).

Vous NE FAITES RIEN. Vous n'avez pas d'effort à faire pour vous détendre... Vous ne dépensez aucune énergie à tenter de vous relaxer. Vous NE FAITES RIEN (pause).

Les économies d'énergie à ne pas vous détendre, à ne pas vous relaxer, s'accumulent en vous et vous pourrez les utiliser à votre guise (pause).

Si vous ressentez actuellement un quelconque malaise, une irritation, une tension dans une partie de votre corps, un mal de tête, une nausée ou quoique ce soit... Vous NE FAITES RIEN d'autre que de les identifier... De reconnaître leur présence... Mais vous NE FAITES RIEN pour les diminuer, les éliminer (pause).

Encore une fois, vous NE FAITES RIEN. Vous ne faites aucun effort pour vous détendre... Vous ne dépensez aucune énergie à tenter de vous relaxer. Vous NE FAITES RIEN (pause).

Au même titre que les énergies que vous accumulez dans votre sommeil, le fait de NE RIEN FAIRE présentement, vous procure une réserve d'énergie qui vous sera disponible quand vous en aurez besoin (pause).

Même si vous NE FAITES RIEN actuellement, vos cinq sens continuent de vous fournir une multitude d'informations. Vous entendez ma voix et d'autres bruits inhérents à l'endroit où vous êtes... Même si vos paupières sont fermées, vous enregistrez toutefois une certaine lueur... Vous sentez une odeur propre au milieu ambiant... Vous continuez de goûter quelque chose qui vous est personnel au niveau de votre bouche... Et au niveau du sens du toucher, votre corps allongé sur le fauteuil, vous permet de prendre connaissance de votre schéma corporel. Votre épiderme, par exemple, vous donne une indication assez juste de la température ambiante. Vous constatez que vos cinq sens vous donnent une lecture fidèle de la réalité (pause).

Malgré le fait que vous NE FAITES RIEN actuellement, vous prenez conscience que vos sens vous fournissent un cadre de référence qui vous aide à vous situer par rapport à l'extérieur (pause).

Cela vous rassure, cela vous permet d'établir votre point d'origine, cela vous met en contact avec votre propre identité (pause).

Vous continuez de NE RIEN FAIRE, vous n'avez pas à tenter de vous relaxer, de vous détendre... Vous NE FAITES RIEN (pause).

Portez maintenant attention à votre respiration sans pour autant en changer le rythme. Vous respirez probablement à un rythme qui s'établit autour de cinq secondes. Cela implique qu'en cinq secondes vous inspirez une quantité d'oxygène et expirez une quantité correspondante de gaz carbonique qui maintient vos différentes constantes physiologiques à leur valeur normale, c'est-à-dire votre température, votre tonus cardiovasculaire, etc. Cela implique qu'il ne suffit que de ce court laps de temps pour maintenir vos fonctions vitales opérationnelles. La vie n'est-elle pas assurée, avant tout, par la répétition continuelle de notre cycle respiratoire ?

Et à chacune des respirations depuis notre toute première respiration à notre naissance, nous disons implicitement « OUI » à la vie. Alors, si nous voulons réinitialiser notre vie, prenons conscience qu'à chaque respiration nous pouvons redémarrer à neuf et ainsi améliorer notre qualité de vie comme ça nous plaît.

Libre à vous d'ouvrir les paupières quand vous en sentirez le désir... Libre à vous de vous faire vos propres suggestions en rapport avec la qualité de vie que vous aimeriez posséder... (pause).

L'escalier hypnotique

Voici ici un exemple proposé par Joseph Barber que j'ai retranscrit lors de la formation qu'il a donnée à Paris pour Jean Godin. Il utilise une version de l'escalier pour induire l'analgésie.

Je voudrais parler avec vous un moment... Et voir si vous aimeriez être plus confortable et plus détendu... Plus confortable et détendu que vous ne pouvez espérer...

Voulez-vous être plus confortable que maintenant qu'actuellement ?

Je suis sûre qu'il vous semblera que je ne fais rien... Que rien ne se passe. Peut-être vous sentirez-vous un peu plus détendu, mais je doute que vous sentirez d'autres changements. J'aimerais cependant que vous remarquiez si vous êtes surpris par autre chose, autre chose dont vous vous apercevez...

Bien... Alors... La meilleure façon de commencer à se sentir vraiment plus confortable est de commencer à s'asseoir aussi confortablement que possible, aussi confortablement que vous le pouvez maintenant...

Allez-y... Mettez-vous dans la position qui semble être la plus confortable pour votre corps... C'est bien...

Maintenant, je voudrais que vous remarquiez combien votre confort peut s'améliorer en prenant une inspiration profonde, une grande inspiration satisfaisante et profonde... Allez-y...

Une grande inspiration profonde et agréable... C'est bien...

Peut-être... Vous sentez déjà combien cela est agréable et bon... Peut-être sentez-vous la chaleur qui commence à se diffuser à votre cou et vos épaules...

Maintenant, j'aimerais que vous preniez encore quatre grandes inspirations profondes et très agréables... Et pendant que vous expirez... Remarquez combien vos épaules peuvent devenir confortables... Et combien vos yeux se détendent en se ferment doucement... Et quand ils se fermeront, laissez-les faire... Oui... Remarquez cela...

Et remarquez aussi, combien cette sensation de détente s'approfondit à chaque expiration...

Bien... Maintenant... Alors que votre corps continue à respirer confortablement... Profondément... D'un rythme régulier... Tout ce que je vous demande... Est d'imaginer dans votre esprit... Juste imaginer un escalier... N'importe lequel... Celui qui correspond à votre esprit... Avec 20 marches... Vous êtes en haut de cet escalier...

Vous n'avez pas besoin de voir tout l'escalier... Vous n'avez pas besoin de voir les 20 marches à la fois... Vous pouvez, comme vous le souhaitez, voir une partie, ou tout l'escalier... C'est bien...

Et maintenant vous pouvez vous voir en haut de cet escalier... Vous voyez la marche sur laquelle vous êtes... Peut-être voyez-vous d'autres marches... De toute façon, qu'importe le nombre de marches que vous voyez...

Maintenant dans un moment, mais pas tout de suite, je vais commencer à compter... Je vais compter à haute voix de un jusqu'à vingt, et... Comme vous avez dû deviner, à chaque chiffre que je vais citer, je voudrais que vous descendiez, d'une marche à la fois, le long de cet escalier...

Vous pouvez peut-être vous voir en train de descendre l'escalier... Vous sentir descendre cet escalier... Une marche pour chaque chiffre que je cite. Et il vous suffit de remarquer... Juste remarquer... Combien vous pouvez vous sentir plus confortable, plus détendu, à chaque marche, au fur et à mesure que vous descendez, cet escalier... Une marche pour chaque chiffre... Et plus le nombre est important, plus vous descendez l'escalier... Et plus vous descendez l'escalier, plus vous vous sentez confortable... Une marche pour chaque chiffre...

OK si vous voulez vous pouvez vous préparer... Maintenant je vais commencer à compter...

UN, une marche le long de cet escalier...

DEUX, deux marches le long de cet escalier... C'est bien...

TROIS, trois marches le long de cet escalier...
Peut-être que vous remarquez déjà combien vous vous sentez beaucoup plus détendu...

Je me demande, s'il y a des endroits de votre corps, qui se sentent plus détendus que d'autres... Peut-être, que vos épaules, se sentent plus détendues que votre cou... Peut-être que vos jambes se sentent plus détendus que vos bras... Je ne sais pas, et qu'importe... Ce qui est important, c'est que vous vous sentiez confortable... C'est l'essentiel...

QUATRE, quatre marches le long de cet escalier... Peut-être sentez-vous déjà des endroits de votre corps qui commencent à se détendre...

Je me demande, si la lourdeur confortable, et détendue de votre front, est déjà en train de s'étendre progressivement, De s'étendre à vos yeux... Peut-être à votre visage... Peut-être à votre bouche... Peut-être à votre mâchoire... Peut-être que cette lourdeur s'étend à travers de votre cou... C'est une lourdeur paisible, une détente agréable...

CINQ, cinq marches le long de cet escalier... Déjà un quart du chemin... Et peut-être que déjà vous sentez que vous appréciez cette détente, ce confort qui s'installe dans votre corps.

SIX, six marches le long de cet escalier... Peut-être que vous commencez déjà à moins entendre les bruits qui sont autour de vous... Peut-être que ces bruits que vous entendez deviennent une partie, de cette expérience de confort, de relaxation, de détente... Tout ce que vous pouvez remarquer, devient une partie de cette expérience de confort, et de relaxation.

SEPT, sept marches le long de cet escalier...

C'est bien... Peut-être que vous remarquez cette impression agréable, de détente, de repos, qui s'étend de vos épaules à vos bras...

Je me demande si vous remarquez qu'un bras est un peu plus lourd que l'autre, Peut-être que votre bras gauche se sent un peu plus lourd que l'autre bras... Peut-être que votre bras droit se sent plus lourd que le gauche... Je ne sais pas... Peut-être qu'ils sont tous les deux, confortables, lourds, et confortables...

Ce n'est pas très important... Juste vous sentir devenir de plus en plus confortable, et lourd... Peut-être que c'est une sensation de légèreté, qu'importe ce qui est important, C'est ce que vous choisissez...

HUIT... Huit marches le long de cet escalier... Peut-être que vous remarquez déjà, alors que vous vous détendez, que votre cœur semble battre, un peu plus vite, un peu fort que vous ne le pensiez...

Peut-être vous sentez un picotement dans vos doigts... Peut-être que vous vous demandez pourquoi vos paupières frétillent un peu...

NEUF... Neuf marches le long de cet escalier... Vous respirez confortablement, profondément, doucement, vous êtes détendu... Peut-être remarquez-vous cette lourdeur qui commence à s'approfondir, à s'approfondir alors que vous continuez à remarquer la relaxation agréable, paisible, confortable, qui s'étend le long de votre corps...

DIX... Dix marches le long de cet escalier... Vous êtes déjà à la moitié de cet escalier... Peut-être que vous vous demandez, ce qui est en train de se passer... Peut-être que vous demandez s'il se passe vraiment quelque chose... Et cependant vous savez que tout cela n'a pas beaucoup d'importance...

Se sentir paisiblement au repos... Remarquant cette impression de détente qui s'étend de manière confortable...

ONZE... Onze marches le long de cet escalier, peut-être remarquez-vous, Alors que vous vous sentez de plus en plus lourd, de plus en plus confortable... Il y a peu de choses qui vous ennuient... Rien ne dérange... Alors que vous devenez de plus en plus détendu...

DOUZE... Douze marches le long de l'escalier...

Je me demande si vous remarquez combien c'est facile d'entendre les sons de ma voix... Combien c'est facile de comprendre les mots que je vous dis... Avec rien d'autre pour vous déranger, avec rien d'autre pour vous embêter...

TREIZE... Treize marches le long de cet escalier... Vous vous sentez peut-être de plus en plus détendu... Confortable... Et vous apprécier de plus en plus cette détente et ce confort...

QUATORZE... Quatorze marches le long de cet escalier... Vous remarquez l'approfondissement de cette impression de confort qui semble s'approfondir de plus en plus dans votre corps... Qui est agréable, votre corps détendu, en paix, avec rien pour l'embêter, rien pour le perturber...

QUINZE... Quinze marches le long de cet escalier... Trois quarts du chemin sont déjà faits... De plus en plus détendu, de plus en plus détendu avec rien à faire, simplement apprécier cette détente...

SEIZE... Seize marches le long des escaliers... Peut-être demandez-vous, comment vous allez être, lorsque vous allez atteindre le bas de l'escalier... Mais peut-être savez-vous déjà... Que vous avez envie d'être de plus en plus détendu... De plus en plus confortable... Avec rien pour vous embêter.

DIX-SEPT... Dix-sept marches le long de cet escalier... Vous vous approchez de la fin de l'escalier. Peut-être sentez-vous votre cœur battre un peu plus fort, mais peut-être au contraire, ressentez-vous la lourdeur dans vos bras et dans vos jambes, qui deviennent beaucoup plus confortables qu'avant.

Peut-être appréciez-vous de plus en plus, cette relaxation confortable... Avec rien pour vous embêter, rien pour vous perturber

DIX-HUIT... Dix-huit marches le long de cet escalier... Vous êtes presque au bout de l'escalier, avec rien pour vous embêter... Pour vous perturber... Rien alors que vous continuez, à devenir de plus en plus détendu, lourd, confortable, détendu, en paix, avec une détente agréable, rien à faire, personne à satisfaire,

Remarquez combien c'est confortable, combien vous pouvez vous sentir détendu et confortable, et alors que vous respirez confortablement, et doucement, remarquez combien vous êtes confortable, et détendu.

DIX-NEUF... Dix-neuf marches le long de cet escalier... Vous êtes presque au bout de l'escalier, rien ne dérange alors que vous continuez à vous sentir de plus en plus détendu, de plus en plus reposé, de plus en plus confortable,

Remarquez... Et maintenant.

VINGT, vous êtes au bout de l'escalier... Très profondément détendu, profondément, profondément, et à chaque respiration que vous faites, vous sentez cette profonde détente qui s'installe en vous... Et alors que je vous parle, de quelque chose que vous connaissez déjà, vous vous rappelez, et vous vous oubliez...

Vous savez beaucoup de choses là-dessus, nous savons tous beaucoup de choses de choses là-dessus... Chaque moment chaque jour vous vous rappelez... Je me demande si vous vous rappelez ce que vous avez mangé à midi hier...

Je pense qu'avec pas trop d'efforts vous pouvez vous rappeler ce que vous avez mangé à midi hier... Et cependant... Je me demande si vous vous souvenez de ce que vous avez mangé il y a un mois aujourd'hui... Je pourrais penser que cet effort est vraiment trop important... D'aller chercher dans sa mémoire... Alors que bien sûr ce souvenir est déjà là... Quelque part là... Bien profondément enfoui dans votre mémoire...

Vous n'avez pas besoin de vous rappeler... Je me demande si vous seriez content de remarquer que les choses dont on a parlé aujourd'hui... Avec vos yeux fermés... Sont les choses que vous vous rappellerez demain... Ou le jour suivant... Ou la semaine suivante... Je me demande si vous allez décider de laisser la mémoire de ces choses-là se reposer tranquillement dans votre esprit... Ou si vous allez vous en rappeler graduellement progressivement un petit peu à la fois...

Ou peut-être vous allez-vous vous en rappeler tout d'un coup et puis cette mémoire se reposera dans votre esprit... Peut-être que vous serez surpris de remarquer que la salle d'accueil est l'endroit où la mémoire refait surface... Peut-être que vous remarquerez que c'est plus confortable de s'en rappeler un autre jour... En fait ce n'est pas très important... Ce n'est pas important du tout... De toute façon c'est vous qui choisirez le moment de vous rappeler de tout cela.

C'est bien... C'est naturel et ce n'est pas important... Ce n'est pas important de vous en rappeler aujourd'hui ou demain de vous en rappeler tout d'un coup ou progressivement... Complètement... Partiellement... Que vous laissiez votre mémoire se reposer tranquillement et confortablement... Tout cela n'a pas d'importance...

Et je me demande si vous remarquez... Que vous vous sentiez surpris que votre passage ici a été beaucoup plus agréable et confortable que vous ne le pensiez... Je me demande si vous remarquez cela avec surprise... Qu'il n'y a pas d'autre sensation... Peut-être vous sentez-vous curieux sur cette surprise... Surprise... Curiosité...

Je me demande si vous serez content de remarquer cela aujourd'hui... Ou un autre jour... Ou quand vous sentirez votre nuque se reposer sur un fauteuil... Ou quand vous sentirez votre tête se reposer comme votre tête se repose en ce moment... Peut-être que vous allez vous rappeler combien vous étiez détendu comme vous êtes actuellement... Peut-être plus détendu que vous ne l'êtes à présent... Détendu... Agréablement détendu... Rien à faire

Je me demande si vous allez vous souvenir de ce confort... De cette détente... En remarquant la clarté de la lumière au-dessus... Peut-être que ce confort, cette détente reviendra rapidement... Vite et automatiquement... Quand vous serez en train de vous asseoir dans une chaise chez le dentiste...

Je ne sais pas exactement comment vous sentirez tout cela...

Je sais simplement... Comme vous le savez... Que votre expérience sera encore plus agréable... Curieusement plus agréable... Curieusement plus détendu... Que vous ne vous y attendiez... Avec rien pour vous embêter... Rien pour perturber... Tout ce que vous pouvez remarquer... Tout peut devenir une partie de cette expérience de confort... De paix... De détente et de confort... Tout ce que vous pouvez remarquer peut faire partie de cette expérience confortable et de détente...

Et je voudrais vous rappeler que chaque fois que le Dr X vous touche votre épaule... Chaque fois qu'il vous touche votre épaule comme je le fais en ce moment... Chaque fois que c'est le bon moment... Et uniquement quand c'est le bon moment... Chaque fois que le Dr X touche votre épaule droite... Comme maintenant... Ou chaque fois que moi je vous touche l'épaule droite... Comme ceci... Vous allez sentir une sensation... Vous allez sentir que vous êtes prêt à faire quelque chose... Chaque fois que je vous touche l'épaule droite comme ceci... Chaque fois que le Dr X touche votre épaule droite comme ceci... Vous sentirez une sensation... Une sensation... Ou vous allez sentir que vous allez faire quelque chose... Une sensation d'être prêt à fermer vos yeux... Une sensation d'être prêt à être plus confortable... Une sensation d'être plus détendu... Peut-être que vous êtes prêt à sentir qu'il n'y a plus rien qui vous dérange... Peut-être vous êtes prêt à être lourd... Détendu... Je ne sais pas...

Mais chaque fois que je vous touche l'épaule droite comme ceci... Vous allez sentir une sensation... Une sensation d'être prêt à faire quelque chose... Ce n'est pas très important... Peut-être juste une sensation à être prêt à être encore plus surpris... Ce n'est pas très important... Rien n'est vraiment très important... Que cette expérience de confort et de détente... Un confort profond... Une détente profonde et agréable... Avec rien qui vous ennuie... Rien qui ne vous perturbe... C'est bien...

Et maintenant... Alors que vous continuez à apprécier cette sensation de confort de détente... J'aimerais que vous remarquiez combien c'est agréable d'être ainsi... D'apprécier cette expérience... D'apprécier les sensations que votre corps peut vous donner... Et dans un moment mais pas tout de suite... Juste quand vous vous sentirez prêt... Dans un moment... Je vais compter de vingt à un... Et comme vous le savez.

J'aimerais que vous vous sentiez repartir le long de cet escalier... Une marche pour chaque chiffre... Vous aurez tout le temps que vous voulez... Après tout, le temps est relatif... Vous vous sentez doucement et confortablement remonter les marches... Une marche pour chaque chiffre... Et quand je vais atteindre le chiffre trois... Quand je vais dire le chiffre trois vos yeux seront prêts à s'ouvrir et quand je vais dire le chiffre deux vos yeux seront ouverts...

Et quand je vais dire le chiffre un, vous serez alerte, réveillé, détendu, en pleine forme... Peut-être comme si vous aviez fait une bonne sieste... Alerte... Confortable... Détendu... Et même si vous vous sentiez encore très confortable et détendu... Vous vous sentirez alerte et bien... Peut-être un peu surpris... Peut-être vous sentant très bien... Peut-être vous êtes déjà prêt à être surpris...

Vous avez tout le temps que vous voulez... Ce n'est pas la peine de se presser... Alors que vous remontez doucement ces marches de l'escalier VINGT... DIX-NEUF... DIX-HUIT... C'est bien... Vous vous sentez remonter les marches de l'escalier... Prêt à être surpris... Sachant ce que vous avez mangé au repas du midi hier... Et cependant... DIX-SEPT... SEIZE... QUINZE... Déjà vous avez remonté un quart de l'escalier... Devenant de plus en plus alerte... Vous avez tout votre temps... Prenez votre temps... Sentez-vous devenir de plus en plus alerte... QUATORZE... TREIZE... DOUZE... ONZE... DIX... Déjà la moitié du chemin... Et de plus en plus alerte... Confortable mais de plus en plus alerte... NEUF... C'est bien... Vous vous sentez devenir de plus en plus alerte... HUIT... SEPT... SIX... CINQ... QUATRE... TROIS...

C'est bien... DEUX... UN... C'est ça... Éveillé... Alerte... Détendu... Reposé... C'est ça bien confortable et reposé et détendu...

Comment vous sentez-vous ? Détendu ? Confortable ?

Fixation d'un point tracé, la croix

Je retranscris ici une séance collective faite par ma principale associée, Evelyne Josse. Elle affectionne cette induction. Il est demandé de dessiner une croix au stylo, sur un poing, que l'on tient fermé à hauteur du visage.

« Installez-vous confortablement. Faites tous les ajustements nécessaires et dont vous avez besoin pour être bien confortables. Et même mieux encore, laissez votre corps faire tous ces ajustements nécessaires pour être bien, il sait comment être installé le plus confortablement possible. Comme chaque fois que vous vous installez quelque part, votre corps sait ce qu'il y a à faire pour que vous soyez... Le plus confortable possible.

Et vous allez fixer cette croix là où les lignes se croisent en un point fixe, votre poing fixe. Et je ne sais pas exactement à quel moment vous allez percevoir de légères modifications dans la perception de cette croix fixe. Que vous fixez fixement. Je sais que vous pouvez porter attention à tout ce que vous voulez, tout simplement je voudrais que vous fixiez votre attention sur cette croix.

Peut-être que vous pouvez remarquer que tout autour, aux alentours, le relief devient plus sombre ou plus clair, peut être que vous allez sentir tout doucement que vos paupières, vos yeux, deviennent plus lourds... Les yeux commencent à picoter...

Peut-être que cette croix fixe fixée sur votre poing peut vous donner le sentiment de bouger ou d'avoir une pierre... Ou d'être en mouvement... De gauche à droite ou... De droite à gauche...

Peut-être que quelques petites parties du champ visuel peuvent disparaître... Et réapparaître...

Et pendant ce temps vos yeux deviennent de plus en plus lourds comme quand le marchand de sable passe et qu'il nous ferme les paupières confortablement.

Peut-être que pour ceux d'entre vous qui ont déjà fermé les yeux vous pouvez continuer, si vous en avez envie, de voir cette croix derrière ces paupières... Ou peut-être en profiter pour laisser votre inconscient faire une croix sur les vilaines choses... Le passé dépassé...

Et peut-être que pour certains d'entre vous, un travail inconscient se fait, un travail que vous pourriez constater ou ne pas constater... Avec cette main... Cette main qui est un indicateur... Un indicateur que quelque chose se passe au fur et à mesure... Qu'elle descend vers le bas... Ou qu'elle monte toute seule, légère, légère...

Votre visage... Elle rencontre votre visage... Ou votre poitrine... Et... De plus en plus, les yeux vont se fermer, de plus en plus, ils picotent, ça brûle... Et la croix se transforme de plus en plus... Des scintillements... Elle disparaît, elle réapparaît... Elle bouge... Les couleurs se modifient...

C'est vous qui décidez de fermer vos paupières ou votre inconscient... De décider de fermer les paupières pour retrouver plus de confort, vous autoriser à ressentir davantage de confort...

Pour les autres la main continue... À faire son travail, à moins que ce soit la tête qui fasse son travail, qui vienne rejoindre les mains... Ça n'a pas d'importance.

Je ne sais pas comment cette main va bouger au fur et à mesure... Que votre inconscient vous libère... Vous libère des choses du passé dépassé...

Au fur et à mesure qu'il fait une croix sur ces vieilles choses dépassées du passé pour permettre à d'autres choses encore plus intéressantes de prendre place et laisser les mauvaises choses derrière soi...

Parce que vous savez qu'en faisant quelques pas en avant, je dirais qu'on laisse quelque chose derrière soi... Et tout en avant on peut encore aller vers d'autres choses encore plus intéressantes... Comme quand vous étiez un petit enfant qui laissait la petite école pour aller à la grande école... Comme quand vous avez laissé cette vie d'adolescent pour plus tard devenir un jeune adulte, pour découvrir plus d'autonomie, plus de ressources, plus de capacités, plus de compétences...

D'autres peut-être continuent à regarder cette croix fixe en un point fixe... Un point sur ce point... Ou même peut-être pour mettre un point final à quelque chose du passé dépassé...

Car vous savez, du passé, on peut en garder les apprentissages... Et oublier tout le reste... Tout ce qui n'est pas utile...

On intériorise tous les apprentissages de l'enfance... On a gardé l'apprentissage d'écrire, l'apprentissage de marcher... Et on oublie tout ce qui n'a plus été utile de ces apprentissages...

On a oublié les difficultés qu'on a pu avoir avec un niveau de bébé... Ou toutes ces chutes qu'on a faites lors des premiers pas... On a juste gardé l'apprentissage... Et je ne sais pas de quels évènements du passé dépassé vous allez garder pour toujours ces apprentissages positifs et utiles... Et oublier tout le reste... Oublier tout ce qui n'est pas utile à votre bien-être...

Mettre un point final à ces vieilles choses dépassées... Pour laisser une nouvelle place à de nouvelles choses... Pour vous donner un bon point, des bons points, des bonnes choses... De vous offrir... De nouvelles voies... Pour devenir de plus en plus vraiment vous-mêmes...

Et chacun à votre propre rythme vous laissez faire ce travail... La main va vers la tête ou c'est la tête qui va vers la main... Au moment où ça se produit, vous voyez bien que votre inconscient fait quelque chose... Il a fait un gros travail utile...

Et pendant que la main continue à s'abaisser vers la jambe ou les cuisses et au moment où la main touchera peut-être aussi la chaise ou la table... Ou une partie de votre corps ou peut être votre poitrine, je ne sais pas... Au moment où votre main touchera une partie de votre corps ce travail va s'intégrer profondément... Vous pourriez être informé de ce travail... Consciemment vous pourriez en savoir quelque chose...

Mais vous pourriez aussi ne rien en savoir... Et ça n'a pas d'importance... Vous savez que votre inconscient peut faire un bon travail utile pour vous... Sans que vous ayez besoin de savoir quoique ce soit... Par rapport à ce travail...

Cet inconscient vous permet de trouver des solutions plus légères... Aux difficultés du passé et à vos difficultés actuelles... Et cette main continue à faire son travail... Peut-être qu'il y a besoin de continuer ce travail...

Et tout se passe facilement, tranquillement, sans rien d'autre à faire que laisser faire... Et bien sûr, pour certains d'entre vous... Il est peut-être nécessaire que votre inconscient prenne en compte tout ce qu'il y a à prendre en compte...

Tous les apprentissages qu'il veut garder... Tous les apprentissages qu'il veut garder et néanmoins vous reprendre en main... De permettre à cette main, à un moment d'aller toute seule là où elle a envie d'aller...

Pour certains d'entre vous, c'est effectivement quelque chose de l'ordre d'une reprise en main... Quelque chose qui se fait tout seul...

Et puis à votre rythme d'une façon qui vous convient vous allez revenir ici et maintenant... À votre rythme... Vous prenez bien votre temps et vous savez que lorsque vous reviendrez ici, et bien vous allez tout simplement prendre une bonne inspiration... Et vous étirer pour libérer toute l'énergie... Et vous allez bouger aussi pour retrouver toutes les sensations que vous voulez retrouver dans votre corps... »

L'induction d'Elman

C'est une autohypnose guidée. On va inviter le patient à fabriquer lui-même sa transe en lui en donnant les ingrédients. Il existe plusieurs variantes en fonction de la profondeur souhaitée. L'induction se veut rapide et profonde et est appréciée par beaucoup pour ces raisons-là. Chez nous (AFNH) le Dr Philippe Miras[79], fut le premier à l'enseigner. En France, je pense que Christophe Pank fut un des premiers à en parler dans son petit livre[80]. Christophe a appris cette induction auprès de Gérald Kein qui fût l'élève privilégié de Dave Elman. Pour ce dernier, l'hypnose est la capacité de contourner le facteur critique afin de créer une communication directe entre le conscient et le subconscient. Pank est le référent NGH (National Guild Hypnotist) en France. La NGH est l'école de Lee Pascoe qui enseigne abondamment en France et en Belgique. Leur induction principale est la Elman. L'Elman est d'ailleurs probablement l'induction la plus utilisée dans le monde anglo-saxon et bizarrement longtemps ignorée en France. Il faut dire que Jean Godin ne l'utilisait pas et qu'Erickson avait tendance à ignorer ostensiblement Dave Elman.

On commence par la détente des paupières la plus profonde possible. Puis à cette détente physique il s'agit de rajouter une détente du mental et enfin des suggestions. Pour Elman l'hypnose est un état d'esprit dans lequel on contourne la conscience, le facteur critique pour installer la suggestion.

Les étapes :

1- catalepsie des paupières ;
2- généralisation de la catalepsie, de la détente, à tout le visage puis à tout le corps ;
3- approfondissement par fractionnement, ouverture fermeture des yeux trois fois ;
4- fermeture de l'œil intérieur ;
5- approfondissement par chute du bras sur la jambe ;
6- décompte à rebours à partir de 100 en effaçant les chiffres ;
7- dernier approfondissement avec un ascenseur à trois niveaux A, B et C ;
8- réveil.

Voulez-vous fixer un point ? Sur le mur là-bas par exemple ? Bien. Prenez une respiration plus profonde. Inspirez et expirez afin que vos yeux se ferment

---

[79] Chirurgien-Dentiste, créateur du plus grand Groupe Facebook francophone (nommé tout simplement hypnose, plus de 13 000 membres à ce jour), Il dirige aujourd'hui l'AFNH Provence, le grand sud de la France.
[80] Hypnose H-Ultra ou Hypnose profonde, Christophe Pank, 2013

confortablement. Placez toute votre focalisation sur les paupières. Sur tous ces petits muscles à l'intérieur et autour des paupières. Et dans votre esprit, juste un moment, faites comme si... Comme si vous ne pouviez plus les ouvrir. Imaginez que les muscles autour des yeux sont tellement relâchés qu'ils ne peuvent plus fonctionner, que les yeux ne peuvent pas s'ouvrir. Continuez à faire semblant que vous ne pouvez pas ouvrir les paupières, et tant que vous continuez, bien sûr, vous ne pouvez pas les ouvrir. Testez-les pour être certain qu'ils ne fonctionnent pas. (Si le sujet avait besoin de rouvrir les yeux au départ pour se rassurer, il en a la liberté). Cherchez à ouvrir les yeux tout en conservant honnêtement une détente la plus complète possible des paupières, totalement complètement détendue. Vérifiez que ce n'est pas possible d'ouvrir les yeux en les gardant complètement détendus, totalement détendus. Maintenant, quand vous êtes sûr que tant que vous maintenez cette qualité de relaxation sur vos paupières, elles ne fonctionnent simplement plus. Maintenez cette qualité de relaxation et vérifiez que les paupières ne fonctionnent plus.

Je me demande si vous vous êtes rendu compte du fait que la fréquence de déglutition s'est également modifiée depuis que vous êtes assis ici.

Maintenant la qualité de relaxation dans vos paupières est la même qualité de relaxation que vous voulez voir s'installer, s'étendre à tout votre corps.

Alors imaginez qu'elle s'étend dans tout le corps, faisant son chemin dans chaque muscle, confortablement, facilement. C'est bien, et ressentez la différence.

Commencez par le visage, étendez cette qualité de relaxation que vos paupières ont trouvé à tout le visage. Les joues, le front, les mâchoires. Tout le visage se détend profondément. De la même qualité de détente que vos paupières. Elles sont toujours tellement détendues qu'il est impossible de les soulever. Et tout votre visage devient de cet agréable relâchement.

Puis ça gagne tous les corps, la nuque, les épaules, le dos. De la tête jusqu'aux pieds, tout le corps se liquéfie, se détend profondément.

Maintenant nous pouvons approfondir cette détente. Encore plus loin, car dans un instant je vais vous demander d'ouvrir puis de refermer les yeux. Et quand vous fermez les yeux, c'est votre signal pour que la qualité de la relaxation devienne dix fois meilleure, dix fois plus profonde. Et tout ce que vous avez à faire est de vouloir que ça arrive. Vous pouvez le laisser se produire, vous savez que vous pouvez y arriver, facilement, doucement, confortablement. Sans avoir rien à penser de particulier.

Donc maintenant ouvrez les yeux. Et refermez-les. C'est ça.

Notez cette sensation, imaginez tous les muscles de votre corps se relâcher, se détendre, se ramollir, s'endormir.

(Je peux accompagner ce mouvement en plaçant ma main dix centimètres devant son visage, à hauteur des yeux. Lorsqu'il ouvre les yeux ma main monte devant ses yeux, lorsqu'il les referme ma main accompagne en descendant avec les paupières.)

Maintenant nous pouvons approfondir cette détente, encore plus loin, car dans un instant je vais vous faire ouvrir encore les yeux, puis les refermer. Et quand vous fermez les yeux, c'est le signal pour que la relaxation devienne dix fois plus profonde. Et tout ce que vous avez à faire est de vouloir que ça se produise, vous pouvez le laisser se produire, vous savez que vous pouvez y arriver, facilement, doucement confortablement, c'est bien.

Encore une fois ouvrez juste les yeux... Et fermez-les. Bien c'est ça. Donc tant que vous maintenez cette qualité de relaxation, tous les muscles de votre corps se détendent, se desserrent. (Donc une série de trois ouvertures fermetures des yeux, qui est encore un approfondissement.)

Chaque nerf, au sein de chaque muscle, calme, ne fait rien de plus que ce qui est absolument nécessaire.

Maintenant de la même manière que vous avez des yeux pour voir le monde extérieur, vous avez aussi un œil intérieur pour voir notre monde intérieur. Appelons le l'œil de l'esprit. Et imaginez que cet œil a une paupière, et elle peut se fermer également. Et pendant que je vous parle, elle se ferme, naturellement, doucement, confortablement. Fermez là autant que c'est nécessaire pour aller au bon endroit pour vous. Cet endroit où les changements peuvent se produire en vous, naturellement, facilement. Car votre inconscient sait trouver cet endroit adapté. Il vous emmène, il sait l'endroit, le ressenti intérieur qui convient aux changements. Comme vous y êtes ici, maintenant vous pouvez entendre ma voix qui vous emmène juste plus profondément à l'intérieur de cet endroit. Remarquez que vous n'avez pas besoin de faire tout le chemin vers les marches les plus profondes de votre esprit maintenant. Prenez le temps de remarquer, d'apprendre ce dont vous avez besoin à propos de cet état de plus en plus profond.

Maintenant je vais appuyer trois fois sur vos épaules avec ma main, à chaque fois que j'appuie votre corps est encore deux fois plus détendu.

Voilà, très bien.

Parfois on croit qu'on est déjà totalement détendu, et le corps et l'esprit peuvent aller encore plus loin. Maintenant je vais prendre votre poignet, soulever votre bras et le laisser retomber sur votre jambe, sans aucune force, sans aucune tension. À chaque fois que votre bras tombe sur votre cuisse, vous doublez encore votre détente. (Puis je prends le poignet et je le laisse retomber lourdement sur la cuisse. Je peux même donner une impulsion pour lancer la main sur la cuisse).

Là aussi nous allons le faire trois fois, et à chaque fois que la main tombe sur la cuisse vous doublez votre détente. Je soulève votre bras, imaginez-le lourd, comme un pull gorgé d'eau.

Maintenant dans quelques instants, mais pas tout de suite, je vais vous demander de compter à rebours et à voix haute, de cent vers zéro. Et à chaque nombre que vous arrivez à prononcer, vous rajouter mentalement pour vous la suggestion encore deux fois plus détendu. Vous décomptez à partir de cent, et à chaque chiffre prononcé vous doublez votre niveau de détente. Jusqu'à être tellement détendu qu'il n'est plus possible de les prononcer. Car plus vous décomptez ces nombres, plus ils vont s'éloigner, s'effacer, comme s'ils étaient tracés en nuages qui s'effacent, se diluent, disparaissent. Ils vont s'éloigner, s'effacer jusqu'à ce qu'on ne puisse même plus les prononcer. Allez-y à votre rythme.(S'il joue le jeu honnêtement il décomptera maximum jusque 90)

Voilà très bien.

Et enfin nous allons imaginer un ascenseur. Vous êtes au niveau A, et on va descendre trois niveaux, A, B et C, et encore une fois à chaque niveau vous doublez votre détente. Vous vous installez dans cet ascenseur, et à chaque fois que vous arrivez à un niveau, juste prononcez la lettre du niveau A, B puis C. Et à chaque fois doublez votre détente... Et vous atteignez un niveau de détente plus important que vous n'avez jamais atteint.

Le Swan

Si Philippe Miras a contribué à l'essor de l'induction d'Elman, il a surtout popularisé le Swan. Swan signifie cygne en anglais. En effet le sujet va volontairement placer sa main dans une position proche de la catalepsie, mais la main tournée vers lui. Ce qui fait que ça dessine un col-de-cygne. C'est un thérapeute écossais Bob Burns qui a créé cette méthode, diffusée en France par Philippe Miras qui fut son élève. C'est une transe à la fois rapide et partielle. Le sujet va être dissocié et le praticien s'adresse alternativement à la partie conscience du sujet ou à son inconscient. Je parle à la partie consciente du sujet en regardant son visage et à son inconscient en regardant sa main.

Une fois la bonne position prise, on va demander des signes à cette main. On cherche à obtenir des réponses idéomotrices. Des petits mouvements des doigts dans un premier temps. Ce seront des signalings. Le signaling c'est une réponse motrice apportée par l'inconscient. Prenons pour exemple une démonstration donnée par Philippe Miras à une de nos formations. Vous pouvez la retrouver sur la chaîne YouTube de Philippe, le sujet est un stagiaire qui se prénomme Jérémie.

Je vais donc poser des questions à ton inconscient et tu pourras voir ses réponses. Tu seras conscient tout en assistant à ces mouvements inconscients. On va demander à ton inconscient de désigner un doigt qui répondra oui. Éventuellement un autre doigt bougera pour le non. Ce qui est intéressant, c'est de voir qu'effectivement les phénomènes se produisent, et pour autant toi, tu es bien présent. Ce que je vais te demander c'est de regarder ta main. Par ce que ce qui est intéressant maintenant, c'est que je le vois, et que toi aussi tu puisses voir.

Philippe regarde la main de Jérémie et s'adresse à la main.

À partir de maintenant, inconscient de Jérémie, quand tu le voudras, tu pourras nous donner des réponses en faisant bouger un de ses doigts. Et alors au départ, c'est une rupture d'immersion, et je ne sais pas quel doigt va bouger le premier, si le mouvement sera ample ou pas... Il y a déjà quelque chose qui bouge, semble-t-il... Est-ce que tu peux amplifier le mouvement inconscient de Jérémie pour que ce soit plus perceptible ? OK. Voilà. (Le pouce bouge).

Inconscient de Jérémie est ce que tu peux faire un mouvement plus ample, qui serait un oui, marqué avec le pouce ? Parfait, et pourrais-tu faire quelque chose d'encore plus visible ? Parfait.

Puisqu'on a un doigt qui dit oui, on va pouvoir poser des questions. Inconscient de Jérémie est ce que tu peux t'occuper de toute cette main ? Si tu le peux est ce que tu peux faire des petits mouvements comme une vague, un balancement ? (L'opérateur mime le geste). Faire bouger d'autres doigts ? Peut-être toute la main ? Oui. C'est discret mais ça existe.

Toujours dans le but de rendre tout cela plus visible, inconscient de Jérémie, parce que c'est bizarre quand ça se produit, est-ce que tu peux te déplacer pour aller regarder Jérémie ? Oui (la main se tourne). Voilà, j'adore ce moment... Encore, si tu le veux bien parce que je pense que c'est à Jérémie que ça va faire encore plus drôle et le plus plaisir. Parce que ce n'est pas si souvent dans une vie qu'on a l'occasion de regarder son inconscient. Comme tu le vois ce sont ces petits mouvements saccadés, qui marquent le fait que c'est totalement involontaire. On n'est pas capable volontairement d'avoir ces gestes. Inconscient de Jérémie, encore plus. Peut-être qu'il y a une retenue, car c'est tellement bizarre. Je crois que ça intéresserait Jérémie. Oui, voilà, merci. Encore un petit peu, comme si vous échangiez un regard... (Jérémie rit) Je crois que ton conscient est content aussi Jérémie. Encore un peu. Est-ce que tu peux lui faire une espèce de coucou Jérémie ? (L'opérateur mime encore le geste) Oui.

Alors si vous le permettez tous les deux, et aucun de vous deux n'est obligé de faire ça, je vais demander au conscient de Jérémie, pas tout de suite, de fermer ses yeux et pendant une petite minute, je vais vous laisser entre vous. Je crois qu'une part de cette communication qui lui est nécessaire, même si elle lui échappe, échappera au conscient de Jérémie. Ça me plairait beaucoup, et il est bon que certaines choses soient revenues, et si tu le veux Jérémie, il suffit de fermer les yeux pour cela. Oui, c'est bien... Et un travail que je ne connais pas et qu'une partie de toi ne connaît pas, peut se faire. Et quand ce travail sera fait alors je demanderai à l'inconscient de Jérémie de te laisser ouvrir les yeux.

Long silence.

Et s'il s'avère que quelque chose est trop difficile, ou que ce n'est pas encore le moment, simplement inconscient tu pourras te retourner vers nous, et si ce qui se passe est important, que c'est nécessaire ou si ça doit se passer, simplement ça va se continuer. Peut-être avec un contact plus direct. (La main se rapproche du visage). Long silence encore. La main finit par toucher le front. Et là Jérémie se redresse et sourit. Il ouvre les yeux. Alors merci à vous. Alors maintenant Jérémie tu peux laisser redescendre ta main, et plus la main redescend plus tout redevient normal. Merci. Merci à toi inconscient de Jérémie, merci à toi Jérémie.

Fin de la première séance.

Je retranscris une autre séance dans un cas de bruxisme, avec un autre Jérémie (par le plus grand des hasards). Démo donnée à Toulouse lors d'un de nos ateliers.

Je vais te proposer de fixer un point, de t'intéresser à ta main, et voir à quel moment une partie de toi désirera, si je puis dire, prendre possession de tout ce qui est les moindres mouvements qui vont avec cette main, et quand cette partie de toi sera venue investir tout cela, la main commencera à avoir des mouvements, et ça peut être aussi bien des petits mouvements bizarres, presque électriques, d'un des doigts, ou des mouvements de droite à gauche de la main.

(Là encore Philippe mime les mouvements possibles). Pour le moment la seule chose que nous faisons c'est donner le temps à la partie inconsciente de toi-même, qui peut commencer à faire bouger cela comme elle le veut.

Voilà. Jérémie ? Tu as pu noter les premiers mouvements ? D'accord. Donc à partir de maintenant inconscient de Jérémie, je voudrais savoir, est-ce que, maintenant que cette mobilité, que ces mouvements idéomoteurs sont actifs, il y a un doigt en particulier qui pourrait répondre par un oui ? OK, donc apparemment c'est ton pouce, ton doigt oui. Et je vais simplement demander à ton inconscient de me le confirmer, est-ce que tu pourrais me refaire un mouvement qui correspond à un oui ?

OK, et maintenant, est-ce qu'il y aurait un doigt qui soit un non ? Le petit doigt on dirait ? Puis-je avoir un second non pour en être certain. Et pour que ce soit plus simple, est-ce que la main pourrait tourner vers l'intérieur pour oui ? Parfait, et vers l'extérieur pour non ? Parfait.

Alors avant d'aller plus loin, parce que c'est un moment important, la partie thérapeutique on s'en occupera après. C'est toujours important qu'avant de travailler il y ait une rencontre entre deux parties de vous. Donc si vous êtes tous les deux d'accord, ce que je vous propose c'est d'échanger quelque chose qui ressemble à un regard, un bonjour. Et donc inconscient si tu es d'accord fais en sorte que la main puisse se tourner vers Jérémie, comme ça, qu'il puisse y avoir ce contact si particulier. Ce contact entre deux parties de nous en hypnose, et effectivement c'est toujours particulier, émouvant, drôle. Mais on n'est pas obligé, et donc si vous voulez garder ce moment particulier pour plus tard, faites juste ce que vous estimez bien pour ce moment particulier. (La main se met en mouvements saccadés et tourne franchement vers le visage de Jérémie, la rotation complète prend une minute) et inconscient de Jérémie, peut être qu'une partie de toi peut faire un coucou ? (Philippe mime encore) ce qui est en train de se passer vous savez le faire, vous pourrez le retrouver tranquillement quand vous voudrez, sans public, sans interprétation, juste comme quelque chose qui vous est tout à fait personnel.

Pour le moment si tous les deux vous êtes d'accord on va s'occuper de cette histoire de bruxisme et simplement l'inconscient de Jérémie va ramener la main vers moi. Sachant que n'importe quand, quand vous le désirerez, vous pourrez revenir à cette rencontre particulière. (La main revient) Inconscient de Jérémie puisque nous sommes là pour travailler sur ce bruxisme, est-ce qu'il serait possible que la partie de l'intérieur qui gère cet automatisme, comme en nous il y a des parties qui gèrent la respiration, le rythme cardiaque ou bien d'autres choses, comme le nombre de fois où on avale notre salive, tous ces automatismes complexes. Est-ce que la partie qui gère le fait qu'il serre et grince des dents pourrait s'exprimer par la main ? Oui. OK.

Partie de Jérémie donc, qui le fait grincer des dents, est-ce qu'il serait possible de supprimer cet automatisme ? Juste possible ? OK. Est-ce que serait mieux, une fois qu'il est supprimé que quelque chose d'autre vient prendre sa place ? Non. On peut donc simplement le supprimer.

Avant même de le supprimer, ce dont je voudrais être sûr, est ce simplement en place parce que ça a correspondu à une habitude à un moment donné qui s'est maintenue, oui, et donc elle est devenue inutile ? OK. Donc si cette habitude est maintenant devenue inutile comme le signe le pouce, qui dit oui, avant de véritablement la supprimer, je voudrais simplement que conscient et inconscient vous preniez la décision ensemble. Donc simplement si c'est OK pour toutes les parties, si c'est OK pour toutes les parties que c'est devenu un fonctionnement inutile, dont on peut simplement se débarrasser, juste comme quand on laisse les doigts s'écarter pour lâcher quelque chose, est ce que vous pourriez pendant quelques secondes échanger là-dessus. Vérifiez ça entre vous une dernière fois. Il dit toujours OK. (La main se tourne à nouveau franchement vers le visage.) Et donc maintenant si c'est absolument sûr pour toutes les parties, que ce soit conscient, inconscient, ou partie qui gère ces automatismes, alors simplement l'inconscient va venir se retourner vers moi. Parfait très bien. (La main revient vers Philippe). Vous me confirmez tout cela d'un dernier oui avec le pouce. Parfait très bien. Et maintenant, mais pas tout de suite, la main va redescendre tranquillement et se poser sur la table pour ancrer ce nouveau comportement. (La main prend un peu de temps et tombe sur la table.) Et à partir de là je vais simplement demander à toutes parties de Jérémie, de prendre une grande inspiration, largement ouvrir les yeux, et bien, bien revenir ici complément.

Je vous remercie tous les deux.

Le Schultz

Débutant, j'ai beaucoup utilisé cette séance qui me venait de Jacques Quélet. Je la reprends ici dans le livre[81] d'une autre de ses élèves, le Dr Edith Perreault-Pierre. Médecin, elle a longtemps travaillé à Fontainebleau, à l'EIS[82]. Elle s'est depuis fait connaître en développant les techniques appelées TOP (Techniques d'Optimisation du Potentiel), que l'on trouvera dans son autre livre[83]. Nous avons donc plusieurs liens, Jacques Quélet, Fontainebleau et des

---

[81] Sophrologie et performance sportive, Dr Edith Perreault-Pierre, éditions Amphora
[82] École Interarmées des Sports.
[83] Les Techniques d'Optimisation du Potentiel, Dr Edith Perreaut-Pierre, InterEditions, Paris, 2012

noms ressemblants. Dans cette méthode de sophrologie, le praticien parle à la première personne. Le patient est censé se répéter ainsi les phrases telles quelles. Cela vise à faciliter l'apprentissage du patient. Et c'est une habitude que je demande de perdre pour l'hypnose aux sophrologues qui seraient tentés de raconter le bon souvenir en se l'appropriant par l'usage du JE. Mais voyons cette séance.

Je m'installe confortablement.

Je ferme tranquillement les yeux.

Je suis calme. Profondément calme, Je suis de plus en plus calme, parfaitement calme.

Mon bras droit devient lourd (gauche pour les gauchers),

Mon bras est agréablement lourd,

Mon bras droit devient de plus en plus lourd, confortablement lourd,

J'imagine une pesanteur agréable diffuse dans tout mon bras.

Mon bras gauche devient très lourd, de plus en plus lourd, agréablement lourd.

Mon bras gauche est agréablement lourd.

Ma jambe droite est agréablement lourde, de plus en plus lourde. Ma jambe droite est confortablement lourde.

Ma jambe gauche devient lourde. Confortablement lourde, ma jambe gauche est de plus en plus lourde.
Tout mon corps est lourd, une pesanteur agréable diffuse dans tout mon corps.

Je suis tout à fait calme.

J'imagine un rayon de soleil sur ma main droite. Ma main droite est agréablement réchauffée, elle devient de plus en plus chaude, confortablement chaude.

Un autre rayon de soleil vient réchauffer agréablement ma main gauche. Ma main gauche est de plus en plus chaude, agréablement chaude.

Mes deux mains sont agréablement chaudes, confortablement lourdes et chaudes.

Et je suis de plus en plus calme.

Je prends conscience de mon cœur.

Mon cœur est un organe fort, qui bat calmement, régulièrement.

Je me mets à l'écoute de mon cœur, organe vital, qui bat calmement et régulièrement.

Tout mon corps vit au rythme régulier de mon cœur qui bat calmement, régulièrement.

Je peux sentir mes artères battre calmement et régulièrement, en particulier au niveau de mon ventre.

Et je suis parfaitement calme.

Je prends conscience de ma respiration calme et régulière. Je suis toute respiration.

Je vis en harmonie avec ma respiration calme et régulière.

Tout mon corps, toutes mes cellules respirent calmement, régulièrement.

Et je suis de plus en plus calme et détendu.

J'imagine un rayon de soleil qui réchauffe mon plexus solaire.

Il devient agréablement chaud.

Cette chaleur agréable diffuse dans tout mon tout mon corps.

Tout mon corps est agréablement chaud.

Je suis parfaitement calme et détendu

Tout mon corps est agréablement lourd et chaud comme si j'étais confortablement installé au soleil.

Ma tête est protégée par un arbre, un chapeau, un parasol, et un léger vent frais, vient rafraîchir, agréablement, mon front.

Mon front est agréablement frais.

Et je suis calme, serein, détendu

Je laisse venir à moi une pensée, une image positive...

Maintenant, je vais faire ma reprise, me réactiver en effectuant des flexions extensions énergiques des bras, je respire profondément, je m'étire, et, tranquillement j'ouvre les yeux ».

À l'époque, débutant, dans les années quatre-vingt-dix, j'utilisais cette version du Schultz comme une première séance, ensuite je proposais une relaxation sophronique plus poussée, là encore en m'inspirant du livre performance sportive d'Édith. Je vous la remets également ici. Comme vous l'avez noté, dans certains scripts de sophro, on parle à la première personne du singulier. Cela laisse à certains sophrologues une mauvaise habitude. En hypnose, je parle pour le sujet, mais je parle à mon sujet. J'utilise donc le vous ou le tu. Mais ni le je, ni le on.

Cette séance pourra être enregistrée pour votre entraînement personnel. Il suffit de se repasser l'enregistrement au calme, comme nous ferons dans le chapitre suivant sur l'autohypnose.

Je m'installe le plus confortablement possible.

Je ferme tranquillement les yeux pour mieux me concentrer sur mes sensations.

Je fais mes trois respirations complètes, à mon rythme :
Inspirer : Ventre-Thorax-Épaules,
Expirer : Épaules-Thorax-Ventre.
Trois fois à mon rythme

Ensuite, je reprends une respiration automatique et je laisse faire. Relax.

Et je vais pouvoir détendre tous mes muscles de la tête aux pieds.

Mon front est bien lisse, comme une surface d'eau calme, un lac, la mer au lever du soleil. Comme une piste parfaitement plane. J'efface mes rides d'expression.

Je décontracte mes sourcils, souvent froncés lors des efforts intellectuels.

Je relâche mes tempes.

Mes paupières, bien souples, reposent tranquillement l'une sur l'autre.

Elles peuvent être animées de petits battements qui sont tout à fait physiologiques, je laisse faire.

Je décontracte les muscles autour des yeux et derrière les yeux.

Je détends mes joues, en commençant par la face externe des joues, puis, la partie interne des joues. Si j'ai envie d'avaler ma salive, je laisse faire. C'est très bien.

Je décrispe les mâchoires, je desserre bien les dents.

Ma langue est bien souple, décollée du palais ou des dents.

Je laisse aller mon menton, mes lèvres peuvent s'entrouvrir, J'ai peut-être envie de bailler, je laisse faire.

Tout mon visage se détend, calme, relax.

Je prends conscience des sensations au niveau du visage parfaitement détendu.

J'accepte toutes les sensations, tous les petits phénomènes comme les bâillements, les picotements des yeux, la déglutition, sans juger, Je laisse faire. C'est très bien.

Je décontracte ma gorge.

Je laisse aller mes épaules, bien détendues.

Je décontracte tous les muscles de mes bras.

Mes coudes sont bien souples, ligaments déliés, comme pour courir, jouer au ballon, au tennis, coudes bien souples.

Je décontracte tous les muscles des avant-bras.

Mes poignets sont souples, ligaments déliés, comme pour lancer une balle, un ballon.

Je relâche tous les muscles des mains, dos des mains, paumes des mains, et je décontracte tous les muscles des dix doigts, jusqu'au bout des ongles.

Je prends conscience des sensations dans mes deux bras qui se détendent. Relax, lâcher-prise,

Je décontracte les muscles de la nuque. Je prends conscience du poids de ma tête, nuque parfaitement détendue.

Je prends conscience de ma respiration qui est devenue calme et régulière.

Et, en harmonie avec ma respiration, calme et régulière, je décontracte les muscles abdominaux, le ventre est bien détendu.

En harmonie avec ma respiration calme et régulière, je décontracte tous les muscles du thorax.

Je décontracte tous les muscles du dos.

Tous les muscles de la région lombaire se relâchent.

Maintenant, je vais détendre mon cerveau. Je peux laisser aller et venir les idées, sans me fixer dessus, comme de petits nuages blancs, dans un beau ciel bleu. Lâcher-prise.

C'est très bien.

Et maintenant, je décontracte les fessiers. Mes hanches sont bien souples.
Je relâche tous les muscles des cuisses, les muscles antérieurs, les muscles postérieurs, les muscles superficiels, et les muscles profonds,

Mes genoux deviennent bien souples, ligaments déliés, comme pour courir, sauter, faire du vélo.

Je relâche mes mollets.

Mes chevilles deviennent souples, ligaments déliés, comme pour courir, sauter, danser.

Je décontracte tous les muscles des pieds, dos des pieds, voûte plantaire, tous les muscles des dix orteils, jusqu'au bout des ongles.

Je prends conscience des sensations dans mes deux jambes qui se détendent. Je laisse faire. C'est un lâcher-prise. Relax.

Maintenant, je réunis toutes les parties de mon corps que je viens de détendre, et je prends conscience de tout mon corps, parfaitement bien détendu, depuis la racine des cheveux jusqu'au bout des orteils.

Relax, calme.

Je prends conscience de certains points de contact entre mon corps et le sol (le fauteuil) un petit peu plus marqué.

Je prends conscience du poids de mon corps, agréablement lourd ou léger, de l'espace qu'il occupe, de son orientation.

Je suis totalement détendu. Relax.

Pour approfondir mon état de détente, je laisse venir à moi mon image de détente.

C'est peut-être une situation vécue dans l'enfance ou plus récemment, des vacances, des loisirs. Cela peut se situer à la mer, à la campagne, à la montagne. Cela peut être un air de musique, que j'aime écouter, confortablement installé chez moi, une sensation, un parfum, une couleur, une jolie photo.

Si j'ai une image, je peux la projeter sur un écran ou sur une scène, et j'essaie d'en voir, d'en imaginer, d'en vivre le maximum de détails, chaque détail me procurant un peu plus la détente.
Je reste quelques instants à vivre mes sensations de détente à travers cette image, mon image de détente.

Maintenant, tout doucement, je mets de côté ou je laisse s'éloigner mon image, en sachant que je la retrouverai à chaque séance de sophrologie.

Avec l'entraînement, elle se précisera et chaque détail me procurera une agréable sensation de détente.

Et, dans la vie courante, il me suffira de revivre cette image de détente pour retrouver automatiquement le calme et la détente.

Maintenant, je vais envisager, par la pensée, de faire ma reprise, ma désophronisation, en sachant, que je vais conserver pendant quelques instants, mes sensations de calme, de détente, de sérénité.

Je vais accepter de revenir ici et maintenant, de retrouver mon niveau de vigilance habituel, le tonus musculaire nécessaire aux gestes et postures de la vie courante.

Je vais faire cette reprise très progressivement, sans à-coup, en respirant trois fois profondément et en utilisant lentement tous les muscles de mon corps,

Je respire profondément une première fois, réactivation des muscles du ventre et du thorax,

À mon rythme, je respire à fond une deuxième fois en remuant les doigts, les mains, les orteils et les chevilles.

Et je respire profondément une troisième fois en pliant les coudes, les genoux. Je remue mes bras, mes jambes.

Je peux bailler, frotter mes yeux, faire des grimaces, changer de position, je termine en m'étirant à fond.

Et, lorsque je suis bien revenu ici et maintenant, tranquillement, je peux ouvrir les yeux, et m'asseoir.

Autohypnose

Toute hétérohypnose (hypnose à deux) est avant tout une autohypnose. C'est le sujet qui fabrique ou pas sa propre transe. Il joue le jeu ou pas. L'hypnose est plus sujet-dépendant qu'opérateur-dépendant. Le même hypnotiseur fait la même induction à cent personnes différentes, il aura quasi autant de résultats différents. C'est le sujet qui se laisse glisser en transe, l'opérateur ne fait que guider, indiquer.

On peut finalement considérer qu'il n'y a pas d'induction propre à l'autohypnose. Quasi toutes les inductions utilisées pour hypnotiser un sujet peuvent être utilisées pour s'hypnotiser soi-même.

On distingue deux formes d'autohypnose : la primaire et la secondaire. L'autohypnose primaire, c'est celle que je tente tout seul, sans avoir aucune expérience ou aide préalable. Je me débrouille seul, avec les indications d'un bouquin, sans jamais avoir été hypnotisé avant.

L'autohypnose secondaire, c'est celle que je fais après avoir été hypnotisé par un autre. Je reproduis ce que j'ai entendu. J'ai même pu, éventuellement, enregistrer la séance que j'ai reçue pour la refaire. Je réutilise une induction précédente. L'autohypnose secondaire est évidemment plus puissante, plus facile, plus satisfaisante. Et l'hypnose à deux le sera encore plus.

Les gens peuvent avoir les mêmes peurs pour l'autohypnose que pour l'hypnose. Par exemple, rester coincé dans leur hypnose sans pouvoir en sortir. Cela est impossible, comme pour l'hétérohypnose, le pire qui puisse arriver est que l'hypnose se transforme en sommeil naturel. Surtout si je suis en manque de sommeil... Après une grosse sieste, je vais me réveiller naturellement.

Vous pourrez par prudence, vous donner à vous-même des fusibles, des précautions, là encore, comme en hypnose à deux. La plus répandue est de se suggérer à soi-même que l'inconscient et le conscient veillent sur nous pendant l'expérience d'autohypnose. Et que si quoi que ce soit autour de vous justifie un retour immédiat à la réalité environnante alors le réveil se fera facilement et prestement. Vous serez immédiatement capable d'avoir les réactions adaptées. Cela de façon à pouvoir réagir à un début d'incendie, comme à la sonnette de la porte d'entrée. Il est évident, au passage, qu'il vaut mieux se choisir un moment où vous serez tranquille et confortablement installé.

Une autre autosuggestion, que l'on retrouve là encore dans l'hypnose à deux, est le renforcement du moi. Il s'agit de vous dire qu'à votre réveil, vous

vous sentirez parfaitement bien, parfaitement reposé, en pleine forme et en pleine possession de vos moyens.

Et encore, pour faciliter vos entraînements suivants, vous dire à vous-même, qu'à chaque tentative, vous y arriverez de mieux en mieux, de plus en plus vite, de plus en plus profondément. Je le suggère également à mes patients, à chaque séance, pour l'hypnose à deux : notre séance suivante sera encore plus facile, rapide et profonde, et vous serez capable de la refaire tout seul. (Consignes de réinduction et d'autohypnose.)

Le temps est votre allié. Comme en toute chose, c'est une question de répétition et d'entrainement. Plus vous allez persévérer, plus vous aurez de résultats. Vous pouvez traiter en autohypnose tout ce qui peut se traiter en hypnose à deux. Vous pouvez gérer vos douleurs, votre fatigue (à l'image des pilotes de l'avion Solar impulse) ou votre stress. Donnez-vous un rituel, afin de répéter l'entraînement facilement. Choisissez le lieu et le moment de la journée.

Vous pouvez utiliser l'induction sur la respiration, vous laisser bercer puis hypnotiser par vos vagues de respiration. Vous pouvez, si vous le souhaitez, commencer avec les yeux fixés sur un point, en vous suggérant la fatigue, puis la lourdeur des paupières qui se ferment. Donnez-vous une suggestion d'entrée en hypnose ou bien alors combinez la respiration et l'escalier hypnotique. Une fois atteint un premier niveau d'hypnose, vous l'améliorerez facilement en parcourant mentalement votre corps, et en suggérant à chaque muscle la détente. Ce que les sophrologues nomment le body-scan. Suggérez-vous l'approfondissement. Une fois détendu, votre escalier hypnotique peut déboucher sur un paysage onirique. Votre lieu ressource. Vous pouvez encore approfondir en y pratiquant le 5, 4, 3, 2, 1.

Avec l'habitude, il vous suffira de quelques instants pour vous donner une induction type et atteindre un niveau d'hypnose suffisant. Ensuite, à vous de vous donner les suggestions thérapeutiques. Vous pouvez utiliser les vingt-quatre méthodes de gestion de la douleur décrite plus loin. Vous pouvez visualiser l'état désiré et le travail des cellules du corps pour favoriser l'autoguérison. Vous pouvez vous suggérer récupérer autant en vingt minutes d'autohypnose qu'en un cycle entier de vrai sommeil (soit quatre-vingt-dix à cent vingt minutes). Vous pouvez vous raconter à vous-mêmes tout ce que vous aimeriez qu'un thérapeute vous raconte.

Pour aller plus loin dans votre entraînement, vous pouvez vous suggérer une lévitation du bras en vous racontant à vous-même sa légèreté. Vous pouvez faire un Rossi tout seul en vous racontant les mains aimantées. Là encore, tout ce qui se travaille à deux peut se travailler seul. Par exemple, il est possible facilement de travailler seul l'induction d'Elman.

Prenons un exemple simple d'autohypnose classique. Il s'agit d'une séance que vous pouvez enregistrer pour vous-même afin d'apprendre à aller en hypnose. Assez rapidement, vous n'aurez plus besoin d'écouter l'enregistrement. Ce sera devenu une routine.

« Installez-vous le plus confortablement possible. Vous allez entendre cette voix et suivre les suggestions qu'elle vous offre. Vous allez apprendre à aller en hypnose. Vous allez apprendre à produire l'hypnose par vous-même, pour vous-même. Laissez vos yeux se fermer tranquillement. Prenez une bonne inspiration, expirez, laissez volontairement se faire une pause, gardez vos poumons vides quelques instants. (Principe de la pause de Salem que vous retrouverez au chapitre phobie). A chaque respiration, votre corps se relâche davantage et vous entrez plus profondément en hypnose. Parcourez mentalement votre corps et laissez chaque muscle se relâcher. Si vous aimez l'eau, c'est comme d'entrer graduellement dans un lac. Au fur et à mesure que l'eau monte des pieds jusqu'à la tête, le corps se détend. Comme dans un bain agréablement chaud. Les pieds, les mollets, les cuisses, le bassin et ainsi de suite jusqu'à la tête. Tout votre corps se détend. Tous vos muscles se détendent de la pointe des pieds au sommet du crâne. Toute tension se retire de vous. Vous vous sentez gagné par un sentiment de repos, de confort, de plénitude, de bien-être.

Plus votre corps se détend, plus votre respiration est profonde, plus vous allez en hypnose. Votre corps peut vous sembler devenir confortablement lourd et pesant, ou, à l'inverse, comme flotter agréablement sur un nuage.

Imaginez-vous maintenant au seuil de votre escalier hypnotique pour approfondir encore. Ce peut être un escalier qui monte ou qui descend. Il peut être de pierre ou de bois, peu importe. C'est celui qui vous vient. Je vais compter lentement de un jusqu'à dix et à chaque chiffre, vous allez encore plus profondément en hypnose. Chaque chiffre, une marche supplémentaire qui approfondi votre état d'hypnose. (Faites pour vous ce compte à votre rythme). A dix, dans un état d'hypnose tout à fait satisfaisant. Tout est bien et confortable. »

Puis vous pouvez continuer cette induction simplissime en faisant déboucher votre escalier sur un paysage qui deviendra un lieu de paix intérieur. Ou encore continuer l'exercice et l'entraînement en travaillant une lévitation du bras. Il suffit de se suggérer la légèreté, d'attacher des ballons d'hélium imaginaires, d'imaginer envoyer sa respiration jusque dans la main qui devient elle-même le ballon. Bref d'utiliser pour soi le discours que l'hypnotiseur propose à autrui pour obtenir cette lévitation. Pour le réveil, il suffit de reprendre l'escalier et le décompte dans l'autre sens. Vous vous serez de toute façon suggéré en début de séance qu'à la moindre sollicitation, il vous sera possible de réagir de façon adaptée et immédiate, cela même en plein milieu de votre hypnose.

A titre personnel, ce que je propose souvent comme initiation à l'autohypnose : c'est le Rossi. Lorsque je les ai guidés une fois, ils retrouvent facilement ce cheminement vers l'hypnose. Et je leur propose de rajouter les visualisations adaptées à leurs objectifs, c'est-à-dire visualiser la solution réalisée et le chemin qui y mène, comme dans la question miracle, ou bien visualiser le travail du corps vers la guérison. Il peut être rassurant pour certains de savoir que, comme en hypnose, on n'a pas besoin d'un niveau d'autohypnose profond pour avoir des résultats. Les résultats ne sont pas corrélés à la profondeur apparente d'hypnose. Moi qui suis mauvais sujet, peu suggestible, cela ne m'empêche pas de laisser mon inconscient gérer mes douleurs ou ma fatigue, à l'image de Bertrand Piccard dans son Solar Impulse. Et je m'amuse de constater l'autonomie de mon corps, de vivre la dissociation lorsque je me propose à moi-même une lévitation. Je sens, je ressens mon bras bouger seul, il n'est pas comme d'habitude.

Mon autohypnose à moi, c'est je pense, d'avoir profondément foi en mon inconscient et en mes ressources internes.

Auto-signaling

Lecron propose, dans son livre sur l'autohypnose, une forme de communication avec l'inconscient qui utilise un pendule. C'est une sorte de signaling. Le principe est le suivant : sur une feuille de papier, tracez un grand cercle. Puis, à l'intérieur du cercle, une croix qui définit un axe vertical et un axe horizontal. Immobilisez le pendule, tenu du bout des doigts, au-dessus du centre de la croix. Puis, comme dans un Swan, demandez le oui à votre inconscient à l'aide du pendule. Le oui pourra donc être un balancement vertical, de bas en haut, ou horizontal, de gauche à droite, selon les axes de la croix. Mais le oui pourra aussi être donné par une rotation, des cercles dessinés dans un sens ou dans l'autre (horaire ou anti-horaire). Une fois ce signaling particulier établi, il n'y a plus qu'à vous poser des questions à vous-même. Votre inconscient vous répondra. Comme il y a quatre réponses possibles, on peut définir un oui, un non, un « il vaut mieux ne pas savoir » et encore une quatrième réponse de votre choix.

Voyez l'illustration, elle définit quatre directions possibles :

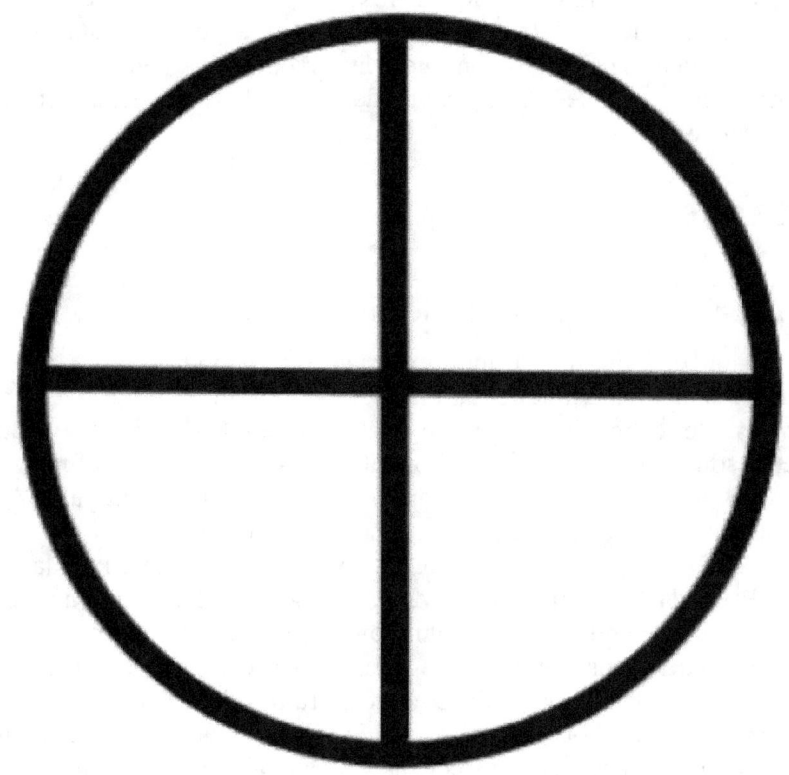

De gauche à droite, à l'horizontal,
De haut en bas, à la verticale,
En cercle, dans un sens ou l'autre (ce qui peut différencier éventuellement deux réponses).

La plupart peuvent se contenter de considérer trois directions qui définissent un oui, un non et un jocker…

Une variante amusante de cet exercice que j'ai proposé à plusieurs formations est d'utiliser son propre corps comme pendule. Tenez-vous bien droit, les yeux fermés pour mieux ressentir. Puis, posez-vous la question : quelle orientation du corps veut dire oui ? Il peut pencher en avant ou en arrière ou être encore attiré vers un côté ou l'autre. Là encore, une combinaison de quatre réponses possibles. Utiliser votre corps comme pendule à l'avantage de ne nécessiter aucun matériel.

Quelques indications

Pour l'ensemble de ces chapitres, je vais m'exprimer en disant le phobique, le fumeur, la boulimique... Il serait plus juste d'écrire le patient qui présente un trouble phobique, ou encore mieux la personne qui présente un trouble X. Ceci afin de ne pas confondre la personne avec son comportement, ni la stigmatiser. Aussi je fais le choix de rester dans ma simplicité et votre inconscient corrigera selon sa sensibilité.

Le tabac

Déroulement en une seule séance

Au fur et à mesure de mon expérience, j'ai modifié mon approche par rapport au tabac. Au début de ma pratique, je proposais cinq à six séances par tenter de régler cette dépendance. Je passais du temps à éclairer la relation à la cigarette, son éventuelle utilité, sa fonction dans votre vie. Puis finalement j'ai eu l'impression que, soit les gens sont prêts, soit ils ne le sont pas... Alors j'ai opté pour un protocole réduit à trois séances. La première c'était l'anamnèse, la seconde, une première séance d'hypnose avec une catalepsie. Puis la troisième était un Rossi dans lequel on demandait si l'inconscient était prêt à vous aider à arrêter de fumer aujourd'hui. On était donc censé arrêter de fumer au troisième et dernier rendez-vous. Le bouche-à-oreille a attiré de plus en plus de monde, mais certains pensaient que l'on arrêtait de fumer dès la première séance. Ils m'ont donc poussé à bousculer mon protocole et Sylvain[84] les a beaucoup aidés en ce sens... Je demandais alors aux gens s'ils souhaitaient arrêter dès la première séance ou seulement à la troisième. Ce qui fait que petit à petit j'ai développé un protocole sur une seule séance.

Aujourd'hui avec cette façon de faire, j'ai un taux de succès de 50 % à deux ans de recul. C'est-à-dire que la moitié des gens sont restés non-fumeur deux ans après la séance. À titre de comparaison, on considère qu'avec un sevrage à l'aide des patchs, deux ans après, on est seulement à 30 % de succès. Ce taux élevé s'explique aussi par le fait que les patients ont attendu leur rendez-vous plusieurs mois. Je ne vois donc que les plus motivés des plus motivés qui ont utilisé ce temps d'attente pour mûrir leur décision. De plus, tous viennent uniquement par bouche-à-oreille, de la part d'un ami qui a déjà stoppé le tabac chez moi. Je ne vois donc que les plus convaincus. Enfin j'ai dans mon cabinet une collection de plusieurs centaines de paquets de cigarettes. Les patients ont

---

[84] Lisez l'histoire de Sylvain au chapitre comment aller plus vite, plus fort.

pris l'habitude de laisser leur paquet en partant. Celui qui arrive voit donc un mur entier de paquets de tabac, laissés par ceux qui l'ont précédé. Cela joue aussi le rôle d'une puissante suggestion. J'explique que la séance va comporter trois parties, faire connaissance en cinq minutes, puis vingt minutes d'explication sur ce que sont la cigarette et l'hypnose, puis enfin, la séance d'hypnose par elle-même.

Pour faire connaissance il s'agit d'une très rapide anamnèse.

Où en êtes-vous avec le tabac ? Quelle quantité fumez-vous ? Avez-vous déjà réussi à stopper ? Aimez-vous encore la cigarette ? Votre entourage est-il fumeur ? Quelles sont vos motivations ? Vous racontez-vous encore que la cigarette vous détend ?

Je ne m'étends pas sur la vie des gens. Cette petite discussion dure cinq minutes.

L'idée, en tout cas, est que je ne veux pas rentrer dans la logique : à quoi vous sert la cigarette ? Quels sont vos problèmes qu'il faudrait régler avant d'arrêter de fumer. Car premièrement, ce serait cautionner le fait que la cigarette est une béquille, qu'elle sert à quelque chose. Ce en quoi je ne crois absolument pas. Il n'y a pas plus stressé qu'un fumeur en vérité. Deuxièmement, si je dois attendre d'avoir réglé tous mes problèmes pour stopper le tabac, alors je n'arrêterai jamais... C'est ce que je vais expliquer et démontrer avec la phase suivante : le petit monstre.

Recadrage sur le tabac selon Allen Carr

Le petit monstre... Je m'inspire là de l'excellent livre d'Allen Carr[85]. Il m'a été conseillé par de nombreux patients qui avaient réussi leur sevrage à la seule lecture de ce livre. Après en avoir entendu parler deux trois fois, ma curiosité a été piquée à vif. Et pour moi qui n'ai jamais fumé, ce fut une lecture salutaire. Voilà la métaphore qu'il propose.

Quand on commence à fumer on ne se méfie pas. On est en général entraîné par les autres, on veut faire le grand, on veut faire partie de la bande. Puis les premières cigarettes sont dégueulasses, on n'avale même pas la fumée, on n'imagine pas, mais vraiment pas, devenir dépendant un jour... On fume encore occasionnellement. Mais ce que l'on ignore c'est qu'en même temps que les premières cigarettes, on avale un petit monstre. Et ce petit monstre une fois qu'on l'a avalé, on ne sait pas le recracher.

---

[85] Carr Allen, La méthode simple pour en finir avec la cigarette. 1983, Edition Pocket, 2004

Or, il se nourrit de cigarettes, de nicotine plus précisément. Et il va devenir de plus en plus gourmand. Au début, vous ne fumez pas tous les jours, puis c'est une par jour, puis deux, puis trois, puis quatre, et ainsi de suite. Il a de plus en plus faim, et sur des années ça devient en moyenne vingt cigarettes par jour. Un paquet quotidien c'est la consommation moyenne en France.

Mais une fois que vous êtes à vingt cigarettes par jour, cela veut dire que vous fumez vingt cigarettes en moins de vingt heures. En effet, même pour un petit dormeur, vous dormez en moyenne six heures par nuit, donc vingt cigarettes en dix-huit heures, ce qui fait en moyenne, une toute les cinquante-quatre minutes. Votre autonomie moyenne, votre liberté par rapport à la cigarette ce n'est même pas une heure... En vérité vous en appréciez vraiment cinq par jour, et encore... Alors les quinze autres ? Pourquoi les fumer ? Le geste ? L'habitude ? Non ! Le besoin ! C'est-à-dire, déjà la dépendance.

Comment se déroule alors la journée du fumeur ?

La nuit le petit monstre est comme vous. Il dort. Il est assez rare de fumer dans la nuit, cela même si vous vous levez pour satisfaire un besoin nocturne. Par contre, dès votre réveil, que ce soit avant le café, pendant ou juste après, vous fumez la première cigarette de la journée. Et elle fait partie de celle que vous appréciez... Parce que le petit monstre a les crocs, il est en manque, il y a six ou sept heures qu'il n'a rien mangé. La première vient combler ce manque de la nuit, et d'ailleurs en général, la seconde n'attend pas cinquante-quatre minutes pour venir...

Puis une fois que vous avez rattrapé la dose de la nuit, la journée peut commencer par une cigarette quasi toutes les heures, en moyenne. Parce que si vous en avez fumé une sur le parking du bureau, à 8h50 par exemple, alors à 9h45 (55 minutes après) vous aurez déjà envie d'en griller une... Mais vous devez attendre il est trop tôt pour déjà faire une pause... Que va dire le patron ? Alors vous attendez, vous patientez, ayant parfois du mal à penser à autre chose que votre envie de fumer (nous y reviendrons pour une explication sur la concentration).

Si en plus il y a une longue réunion sans pause et que vous devez attendre trois, quatre heures pour enfin pouvoir sortir... Alors là encore votre petit monstre est très en manque... Et lorsque vous sortez enfin de cette longue, longue, réunion, votre priorité n'est même pas d'aller aux toilettes mais de courir dehors fumer enfin une cigarette, et d'ailleurs plutôt deux qu'une seule. Et cette satanée cigarette plus vous l'avez attendue plus vous l'appréciez... Elle fait vraiment du bien... Elle détend, ça soulage...

Mais en vérité, elle ne fait que soulager le manque qu'elle a elle-même créé.

La cigarette n'est pas une béquille, elle n'a jamais réglé aucun problème. On se ment à soi-même parce qu'à force d'avoir attendu des cigarettes plus que d'autres, on vit quotidiennement le soulagement du manque, du vide de la cigarette. C'est le serpent qui se mord la queue, c'est l'histoire du type qui se tape sur la tête parce que ça fait du bien quand il arrête.

D'ailleurs bonne nouvelle... Lorsque vous aurez arrêté de fumer, il sera toujours possible de connaître ce bonheur intense... Il suffit d'acheter des chaussures trop petites, qui font bien mal aux pieds... Et toutes les cinquante-quatre minutes... Vous pouvez les enlever pour une minute ou deux... C'est tellement bon...

Autre solution, retenez-vous de faire pipi, mais vraiment le plus longtemps possible... Parce que lorsqu'enfin on peut vider sa vessie, c'est un bonheur encore plus grand que la nicotine...

Il y a au moins deux choses à savoir sur le petit monstre, la première est qu'il se moque de nous et qu'il ne nous a jamais aidé à résoudre quoi que ce soit ou à se détendre davantage. Il ne fait que supprimer très provisoirement le problème qu'il a installé. À l'adolescence il nous a passé une laisse autour du cou. Et c'est une laisse avec un collier étrangleur. Et vingt fois par jour, il tire sur la laisse, et chaque fois qu'il tire trop fort, on cède, on paie la rançon... Une clope... Vingt fois par jour...

Si la première chose à retenir à propos du petit monstre est cette légende à propos de ses prétendus bienfaits[86], la seconde est qu'il ne va jamais mourir. Vous ne vous en débarrassez jamais totalement. Le mieux qu'on sache faire, c'est l'endormir, mais pas le tuer. Et il faut s'en méfier, il a le sommeil léger. Une seule cigarette, même dix ans après suffit à le réveiller. Il faut se tenir le même discours que les alcooliques anonymes. Buveur un jour, buveur toujours, on est au mieux un alcoolique abstinent. Fumeur un jour, fumeur toujours, on devient au mieux fumeur abstinent.

Les cinquante pour cent d'échec sont là. Tous ceux que je revois, qui reviennent faire une tentative ont le même discours la même phrase amusante :

---

[86] C'est ce qui m'a décidé à acheter le livre de Carr. J'ai commencé par jeter un coup d'œil à la table des matières, et là, surpris, je vois qu'il existe un chapitre dont le titre est : les bienfaits de la cigarette... curieux j'ouvre le livre à la page du titre en question. Amusé, je découvre le titre les bienfaits de la cigarette, en haut d'une page blanche et vide... et on passe au chapitre suivant...

« j'ai repris bêtement... (comment pourrait-on reprendre intelligemment ?) Ça avait marché j'ai stoppé plusieurs mois, ça ne me manquait pas... Puis un jour, un soir, j'en ai repris une, juste une... Enfin c'est ce que je croyais... Une, puis deux, puis trois, et je suis revenu en quelques jours ou semaines à ce que je fumais avant. »

C'est une drogue tellement puissante, qu'une seule cigarette, même des années après suffit à rechuter. Ça fonctionne en tout ou rien. Une seule cigarette c'est une cigarette de trop. Là encore comme les alcooliques anonymes, le seul moyen de ne pas boire le verre de trop, c'est de ne pas boire le premier... Pour éviter le risque fort de rechute, restez loin du tabac.

Bien sûr vous connaissez tous une exception, un ancien fumeur devenu fumeur occasionnel. Mais pour un comme ça, mille se sont fait avoir... Et qui plus est, cette exception qui ne fume que le samedi soir par exemple, moi qui suis non-fumeur, je ne l'envie pas... Ça veut juste dire que chaque samedi soir, il réussit à avoir une haleine de chacal...

C'est pour cela que personnellement, si vous fumez le cannabis, il faudra le stopper en même temps. Car pour fumer votre joint, vous émiettez du tabac, et ce peu de tabac suffit à entretenir le petit monstre en forme, et immanquablement la rechute est assurée. Et de toute façon le joint est tout aussi toxique et dangereux que la cigarette. C'est en tout ou rien, pas de nuance, pas de milieu...

Le livre d'Allen Carr m'a permis de comprendre autre chose. En tant que non-fumeur je n'arrivais pas à comprendre les gens qui affirmaient que le tabac les aidait à réfléchir. Il me semblait qu'ils affirmaient que la cigarette rend plus intelligent... Bizarre, et d'autant plus bizarre, que je n'en ai jamais vu aucun de ceux-là, lorsque leurs grands enfants passent le bac, courir au tabac acheter une cartouche de cigarettes afin d'aider à la concentration nécessaire... Franchement quel égoïsme, si la cigarette aide à réfléchir et à se concentrer, encouragez vos ados...

Comment Allen Carr explique ce paradoxe ? Je reviens à l'exemple donné plus haut. Vous avez fumé une cigarette sur le parking du bureau à 8h50. Le temps de dire bonjour aux collègues, prendre un petit café, allumer l'ordinateur, trier les mails et virer les spams... Quand vous commencez à travailler sur vos dossiers, il est déjà 9h20 au mieux. Déjà une demi-heure sans nicotine, le petit monstre commence à avoir faim. Arrivé 9h44... Il a besoin de sa clope suivante, mais il est trop tôt pour déjà faire la pause... Alors vous patientez, vous tenez le coup, mais plus le temps passe, plus le petit monstre hurle dans votre tête : une clope ! Une clope ! Une clope !

Au bout de deux heures de bureau, vous n'y tenez plus. Vous entraînez un autre collègue fumeur, et enfin on va se faire une clope, deux d'ailleurs, vite fait. Et lorsqu'au retour de la pause, vous vous remettez au travail, comme par miracle, vous retrouvez toute votre concentration... Pour cinquante-quatre minutes... Vous l'aurez compris...

En vérité la cigarette ne vous aide pas, mais là encore une fois que vous fumez, vous libérez la partie de votre cerveau qui était occupée à réclamer une cigarette. Vous retrouvez cent pour cent de la bande passante, car une partie était consommée par l'appel du manque...

Encore une fois, une fois que vous vous êtes libéré de votre envie de pipi, la concentration est beaucoup plus facile... C'est comparable. La cigarette n'aide pas à se concentrer, mais il faut se libérer de son obsession pour retrouver la concentration.

Curieusement, personne ne m'a jamais dit : pisser améliore la concentration... Peut-être parce qu'on n'a pas besoin de se trouver une excuse pour ça...

La cigarette ne m'apporte absolument rien de positif. Je me mens à moi-même pour justifier ma bêtise. Elle n'est pas non plus conviviale, elle crée d'office deux groupes... Les fumeurs d'un côté, les non-fumeurs de l'autre. Fumeurs comme alcooliques se racontent que les autres, ne sont pas drôles et ne savent pas vivre...

La séance d'hypnose antitabac

Celle que j'utilise le plus souvent, c'est devenu une routine. J'ai tellement de demandes de fumeurs, qu'il m'est arrivé de ne recevoir plus qu'eux lorsque j'avais un an de liste d'attente (ils étaient les seuls à patienter pour un rendez-vous aussi éloigné, il ne faut pas être au bord du suicide). Cela a d'ailleurs fini par engendrer une lassitude qui m'a poussé à me réorganiser en choisissant mes patients en fonction de la demande, afin de voir autre chose que des fumeurs. Pendant plusieurs mois je n'ai plus accepté aucun nouveau patient afin d'écluser la liste d'attente, ensuite j'ai pu choisir de voir les cas plus intéressants avec des demandes différentes et peut-être plus justifiées.

« Installez-vous le plus confortablement possible.

Laissez vos yeux se fermer... Bien...

Le simple fait de fermer les yeux permet déjà de s'intérioriser.

Puis portez votre intérêt sur votre respiration, il vous suffit d'imaginer que vous cherchez à apprécier une odeur.

Imaginez par exemple un bouquet de magnifiques fleurs sous votre nez.

Inspirez, sentez, appréciez l'odeur des fleurs. Respirez.

Dès qu'on joue le jeu, dès lors qu'on cherche à apprécier une odeur, alors automatiquement on a une respiration plus profonde plus complète.

Prenez juste le temps d'apprécier, de savourer votre respiration.

Puis portez votre attention sur les mouvements de votre respiration, sur les mouvements de votre corps.

Comment votre corps se gonfle et se dégonfle à chaque respiration. Ça monte et ça descend.

J'aime comparer le mouvement dès la respiration avec le mouvement des vagues, ça monte et ça descend de la même manière.

Alors prenez quelques instants pour juste vous laissez bercer par vos vagues de respiration, pour vous laisser bercer par ma voix.

Au début l'hypnose est comme une détente, une relaxation, puis ça s'approfondit.

Et on peut aller plus loin dans la comparaison entre les vagues et la respiration.

Imaginez maintenant la circulation de l'air dans votre corps, dans vos poumons. Observez comment il fait des va-et-vient, des allers-retours, là encore comparables au va-et-vient des vagues sur le sable. Laissez-vous bercer par vos vagues de respiration, laissez-vous bercer par ma voix.

Voilà très bien.

Et dans sa tête on peut voyager. Alors transportez-vous sur une plage de sable fin.

Observez les éléments du paysage en faisant face à l'océan.

Observez les mouvements des vagues à l'horizon. Vous pouvez les voir monter et descendre. Vous pouvez voir l'écume des vagues, observez les rouleaux blancs et voir également les reflets de la luminosité à la surface des vagues. Ça forme des facettes lumineuses qui dansent au gré des vagues.

À vos pieds les vagues dessinent des arabesques, des volutes, des courbes.

Vous pouvez voir cela et vous pouvez entendre le son des vagues.

Il peut y avoir la caresse du vent et du soleil sur la peau ou la sensation du sable sous les pieds.

Vous pouvez aussi remarquer la différence de couleur et d'aspect entre le sable humide et le sable sec. Et clairement la ligne de démarcation, jusque-là où les vagues arrivent.

Retrouvez ces mille détails qui font l'ambiance et l'atmosphère particulière de ce bord de mer.

Et souvent cette ambiance nous incite à la rêverie. À la détente.

Puis je vais vous proposer de faire une balade sur cette bande de sable humide où les vagues vont et viennent.

Vous pouvez facilement voir l'empreinte de vos pas se dessiner sur le sable. Puis comment la vague suivante vient les recouvrir et les effacer.

Si à cet endroit-là vous dessinez un cœur, les vagues vont l'effacer.

Nous, on ne va pas dessiner, on va écrire.

Vous allez chercher à tracer sur le sable, le long de la plage, le mot cigarette.

C'est un grand mot long à écrire, et dans ce rêve éveillé que nous construisons ensemble, les vagues l'effacent à chaque fois que vous arrivez à l'écrire.

Et vous pouvez vous entêter, les vagues auront le dernier mot. Elles sont là depuis des millions d'années et seront là encore des millions d'années après nous.

C'est à l'image de ce que notre séance d'hypnose va vous apporter. C'est-à-dire qu'à partir de cet instant, à chaque vague de respiration, votre inconscient va effacer la cigarette de votre vie.

Il va l'effacer partout où c'est utile.

L'effacer de vos journées, l'effacer de vos soirées, de vos week-ends, de vos semaines de travail. L'effacer de votre bouche, l'effacer de vos mains. L'effacer partout où c'est utile et nécessaire, comme vous l'avez déjà effacé de certains lieux. Probablement votre chambre et les salles de restaurants.

À partir de maintenant, à chaque vague de respiration, votre inconscient efface la cigarette de votre vie.

Maintenant nous allons revenir à la plage car il y a un constat intéressant à faire. Pour faire ce constat déplacez-vous de quelques pas pour aller dans le sable sec.

Ici il n'y a plus les vagues. Vous avez donc le temps et la possibilité d'écrire une dernière fois en entier le mot cigarette. Faites-le.

Lorsqu'il est entièrement tracé, comme il n'y a plus les vagues, ça va être à vous de l'effacer. Mais alors on va le faire tout doucement, méticuleusement, soigneusement en commençant seulement par la première lettre.

Bougez le sable, effacer le C, et juste le C pour l'instant.

Très bien, puis pas plus vite que cela effacer la seconde lettre, le I. Et juste le I.

Appliquez-vous doucement, sentez ce qui se passe en vous en effaçant peu à peu la cigarette de votre vie.

OK le G maintenant la troisième lettre.

Et lorsque vous avez effacé le G, faites un arrêt sur image.
Prenez le temps de lire ce qui reste écrit dans le sable.

Oui voilà, (sourire qui apparaît très souvent)

C'est curieux cette partie du mot se lit arrête. Se prononce arrête. L'orthographe n'est pas la bonne ok. Mais l'idée y est.

Et c'est peut-être la première fois de votre vie que vous réalisez cette ironie du sort. Depuis toujours dans le mot cigarette on entend arrête...

Comme si dès la première cigarette nous étions prévenus de ce qu'il faut faire.

Et c'est comme cela que votre inconscient vous le fera entendre à l'avenir.

Si un jour un ami, un collègue ou si qui que ce soit vous propose une cig... arrête, votre inconscient vous fera entendre arrête. Stop.

Vous serez fier de répondre : non merci, j'ai arrêté.

Cette idée, arrête, il y a des années qu'elle vous accompagne. Aujourd'hui nous allons en faire une réalité.

Pour ça on va stimuler votre inconscient.

Et votre inconscient fonctionne aussi comme l'instinct animal. Dans la nature les animaux sentent venir le danger. Tempête ou tremblement de terre, ils sont à l'abri avant nous.

Et c'est précisément votre instinct de survie qui vous amène ici.

Et vous avez déjà vu dans la nature les animaux renifler leur nourriture pour éviter de s'empoisonner.

Et logiquement nous fonctionnons comme eux.

Si un jour dans votre frigo il y a un aliment périmé. Il a tourné, pique sur la langue, a un sale goût, une mauvaise odeur, un sale aspect. Sans hésitation vous allez le recracher, le jeter à la poubelle.

Et la première clope était probablement dégueulasse.

Mais à l'époque au lieu d'écouter votre corps, au lieu d'écouter votre instinct, vous avez écouté les copains, les autres. Vous avez cédé à la pression sociale, vous vouliez être accepté par la bande. Être comme les autres.

Alors petit à petit vous avez obligé votre corps à accepter le poison. D'abord en crapotant, sans même avaler la fumée, trop mauvaise, trop forte.

Puis petit à petit, 1, puis 2, puis 3, puis finalement 20 cigarettes par jour.

Soit 7300 cigarettes par an...

Aujourd'hui on va ramener le dégoût pour le tabac. C'est facile à faire, désagréable mais facile...

Imaginez un gros cendrier rempli de ces 7300 mégots. Une pyramide de mégots, la place, le volume que ça prend, l'odeur que ça dégage. Avec tout le respect que je vous dois, ce gros tas de mégots, c'est votre corps, rempli, imbibé de nicotine.

Imaginez ce que vous fuyez habituellement, c'est-à-dire l'aspect, l'état intérieur de vos poumons. Imaginez 7300 cigarettes par an qui passent par vos poumons. C'est noir, c'est sale... J'imagine vos poumons comme l'intérieur d'une cheminée. Tout noir tout sale tout collant. Imaginez les quantités de goudron déposées dans vos poumons.

Je les imagine encore comme les deux ailes d'un oiseau pris dans la marée noire, les deux ailes collées par le goudron, le pétrole, le mazout. Encore vivant mais privé de sa liberté...

Également comme un tronc d'arbre pris dans un incendie. Calciné devenu tout noir tout salissant comme du charbon de bois.

Juste à imaginer honnêtement ce bloc noirci en haut de votre corps, votre respiration devient plus difficile, plus désagréable.

Ça, c'est pour le goudron dans vos poumons. Rajoutez la nicotine. Cette espèce de vernis jaune marron, poisseux qui colle partout.

Ceux qui fument beaucoup dans leur voiture, on dit qu'il faudrait des essuie-glaces à l'intérieur de la voiture. Elle colle partout, dans vos veines dans vos artères.

Elle bouche les tuyaux et force votre cœur à battre plus vite, pour pousser un sang pauvre en oxygène.

Probablement d'ailleurs vous évitez de fumer dans votre chambre. Car ça pue de trop et vous voulez éviter de pourrir les peintures au plafond ou les vêtements dans les placards.

Curieusement vous prenez plus soin des peintures, du matériel que de votre propre corps, de votre propre vie. Vous évitez de salir la chambre et ses peintures, mais pas votre corps, pas vos cheveux.

Et imaginez maintenant dans quel état vous seriez si je vous obligeais à fumer un paquet entier en une seule fois. 20 cigarettes, l'une derrière l'autre sans faire aucune pause.

Allumer la première, la fumer jusqu'au filtre.

Et allumer la seconde avec le mégot de la première et la fumer jusqu'au bout sans aucune pause.

Et enchaîner ainsi 20 cigarettes réellement à la suite.

Même pour la pire soirée de votre vie vous n'avez pas fumé ainsi. Personne ne le fait.

(Avoir le dégoût dans la voix pour ces suggestions à venir. C'est-à-dire que je mime le plus possible ce que je suggère à l'autre de ressentir. Principe des neurones miroirs.)

Car ça cogne dans la tête. Ça file mal au crâne.

Ça amène des nausées, ça donne envie de vomir.

Ça accélère le cœur, on fait des tachycardies.

Ça brûle la gorge.

On a un goût affreux dans la bouche, ça laisse la bouche pâteuse. On a plus qu'une envie c'est de se laver les dents.

C'est aussi pour toutes ces raisons que vous avez choisi de dire stop. Ça suffit.

Alors on va vous libérer du tabac en stimulant votre inconscient.

Pour ça on va passer par un mouvement, une sensation.

Dans quelques instants je vais me permettre de poser la main sur votre bras. Et à ma façon je vais bouger votre bras.

Ce que je vous demande, c'est de ne pas m'aider. De ne pas faire de mouvement volontaire. Vous faites de votre mieux pour laisser votre bras vivre sa vie.

(Faire une catalepsie)

Voilà c'est bien. Votre bras flotte maintenant. (Ou pas)

Et l'hypnose c'est cela.

Votre inconscient travaille, votre corps participe. Et vous restez conscient, libre de penser par vous-même.

Et il est temps maintenant de visualiser votre victoire. Votre liberté retrouvée. Votre première journée sans cigarette.

Votre victoire, votre liberté, elle commence aujourd'hui en sortant de cet immeuble.

Dans votre vie d'avant, votre réflexe aurait été d'allumer une cigarette en quittant un long rendez-vous.

Aujourd'hui, en sortant d'ici, vous respirez librement, vous appréciez.

Et faites le film du reste de la journée sans aucune cigarette.

Vous réinventez votre vie d'adulte non-fumeur.

C'est quoi une journée sans cigarette, un café sans clope, un repas sans cigarette, une pause au boulot sans cigarette. Se coucher sans, se réveiller sans.

Vivre sans, mais VIVRE justement.

Visualisez votre victoire.

Donnez aussi un visage au petit monstre.

Moi je l'imagine comme un monstre de dessin animé.

Car il est fort possible que dans les trois premiers jours, il vienne réclamer.

S'il vient, vous lui mettez un gros coup de pied au cul... « Dégage. » « À la niche. »

Vous pouvez d'ailleurs le visualiser attaché, enfermé.

Vous avez compris, la règle du jeu est simple. Il y a une laisse pour deux.
Si vous faites l'erreur de le libérer, pour lui donner une cigarette, une seule... Alors aussitôt il saisit la laisse et la referme autour de votre cou.

Et c'est vous qui redevenez l'esclave, le toutou obéissant.

C'est votre vie, vous en faites ce que vous voulez. Choisissez. Mais choisissez bien.

Si le petit monstre revient, vous le dégagez.

Visualisez votre victoire, un jour sans tabac. Puis 2 puis 3.

Au bout d'une semaine seulement le petit monstre est endormi. Il vous fout la paix.

Allons plus loin. Un mois sans cigarette. Puis 2 puis 3...

D'ici à cet été vous avez déjà économisé 1000 € (250€ par mois)
Ça paie une bonne partie des vacances. Grâce à l'arrêt de la cigarette.

Et en vacances, vous aurez la même silhouette qu'aujourd'hui.

Vous allez avoir la double victoire d'arrêter la cigarette sans prendre de poids.

Là encore grâce à votre inconscient, instinct animal.

Imaginez un troupeau de gazelles. Elles vivent dans la savane, et elles mangent de l'herbe... De l'herbe à perte de vue. Elles pourraient bouffer toute la journée.

Et pourtant non... Elles restent fines et élégantes. Elles gardent la ligne. Elles ne mangent que la quantité nécessaire, pas plus, pas moins. Elles suivent leur instinct.

Dans la nature, il n'y a pas de surpoids, pas d'obésité.

Vous aurez la double victoire d'arrêter de fumer sans grossir.

Visualisez-vous sur la plage, non-fumeur et avec une silhouette plaisante.

Arrêter de fumer va vous apporter plus que ce que vous imaginez. Vous allez gagner confiance en vous, développer votre estime personnelle. Vous allez vous sentir plus en cohérence avec vous-même.

Avançons encore dans le temps. Dans 10 mois c'est Noël.

En 10 mois c'est 2500 € d'économies. Ça file un sacré coup de main au père noël... Mais le plus beau cadeau que vous pouvez faire à vos enfants ou aux gens que vous aimez, ça ne s'achète pas avec l'argent. Le plus beau cadeau pour eux, pour vous c'est d'avoir arrêté de fumer aujourd'hui.

Vos enfants vont grandir. Se marier dans 20 ans.

Savoir si dans 20 ans vous serez là pour eux, pour assister à leur mariage, ou si votre absence gâchera la fête, ça se décide aujourd'hui.

Savoir à quoi vous allez ressembler dans 20 ans ça se décide aujourd'hui.

Pour toutes ces raisons-là, le tabac, c'est fini. Répétez-vous dans votre tête plusieurs fois... Le tabac, c'est fini... Mettez les points sur les I.

OK...

D'ici quelques Instants vous allez pouvoir laisser se terminer cette séance.

Vous pouvez commencer à bouger les doigts s'ils sont encore engourdis... Voilà puis vous étirer soigneusement. C'est toujours bien de s'étirer avant d'ouvrir les yeux. Voilà. Laissez revenir toute l'énergie nécessaire aux gestes de la vie quotidienne. Tous... Sauf un. »

Vous pouvez être surpris que j'utilise le dégoût et la peur de la mort. Surpris et même dérangé. Mais faites avec le monde comme il est, et non pas comme vous aimeriez qu'il soit.

J'adorerais pouvoir m'adresser à l'intelligence des humains ainsi qu'à leur sens des responsabilités. C'est ce que les gouvernements successifs ont tenté de faire à propos de sécurité routière. En 1970 (année de ma naissance) il y avait 17 000 morts par an sur les routes. Les autorités ont fait différentes campagnes. Dans l'une de celle-ci on filmait par hélicoptère les 17 000 habitants d'une ville allongés sur le sol. Cela afin de responsabiliser la population. On a posé des panneaux attention écoles, veillez sur nos enfants. On a fait beaucoup de pédagogie. Et ça marche parce que en 2001 on est finalement descendu à 8 000 morts (7720 précisément). Ça marche puisque en 30 ans on a divisé le nombre de morts de moitié...

Puis est venu en 2002 un nouveau ministre de l'intérieur, qui s'est inspiré de ce qui se faisait ailleurs. Nicolas Sarkozy a déployé les radars automatiques à grande échelle, assortis d'une tolérance zéro. Avant nous avions tous un ami dans la police qui pouvait nous arranger... Mais là tout est informatisé. On ne peut plus rien faire pour vous mon pauvre ami. Beaucoup ont râlé. En plus ces satanés radars verbalisent pour 1 kilomètre/heure d'excès. 91 pour 90 km/h et tu te fais aligner... Quelle injustice... Mais ça a marché aussi... Et même 8 fois mieux. Parce que en 3 ans seulement le nombre de morts a aussi été diminué de presque la moitié, et en 2006 on était à moins de 5 000 (4 709) morts sur les routes.

S'adresser à l'intelligence et à la réflexion des automobilistes, attendre une prise de conscience globale sur la dangerosité des routes, a eu un effet. S'adresser à leur porte-monnaie, les menacer de les priver de leur permis, de leur liberté de rouler, bref faire peur a été quasi dix fois plus efficace. La Covid nous le montre à nouveau en cette fin d'année 2020, c'est la peur qui dirige.

Et finalement ce qui fait réellement reculer le tabac en France, c'est de frapper les gens au porte-monnaie. J'en suis le premier désolé. Et les gens qui viennent me voir ont pour beaucoup une peur qui augmente avec l'âge. J'entends souvent : « Il y a trente ans que je fume... Un jour ça va mal finir... Il est temps d'arrêter les conneries. Je veux arrêter de fumer maintenant. Il faut. »

S'il n'y avait pas de conséquences négatives la plupart des gens continuerait de fumer.

Comme dit l'humoriste : « Moi je ne fume pas, parce que je m'aime. Je ne me veux pas de mal. »

Il n'y a que deux choses, la peur et l'amour. Si l'amour ne fonctionne pas, alors utilise la peur.

Fais avec le monde comme il est, et non pas comme tu aimerais qu'il soit.

Les phobies

Peurs normales ? Peurs pathologiques ?

Avec les phobies, nous avons une des meilleures indications pour l'hypnose. Le constat fréquent en pathologie se confirme ici : il ne s'agit pas tant d'hypnotiser les patients, mais de les déshypnotiser. Les sortir d'une autohypnose négative. Si le phobique est un excellent sujet pour nous, c'est parce qu'il est déjà champion du monde de l'autohypnose, mais pas de chance, il pratique une autohypnose négative. La phobie est une maladie, sinon fabriquée, au moins auto-entretenue. Voyons comment...

La peur fait partie des émotions de base, des émotions primaires, à côté de la joie, la tristesse, la colère, la surprise et le dégoût. Comme toute émotion, elle a son utilité et sert à notre survie de façon évidente. Tout comme la douleur, elle informe d'un danger.

À partir de quand devient-on phobique alors ? Qu'est-ce qui différencie la peur normale de la peur pathologique ?

La ligne de démarcation est claire, on devient phobique à partir du moment où on a peur d'avoir peur. La phobie, c'est la peur d'avoir peur. C'est une fois que les sensations et les symptômes de la peur font peur. En vérité ce n'est pas de l'araignée dont ils ont peur, mais de l'état de panique, d'hystérie, qui se déclenche à la simple idée de sa présence.

Selon le DSM 5,[87] il existe treize symptômes principaux possibles lors d'une crise de panique. Cette crise de panique est par elle-même tellement angoissante, que lorsqu'on l'éprouve pour la première fois, elle en traumatise certains. Ils ont peur de la revivre. L'angoisse angoisse, c'est le début du cercle vicieux. Ils ont peur d'avoir peur, peur que la panique se déclenche, les voici devenus phobiques.

La crise de panique peut exister en dehors de manifestation phobique. Elle est alors appelée attaque de panique simple. Elle peut présenter un nombre de symptômes variables, elle est dite paucisymptomatique si moins de quatre sont présents dans la liste de treize. La phobie se nourrit de la peur de la répétition de ces crises de panique en lien avec un déclencheur, l'objet phobique, ou une situation.

---

[87] Le DSM-5 est la cinquième édition du Manuel diagnostique et statistique des troubles mentaux (Diagnostic and Statistical Manual of Mental Disorders), publié par l'American Psychiatric Association en 2013.

Les treize symptômes possibles :

- Palpitations cardiaques, augmentation du rythme,
- Gêne respiratoire, oppression, sensation d'étouffement, douleur ou gêne dans la poitrine,
- Douleur ou gêne dans le ventre,
- Tremblements ou secousses musculaires,
- Malaises, étourdissements, sensation d'évanouissement, vertiges,
- Paresthésies,
- Nausées, vomissements,
- Diarrhées,
- Sueurs, frissons, bouffée de chaleur,
- Sentiment de déréalisation (mon environnement me semble devenir irréel),
- Sentiment de dépersonnalisation (le sentiment de ne plus être soi-même),
- Peur de devenir fou,
- Peur de mourir, sentiment de mort imminente.

En plus de ces treize symptômes, la crise présente une caractéristique dans son évolution temporelle. C'est important pour comprendre ensuite le principe de l'exposition progressive expliqué plus loin. La panique démarre et va très vite atteindre son apogée, en quelques minutes, elle flambe. Après cette ascension rapide, elle va stagner en plateau avant de commencer à descendre, doucement, jusqu'à retour au calme. Et cette courbe, cette résolution spontanée, se fait en quarante-cinq minutes maximum. OK quarante-cinq minutes quand on panique c'est long, mais ce n'est que quarante-cinq minutes... Or la plupart des phobiques vont fuir aux premiers signes de panique. Ils se privent ainsi de constater que ça se calme tout seul avec le temps.

Il existe deux formes de phobies :

- Les phobies dites simples, qui portent sur un seul objet, comme la peur des araignées ou la peur de l'avion.
- Les phobies dites situationnelles. C'est le cas de l'agoraphobie et de la claustrophobie.

Je vais vous expliquer dans le détail ce que ces troubles recouvrent, leurs démarrages, leurs principes. Comment ça démarre ? Bien souvent la phobie va commencer à un moment de fragilité de la vie. Ce peut être jeune adulte, avec les premières responsabilités, à l'occasion du mariage, de la création de son entreprise, de la naissance du premier enfant. Ce premier enfant est une responsabilité plus grande, on devient responsable d'une autre vie. Je n'ai pas le même sentiment de responsabilité lorsque je pilote seul ma moto et lorsqu'un de mes enfants est passager. Ça se déclenche souvent lors d'une étape de croissance, par une première crise de panique liée à cette surcharge d'angoisse de ce passage de vie. Lors d'une période propice à une fragilité.

Prenons le cas de ce patient qui doit emprunter le train pour sa dernière épreuve du bac. Sans raison déclenchante claire, il vit dans ce train sa première crise d'angoisse. Le « sans raison apparente » est important, car cela signifie qu'il n'y a pas d'explication logique, qu'il ne comprend pas ce qui lui arrive. S'il n'avait pas mangé depuis cinq jours, il ne serait pas surpris, inquiet, de ce moment de faiblesse. Alors qu'ici, sans explication, il s'angoisse, il s'interroge. Pour la première fois de sa vie, son corps le trahit, il a l'impression qu'il va s'évanouir. Il ne sait pas pourquoi. Il va alors associer à la situation environnante, ici le train. Le jour où il doit le reprendre, s'il a le malheur d'y repenser, c'est foutu, il redéclenche. En effet il espère que ça ne va pas recommencer, il se surveille, s'écoute... Ce faisant il s'angoisse, ce qui donne chaud et accélère son cœur. Comme il a peur que la peur revienne, il se fait peur... Donc elle revient. Comme la première fois sa crise de panique avait été soulagée en descendant du train, alors il n'a plus qu'une idée, fuir, ne pas monter dans ce train ou en descendre à la première occasion.

Paradoxalement craindre la crise et espérer qu'elle ne recommence pas, est une façon de la provoquer... C'est le principe de la suggestion négative paradoxale. Watzlawick écrivait : « Faites vous-même votre propre malheur » ou, autre titre du même auteur : « Comment réussir à échouer ? » Voyons plus en détail ce mécanisme hyper important que nous retrouverons dans l'insomnie ou l'impuissance masculine.

La suggestion négative paradoxale, une autohypnose négative

C'est un mécanisme maintenant bien connu. Nous avons déjà rencontré ce type de suggestion dans les subtilités de langage. Rappelez-vous quelques pages en arrière. Si je la reprends ici c'est parce qu'elle explique à elle seule quelques pathologies. Les psychologues disent : « l'inconscient n'entend pas le négatif ». Concrètement qu'est-ce que cela signifie ? Faisons l'expérience suivante : je vais vous demander quelques instants de concentration. Prêt ?

Alors je vais vous demander de ne surtout, mais surtout, NE PAS PENSER À UN ELEPHANT BLANC...

Immanquablement cet éléphant apparaît à votre esprit. Pour comprendre la phrase que vous venez d'entendre, vous devez d'abord en créer l'image mentale. N'imaginez surtout pas l'auteur de ces lignes en train de les écrire, vêtu d'un tutu rose... Merci !

Si je vous demande de ne pas penser à cela, en vérité, je vous y fais paradoxalement penser. D'où l'appellation : suggestion négative paradoxale.

Selon le même principe, si je vous demande d'oublier votre vessie, votre envie de pipi, je vous y fais penser. Si je vous dis d'oublier le bruit de la soufflerie, j'attire votre attention dessus (même chose bien sûr, pour vos acouphènes ou les bruits de la rue). Aussi méfiez-vous des bons amis qui vous donnent le conseil d'oublier vos problèmes... Perfides, ils vous focalisent dessus.

Outre la phobie, (pourvu que je n'aie pas peur, déclenche la peur) un certain nombre de difficultés psychiques s'expliquent sur cette notion. C'est la peur de ne pas dormir qui déclenche l'insomnie, c'est la peur de la défaillance sexuelle qui déclenche l'impuissance ou l'éjaculation précoce. C'est la peur du dentiste et de la douleur qui augmente la douleur. Illustrons :

Imaginons que la nuit dernière j'ai fait une insomnie sans raison. Résultat, aujourd'hui je ne suis pas en forme. Ce n'est pas très grave car nous sommes dimanche... Mais demain c'est lundi et j'ai une grosse formation à donner. Il faut que je sois en forme. Pourvu que je ne fasse pas une nouvelle insomnie cette nuit... Puis, en plus, pour vraiment bien faire, il faudrait récupérer le manque de sommeil de la nuit dernière. Allez c'est décidé je me couche tôt pour récupérer

À vingt-deux heures au lit, comme ça, je suis sûr d'être en forme demain. Parce qu'il me faut au moins huit heures de sommeil, et en me couchant à vingt-deux heures, je devrais être endormi à vingt-trois heures. Avec un réveil programmé à sept heures ça me fait mes huit heures de sommeil... Parfait.

Bon voilà, vingt-deux heures au lit, jusque-là tout va bien, il me reste une heure pour m'endormir...

22 heures 18, j'ai le temps...

22 heures 42, je ne dors toujours pas... Et si dans vingt minutes je ne dors pas, je n'aurais pas mes huit heures de sommeil...

23 heures 03, zut, je ne dors pas... Je le sens mal... Allez IL FAUT DORMIR, IL FAUT DORMIR.

Non parce que si demain je ne suis pas en forme, alors ma formation ne va pas satisfaire les stagiaires. Ça va me faire une mauvaise publicité, je vais perdre des clients, mon boulot, ma maison, ma femme.

ALLEZ, IL FAUT DORMIR ! DORS !

Et ça y est, il est minuit vingt, cette fois-ci, c'est sûr, je vais avoir des problèmes à dormir. Lundi va être horrible, je suis foutu...

Ma nuit est déjà quasi gâchée, je provoque mon énervement, mon insomnie.

Imaginons une autre situation... Un jour que j'avais réussi à séduire une charmante dame, au moment de passer à l'acte, impossible de trouver mon érection... (Imaginons, ais-je dit... Ce n'est qu'une fiction bien sûr...) Donc, pas d'érection, je commence par fuir cette situation, je mets fin piteusement à cette nuit d'amour embarrassante. Puis trop craintif de son regard, de son jugement, je m'empresse de ne jamais revoir cette charmante dame... Courage ! Fuyons !

Mais le jour où ayant séduit une autre, je me retrouve au moment de passer d'une relation verticale à une relation à l'horizontale... Si jamais je me dis à moi-même... Pourvu que mon problème ne revienne pas... Je me stresse, et ce faisant, vous avez compris le principe, je me le redéclenche...

Sans mauvais jeu de mots, c'est la peur de la chute qui fait chuter... (rapport à l'impuissance). C'est vrai à cheval, à moto, je me crispe, j'ai les mauvais réflexes. C'est pour cette raison qu'une des maximes les plus importantes de ma philosophie de vie est : ne laissez pas la peur diriger votre vie.

Les phobies situationnelles. La phobie fait tache d'huile

Une fois la suggestion négative paradoxale expliquée, reprenons mon patient de l'exemple. Un jour de surcharge émotionnelle ou mentale, ici la dernière épreuve du bac pour lequel son père met la pression, il vit sa première attaque de panique. Bien sûr, ça lui fait peur. Il redoute que ça recommence et la fois où il reprend le train, sa peur d'avoir peur déclenche justement une nouvelle panique. Il prend l'habitude d'éviter le train, de le fuir. Il se déplace désormais en bus. Mais voici qu'un jour où le bus est bondé, en plein été, il se sent oppressé, par la foule. Il a chaud, il n'est pas bien. Il aimerait descendre du bus, mais il se sent coincé dans le fond par cette foule. Atteindre la sortie, la porte, lui semble difficile, lointain. L'angoisse monte, déclenche une nouvelle attaque de panique. Il pense : « finalement, un bus bondé, c'est comme un wagon de train, on est coincé... » Et voici qu'il a peur du bus et qu'il évitera le bus en plus du train. La phobie s'étend, elle gagne du terrain et fait tache d'huile. Il évitera le train, le bus, puis le métro et même finalement va avoir peur de se retrouver coincé dans un bouchon en voiture. Il évitera les axes saturés et fera de longs détours par les petites routes où il se sentira plus apaisé. Tous les moyens de transport finissent par être difficiles.

La phobie va petit à petit contaminer plusieurs situations. Ces situations auront un dénominateur commun. Ce sera toutes les situations où il se sent coincé. Celles où il ne voit pas d'issue de secours, pas d'échappatoire, ou plus précisément, celles où il n'a pas le contrôle. Il ne se sent pas la liberté d'y échapper quand il veut. Dans le train ou le bus il doit attendre le prochain arrêt pour descendre. Il ne sort pas où il veut, quand il veut, il dépend de l'autre, du conducteur. La phobie est une maladie du contrôle.

Dans le même ordre d'idée, il ne prendra pas l'avion, c'est encore pire. Sa vie dépend totalement du pilote. Il ne peut pas sortir de l'avion, même pas ouvrir une fenêtre... Et en cas de vol au-dessus de l'océan ? Même s'il fait une crise cardiaque, le pilote ne pourra pas atterrir au milieu de l'océan. Il est obligé d'attendre que la traversée de l'océan se termine. Il n'a pas toutes les clés de sa propre vie en main...

Il évitera aussi le cinéma, surtout assis en plein milieu de la salle.

L'idée sous-jacente est le fameux : si jamais... Si jamais une crise de panique survenait ? Comment faire pour sortir, pour échapper ? C'est cela l'issue de secours, la porte de sortie, dont il a constamment besoin. Et au cinéma, assis en plein milieu du rang, loin de la porte de sortie, il se sent coincé, ralenti, par tous les autres spectateurs assis sur le même rang. Et que vont-ils penser de lui s'il se lève et dérange tout le monde en plein milieu de la séance ? Cela ne se fait pas, il se sent bloqué. Nous verrons que comme ici, le regard de l'autre est important aussi. La phobie parle aussi de confiance en soi.

La phobie est une maladie du contrôle. Ce qui explique que certains patients sont capables de nager pendant un kilomètre... Mais un kilomètre en longeant la plage, en restant là où ils ont pied ou presque pied. Car si je leur demande de nager vers le large, de s'éloigner de la plage, de la zone de sécurité pour eux, là où ils ont pied, alors ils deviennent incapables de faire cinquante mètres. On ne sait jamais... Au cas où... Au cas où ils auraient une crampe, ou au cas où ils rencontreraient des méduses, voire un requin... Plus ils s'éloignent, plus il faudra du temps pour revenir en sécurité... L'angoisse monte à cette simple idée.

Par où fuir ? Au cas où ??? (Spielberg... Ils se font des films)

Les situations phobiques seront donc les situations desquelles il ne se sent pas libre d'échapper. L'idée derrière est toujours la même : et si jamais une crise survenait... Comment sortir, s'échapper au plus vite ? C'est la peur de la peur, la peur de la crise, et de tout ce qu'il imagine la déclencher. Cette logique va déterminer les phobies situationnelles.

Par exemple, ce sera le cinéma. Il est censé attendre la fin du film pour sortir. Et au cas où il faudrait tout de même sortir ? Comment se sentir le plus libre possible de le faire ? Il choisira la place assise le plus proche possible de la sortie, premier ou dernier rang, et assis tout en bout de rang, à l'extrémité.

Dans la même logique, le restaurant va poser un problème. Une fois la commande passée, il est bloqué jusqu'à ce que l'on ait amené l'addition... Il n'est pas censé sortir sans prendre le plat ou le dessert commandé. Et si jamais une crise survient ? Comment échapper à la situation ?

L'idée est de ne jamais se sentir prisonnier, d'un lieu ou d'une situation. Cela amène, en toute logique, la claustrophobie (enfermé dans un petit lieu) mais aussi l'agoraphobie (prisonnier par la foule, ou l'étendue trop longue, large, pour pouvoir imaginer échapper rapidement à la situation).

Quelles seront alors les situations dérangeantes ?

Train, bus, avion, mais aussi métro. Imaginez qu'il s'arrête entre deux stations, coincé par un accident de voie, (comme on dit pudiquement) sous le long tunnel, en plein milieu... C'est encore pire enfermé sous terre dans le tunnel.

Cinéma, restaurant, mais aussi plus surprenant, le coiffeur... Assis, face au miroir, il peut observer toutes les réactions, rougeur et autres, et en plus on ne peut pas décider du moment où le coiffeur termine. Comme au restaurant ou dans l'avion, il est finalement dépendant du coiffeur et de son timing.

Bien sûr, ce seront aussi les bouchons routiers. Si jamais il fait un malaise, il ne peut pas abandonner la voiture ici... Il n'a donc pas le droit de défaillir, et toutes les situations où il a peur du malaise, entraînent une crise. Sur la logique de la suggestion négative paradoxale, plus il se dit : ce n'est surtout pas le moment d'avoir une attaque de panique, plus il va la favoriser, la fabriquer et l'amplifier.

Notre patient pris en exemple, finira par passer le permis moto, avec l'idée qu'il pourra alors échapper plus facilement aux bouchons et à la circulation. Il a la liberté de passer entre les files de voitures, de s'échapper, même éventuellement via le trottoir. Mais... ça ne règle pas tout...

L'autoroute en voiture, et même à moto... une fois engagé, il n'a pas le droit de s'arrêter. Si jamais la prochaine sortie est signalée à trente-deux kilomètres, il doit aller au bout, il n'a pas le droit de défaillir... Il ne faudrait surtout pas... Vous connaissez la suite...

Les ponts, les viaducs, les tunnels présenteront la même caractéristique. Une fois engagé, il doit aller jusqu'au bout... Pas moyen de faire demi-tour, ni de s'arrêter, il faut aller au bout... Pourvu qu'il ne se passe rien...

La spéléologie, comment remonter le plus vite possible si jamais il fait un malaise tout au fond. Et de même que pour l'arachnophobe, toute araignée devient une monstrueuse mygale, pour le claustrophobe, une toute petite cave devient une expédition en spéléologie profonde...

Certains patients sont incapables d'utiliser les parkings souterrains. Avec l'impression souvent qu'ils vont étouffer.

Le coupé, c'est-à-dire la voiture où il doit monter derrière, et dans laquelle il n'y a pas de porte arrière... Si jamais... en cas d'accident... Il ne pourra pas sortir, car il n'y a pas de porte... Il dépend des passagers avant... Sa vie, sa liberté lui échappe, il va mourir cramé, enfermé derrière si jamais la voiture prend feu...

Les IRM, et autres examens médicaux où il ne faut pas bouger, et où en plus il sera oppressé dans une espèce de tunnel, de machine infernale...

La peur d'être empêché d'aller aux toilettes est un autre cercle vicieux. En effet le stress dérègle les intestins et amène à avoir plus souvent besoin de se soulager... D'où la peur de ne pas trouver de toilettes accessibles assez vite... Ce qui augmente le stress qui dérègle les intestins. Il est intéressant au passage d'apprendre que c'est un réflexe de survie. Souvent on voit dans les films, celui qui a peur, se faire pipi dessus (ou faire dans son froc comme on dit...) Mais ne vous moquez pas trop vite... La nature est bien faite et ce réflexe a une fonction... En me vidant ainsi, finalement je m'allège, et donc si je dois fuir, je pourrai courir un peu plus vite... Les antilopes qui ont survécu au lion étaient un peu plus légères et rapides...

Dans toutes ces situations, le patient imagine les conséquences d'une crise de panique.

Après tout, s'il la fait chez lui, dans son lit, ce n'est pas si grave. Il appelle les pompiers et les conséquences de la crise restent limitées. Mais si cela arrive en voiture ou dans une des situations précédentes ? Il pourrait tuer quelqu'un en déclenchant un accident. Si cela arrive dans l'avion ou dans l'ascenseur, il risque de se mettre à hurler, à taper des poings sur les parois. Ce qui veut dire qu'en plus de la crise de panique, de la peur de mourir, il risque en plus de passer pour fou. Ici, les conséquences semblent plus graves. Elles font plus peur, il a peur d'avoir peur. Alors, il redoute de les affronter, et cherche aussitôt une échappatoire. C'est ce que j'appelle faire Spielberg, faire des films d'anticipation. Il va développer un véritable talent pour imaginer toutes les catastrophes possibles et tenter de se rassurer avec une issue de secours. Plus il se sent coincé, comme dans l'avion, plus la phobie se déploie.

Et le phobique, alias M. Spielberg, a toujours beaucoup d'imagination.

Les phobies simples

Si les phobies situationnelles vont faire tache d'huile, se répandre petit à petit en contaminant de plus en plus de situations, les phobies simples vont rester relativement stables. Les phobies simples portent sur un seul objet. C'est par exemple la phobie des araignées ou des prises de sang. Elles restent constantes sans venir contaminer d'autres situations. Il garde sa peur des araignées plus ou moins forte, mais sans se mettre à avoir peur en plus des chiens, puis de l'eau, puis de... Même s'il est éventuellement possible, plus rarement, de cumuler deux, trois phobies simples.

Toutes les situations phobiques parlent de la perte de contrôle. Les phobies simples aussi.

Aussi, bizarrement, il sera rarement phobique de l'éléphant ou du lion. Il a une peur normale, mais pas irrationnelle comme avec les araignées ou les crapauds. Il a peur des animaux dont il ne peut prévoir, calculer le déplacement. Tous ceux qui pourraient le prendre par surprise. (Donc sur lesquels il n'a pas le contrôle.)

L'araignée peut, grâce à son fil, se poser dans son dos sans qu'il ne le sache. La souris se glisse par un trou de souris. Le serpent se faufile, et à tort il l'imagine gluant, glissant comme le ver de terre, donc insaisissable. Bien évidemment des peurs ataviques, ancestrales, vont renforcer la crainte de ces charmantes petites bêtes. Le mythe du méchant loup, le rat responsable de la peste, qui a décimé au Moyen Âge la moitié de l'Europe, la tarentule ou la mygale...

Le vertige est une phobie simple qui se traite facilement, (comme la peur de l'avion) avec un succès impressionnant. Principalement, à l'aide d'une stratégie que je développerai, que je nomme la technique du mille-feuille.

Une autre phobie simple est la peur des explosions. Genre bouchon de champagne, ballons gonflables, pétard du 14 juillet... On ne peut pas prévoir le moment de la déflagration. Tout ce qui est imprévisible échappe à son contrôle. Dans cette peur de l'explosion qui va survenir, de façon certaine mais imprévisible, je vois aussi une métaphore de l'heure de notre mort.

Peut-être des phobies comme la peur de vomir (qui cache une peur d'étouffer[88]) sont intermédiaires entre phobie simple et phobie situationnelle.

Je vous propose de vous reporter aux annexes pour découvrir le nom et l'étendue des phobies.

Les trois mamelles de la phobie

Vous en savez déjà plus sur la phobie, et il est important que le patient comprenne qu'il fabrique et entretient ce trouble. Revenons à mon patient qui, par peur de revivre une attaque de panique dans son train, précisément la déclenche. Nous allons mieux comprendre comment la phobie est auto-entretenue. Se sentant prisonnier de la situation qui le panique, il n'a plus qu'une idée : fuir. Cette fuite fait partie à la fois des conséquences, et des causes de la phobie, encore le même cercle vicieux. La fuite est une fausse solution, car elle renforce en même temps le problème. On peut considérer que le patient phobique développe trois réflexes à bannir :

- La fuite comme déjà vu,
- L'anticipation négative,
- La demande d'aide.

Ces trois réflexes ne font que renforcer le cercle vicieux.

La fuite : plus il fuit, plus il évite, alors moins il affronte la réalité. Moins il se donne d'occasions d'invalider sa peur. Et au contraire, il la confirme. Imaginons, il se dirige vers l'ascenseur. Il a peur, il tremble, son cœur s'emballe, ses jambes sont chancelantes. Finalement, la peur l'emporte et il décide de fuir, de prendre l'escalier. En plus, il se raconte que c'est meilleur pour la santé, il trouve une pseudo-justification : l'escalier, c'est meilleur pour les cuisses et le

---

[88] Mais finalement comme d'autres phobies, dans l'avion ou l'ascenseur, la peur sous-jacente peut aussi être de manquer d'air.

cœur. Aussitôt dans l'escalier, puisqu'il a évité l'ascenseur, il se sent mieux. La peur redescend au fur et à mesure qu'il monte l'escalier. Alors il se dit : « j'ai eu sacrément raison de choisir l'escalier. » Il s'autoconfirme.

Par ses comportements, il se raconte qu'il a eu raison de fuir, que là est la solution. Il renforce ainsi sa peur en fuyant les épreuves. À l'inverse, la solution sera l'exposition progressive, comme dans les TCC, (Thérapie Comportementales et Cognitives), où on apprend à affronter petit à petit les situations. Le mal se guérit par le mal, il faut affronter. Le réel est l'antidote à l'imaginaire.

L'anticipation négative nourrit également le cercle vicieux des peurs. Là encore, c'est un fonctionnement hypnotique où l'imaginaire l'emporte sur le réel. S'il a peur de l'avion, alors plusieurs jours avant, parfois plusieurs semaines, au moment où il paye ses billets, il s'imagine déjà dans l'avion. Ce faisant, il déclenche la peur bien en amont. Ses nuits deviennent cauchemardesques. Il vit, il anticipe les scènes catastrophiques des dizaines de fois avant même d'être à l'aéroport. Il engramme dans son cerveau un film catastrophe qui n'aura plus qu'à se déclencher le moment venu. On retrouve M. Spielberg. L'imaginaire fonctionne comme un programme de réalité virtuelle, qui, ici, au lieu de guérir, va au contraire surentraîner l'organisme à la panique. La solution sera d'apprendre à vivre le moment présent. À être en pleine conscience du moment présent plutôt que de se visualiser dans un futur catastrophique. Revenir au présent systématiquement, chaque fois qu'il se projette négativement.

Ou alors, et même mieux, remplacer le film catastrophe par une anticipation positive. L'hypnothérapeute aidera à faire l'apprentissage de cette anticipation positive...

La demande d'aide, pour celui qui n'ose plus sortir seul, ou qui conduit seulement en présence d'un autre, cette demande d'aide constitue aussi un cercle vicieux. Il se donne la confirmation de leur incapacité à y arriver seul. Il s'infantilise. Encore un troisième réflexe qui agit comme un renforcement négatif. Ici la solution est de se donner des petites épreuves, progressives, à affronter seul. Le but de toute thérapie est de viser l'autonomie. Et, ici plus qu'ailleurs car précisément la phobie enferme. Elle est une prison sans barreaux. Elle fait perdre la liberté, l'indépendance et l'autonomie. Elle fait régresser.

Le mécanisme de la phobie, ses causes profondes

Mais au final ? Ça vient d'où ?

Une vie de totale sérénité n'est guère possible. Nous aurons tous plus ou moins de stress, de problèmes à affronter. Nous vivons tous, au minimum, des petites angoisses, que l'on nomme parfois angoisses flottantes. Certains se sentent angoissés sans savoir dire exactement ce qui ne va pas. Lorsque cela devient trop pesant, l'inconscient va trouver un mécanisme de défense. Il va choisir, de façon plus ou moins symbolique parfois, un objet phobique comme l'araignée. Sur cet objet phobique, l'inconscient va plaquer, cristalliser toutes ces angoisses flottantes. Aussi au quotidien cela permet de se sentir mieux, moins angoissé. Mais par contre, lorsque le patient croise l'objet phobique, il paie l'addition. Il fait une véritable crise d'hystérie, disproportionnée. En une seule seconde il ressent l'addition de toutes les angoisses économisées. L'avantage de cette stratégie est de ramener l'angoisse au niveau de la peur. En effet face à ce danger identifié, je peux fuir ou combattre.

Quelles différences entre la peur et l'angoisse ?

La peur a un objet identifié, nous savons de quoi nous avons peur.

L'angoisse quant à elle n'a pas d'objet réel, elle est de l'ordre de l'imaginaire, comme chez l'enfant. Dans le bonheur anxieux [89], c'est un sentiment global que quelque chose rôde, que quelque chose va arriver.

La peur est plus confortable que l'angoisse en ce sens qu'elle a un ennemi, un objet clairement défini. Face à l'angoisse, on ne sait pas où taper. Alors que face à la peur, nous retrouvons des capacités de réactions. Deux sont bien connues : la fuite et l'attaque. Face à l'araignée, il peut réagir plus efficacement en apparence que face à l'angoisse, qui est une sorte de brouillard insaisissable. Il peut fuir l'araignée, il quitte la salle, ou attaquer et il détruit le mur sur lequel elle se trouve, à coups de chaussures hystériques... La phobie permet donc de retrouver une sorte de contrôle sur les angoisses.

Un second destin possible pour ces angoisses flottantes est de devenir une défense rigide. Cela prendra alors le visage des TOC, Troubles Obsessionnels Compulsifs. Les TOC vont être de façon extrême une maladie, ou, si vous préférez, un trouble du contrôle. À choisir, il vaut mieux devenir phobique que TOC, on s'en sort plus facilement et rapidement. Les deux sont une maladie du contrôle, un trouble basé sur l'angoisse sous-jacente.

---

[89] Ces gens, qui lorsque tout va bien s'inquiètent. « Ce n'est pas normal, ça ne va pas durer, qu'est ce qui va nous tomber dessus ? »

L'origine réelle la phobie

Si phobies et TOC sont des troubles du contrôle, quelles sont alors les sources profondes de ces angoisses flottantes ? Selon moi, la mère de toutes les angoisses, c'est la mort.

En effet, personne ne contrôle l'heure et la manière de mourir. Sauf dans le suicide qui redevient une forme de contrôle. La vie, c'est comme le mariage, pour le meilleur et pour le pire. Tout est possible. Je suis peut-être la prochaine Jeanne Calment, et je vais vivre 120 ans, ou alors, j'ai déjà un cancer fulgurant, pas encore détecté, qui me donne seulement 120 jours à vivre.

Personne ne contrôle la longueur de sa vie.

Je peux manger bio, faire du sport, éviter de fumer et supprimer toutes les conduites à risque, et pourtant trouver la mort en allant écouter un concert de musique au Bataclan. On peut craindre l'avenir, la mort, la maladie, (ou la souffrance plus exactement). Y penser angoisse. Cela d'autant plus que je ne peux rien prévoir... Il paraît que, en France, le budget global de la voyance, est équivalent à celui de la médecine générale... (D'ailleurs la consultation chez la voyante revient souvent à plus de 23 €.) Redouter la mort, les souffrances à venir, ou tout simplement l'inconnu, voici une sacrée source d'angoisses. Certains cherchent à se rassurer avec les voyantes.

Toutes les phobies, comme tous les TOC parlent du risque de mort. Les TOC, c'est se laver les mains cinquante fois pour éviter les microbes, vérifier le gaz pour éviter l'explosion, vérifier les portes bien fermées pour éviter l'agresseur, assurer la sécurité. C'est encore faire le tour de la maison pour vérifier toutes les prises électriques, afin d'éviter l'incendie, ou avoir des phobies d'impulsions, sorte de TOC de la pensée.

Je vous mets au défi de trouver un TOC qui ne parle pas de danger.

Les TOC comme les phobies parlent du risque de mort, d'une sensation de danger imminent.

La mort et ses conditions sont la source de toute angoisse humaine[90].

---

[90] Encore plus aujourd'hui... je relis ce chapitre en avril 2020 au moment du confinement pour le coronavirus, qui m'aura au moins permis d'avancer ce livre et de briquer ma maison, mes voitures et motos comme jamais... Comme quoi la peur de la maladie apporte aussi du positif. A tout malheur quelque chose est bon.

TOC et phobie parlent aussi de l'aspect incontrôlable, imprévisible de la vie[91].

Ce qui est prévisible rassure. Or, la vie est totalement imprévisible et nous fait un nombre incalculable de pieds de nez. Il n'y a que des statistiques et des exceptions qui confirment la règle...

Imaginez la vie du pilote Michael Schumacher...

Il passe sa vie à 300 km/h. Il est 7 fois champion du monde. Aucun accident grave. Puis, il prend sa retraite sportive, et au ski, à 35 km/h, avec un casque... Il se retrouve handicapé à vie. Un de mes amis médecin, qui a participé à sa prise en charge à l'hôpital de Grenoble, où il a d'abord été reçu, et plongé dans le coma, dira avec ironie... « Si un jour il peut jouer aux petites voitures, on sera déjà content... »

La vie est finalement infiniment plus ironique que cet ami.

Il paraît qu'un des survivants du Titanic est mort ensuite noyé dans un ruisseau.

Il suffit de lire les infos quotidiennement pour se dire que la vie est bien fragile et bien coquine...

Tout est possible, surtout l'improbable et l'imprévu.

En décembre 2017, on apprend dans la presse que l'on vient de découvrir pour 900 000 € de lingots d'or dans une maison de Champigny-sur-Marne qui a été squattée pendant quatre ans. J'espère que les squatteurs ne lisent pas les journaux, parce qu'apprendre qu'ils ont dormi pendant quatre ans sur près d'un million... Cela doit laisser des regrets.[92] La vie est coquine.

Pour en rajouter une couche, le même mois de décembre 2017, la presse nous apprend qu'un SDF a poussé par hasard une porte qui aurait dû être fermée... C'était à l'aéroport de Roissy et derrière cette porte, il trouve deux sacs remplis de billets d'argent pour un total de 500 000 €... Lui est reparti avec.[93] On l'a retrouvé deux mois après, mais toujours pas l'argent à ma connaissance... La vie est coquine.

---

[91] Là encore le COVID-19 est d'actualité. Qui en février 2020 avait imaginé le bouleversement qui attendait la planète entière ?
[92] Le Parisien, édition du 06/12/17
[93] Le Parisien, édition du 04/01/18

La vie, c'est une vaste blague, c'est la blague du mec qui tombe du cinquantième étage... La seule chose que l'on peut dire est : jusque-là ça va...

Tout cela alimente le côté M. Spielberg du phobique et explique que les statistiques sur les accidents d'avion ne suffiront pas à le rassurer. Il a beau jeu de dire : on ne sait jamais...

Personne ne peut lui promettre, lui garantir que son avion à lui va atterrir... Mais s'il était rationnel, il serait terrorisé dans le taxi qui le mène à l'aéroport et en sécurité une fois dans l'avion.[94] Prenez quelques instants pour vérifier où les services secrets américains ont décidé de mettre le président Bush à l'abri au moment des attentats du world Trade Center.[95]

L'avenir, par essence totalement imprévisible, est incertain et ainsi angoissant.

A partir du moment où je fais des enfants, je commence à avoir peur pour eux.

Les gens qui vont mal sont ceux qui pensent trop, qui se posent trop de questions. Bienheureux les imbéciles...

Montaigne nous dit : la peur de la mort est la peur la plus stupide qui soit, car par définition, c'est la seule chose que je suis sûr de ne jamais croiser de mon vivant...

Il y a largement de quoi alimenter ces fameuses angoisses flottantes que j'évoquais et qui finissent par empoisonner la vie. La phobie est donc une

---

[94] En 2017, on dépasse pour la première fois les 4 milliards de passagers aériens. Cela pour presque 37 millions de vols commerciaux. Donc 37 millions d'avions qui décollent et atterrissent chaque année à peu près sans encombre… Soit 127 passagers qui embarquent dans le monde à chaque seconde… et pour toute cette année 2017 un total de 44 morts en avion. 2016 avait été plus meurtrière avec 303 morts pour un peu moins de 4 milliards de passagers transportés.
Les accidents de la route font pour le monde 1,2 million de morts par an et 48 millions de blessés.
Parmi eux 275 000 piétons. Aller acheter sa baguette est infiniment plus dangereux que de prendre l'avion. On estime qu'en 2007 on a atteint le nombre de 1 milliard de voitures en circulation dans le monde.
Et enfin si l'on dit que l'avion est le moyen de transport le plus sûr au monde, en vérité ce serait le métro.
[95] Le Parisien, édition du 11 septembre 2017 : « Réacteurs poussés à fond, Air Force One s'arrache du tarmac de Sarasota, et grimpe comme une fusée dans le ciel de Floride. À 9h54, le 747 qui emmène George W. Bush est le seul avion à pouvoir encore décoller. Dans la panique générale, le patron du Secret Service, Brian Stafford, n'a pas trouvé d'endroit plus sûr que la stratosphère pour mettre le président à l'abri. »

tentative de remettre du contrôle, ramener l'angoisse ingérable au niveau d'une peur. Peur d'un objet ou d'une situation, ce qui redonne deux options : la fuite ou le combat. Le phobique a ainsi l'illusion de reprendre du contrôle sur sa vie.

C'est la condition humaine et certainement une différence importante avec l'animal. Nous avons conscience de notre finitude. Face au peloton d'exécution, l'attente du coup de fusil est certainement plus éprouvante que le coup de fusil lui-même.

Platon ou Prozac ?

Maintenant que nous connaissons mieux le problème, j'imagine que **les solutions** vous intéressent ? Je pense que toute la psychothérapie pourrait se résumer en deux phrases :

« La souffrance n'est pas dans la chose, mais dans la considération que nous en avons. » Épictète.

« Ce qui dépend de toi change-le, ce qui ne dépend pas de toi, accepte-le et trouve la sagesse de faire la distinction entre les deux. » Régulièrement attribué, mais à tort semble-t-il, à Marc Aurèle.

La pensée philosophique, si je sais l'appliquer, est un vrai gage de sagesse qui met à l'abri de nombre de souffrances. Les TCC proposent aussi de travailler les cognitions, les pensées. Car ce sont elles qui finalement nous angoissent. Pour s'apaiser, il s'agit de reconditionner notre façon de penser, cesser d'être son propre ennemi. Finalement changer de lunettes, modifier l'angle de vue. Et profondément, il s'agit de développer une philosophie de vie qui fera accepter la condition humaine.

La souffrance n'est pas dans la chose, mais dans la considération que nous en avons.

Je songe à un patient phobique devenu incapable de prendre le métro ou l'ascenseur. Il me dit un jour : « Quand je songe, qu'avant j'adorais la foule dans le métro, c'était toujours l'occasion de se coller contre une jolie fille. Quant à l'ascenseur, je rêvais qu'il tombe en panne et que je reste coincé des heures avec la même jolie femme. Aujourd'hui, ces anciens rêves sont devenus mes pires cauchemars ».

On voit bien ici qu'à une même situation, notre regard peut faire dire blanc ou noir, verre à moitié vide ou à moitié plein.

En fonction que vous considériez la situation positive, négative ou neutre votre vécu en sera totalement différent. Or, si je n'ai pas le pouvoir de changer votre vie, j'ai celui de changer le regard que vous portez dessus. C'est un recadrage thérapeutique (ou nocif d'ailleurs, s'il est maladroit).

Prenons encore l'exemple d'un autre patient qui me dit au premier rendez-vous que toute sa vie, dès le départ, était vouée au malheur. En effet, il n'est pas l'enfant de l'amour. Ses parents ne l'ont pas désiré, il est le fruit d'un accident comme on dit. Il m'interroge : « Comment voulez-vous être heureux avec un départ comme celui-ci ? »

Et effectivement, sa réflexion m'interroge grandement... Dans quelle mesure n'a-t-il pas fait de sa croyance (on ne m'aime pas, on ne me désire pas) une prédiction auto réalisante ?

Heureusement, un autre patient rempli d'humour vient équilibrer cette pensée. Il a la même histoire, il est le fruit d'un accident. Mais il en tire une conclusion totalement différente : « Je suis donc né par hasard... Et comme on le sait... Le hasard fait bien les choses... » Lui, à l'inverse du précédent, en tire une philosophie positive. L'humour est une défense, souvent un excellent recadrage.

Lorsque nous perdons un être cher, on se dit régulièrement : au moins, maintenant, il ne souffre plus. Cette pensée ne vise qu'à soulager notre propre peine. Elle est un recadrage pour soi-même. C'est plus dur pour ceux qui restent.

Comme le fameux « une de perdue, dix de retrouvées... » Encore un recadrage, qu'une de mes patientes recadre avec humour : « un de perdu, dix de retrouvés, on ne m'avait pas précisé que c'étaient des kilos... » Tout est bien question de perception, de point de vue.

On pourra encore illustrer cette notion par la fable du paysan chinois. Vous la retrouverez en annexe.

Revenons à notre phobique, il a régulièrement une considération catastrophique de la situation. Enfermé dans une foule, il active son Spielberg, il imagine, il se dit : « Mon Dieu si jamais il y a un mouvement de foule, on est tous morts écrasés, broyés, éviscérés... Et si jamais ? Et si j'avais un problème et que je devais partir d'ici ? Rentrer à la maison ou aller à l'hôpital ? On est tous collés les uns aux autres. Impossible de faire un pas. Je suis bloqué là, oppressé, étouffé... »

Et la crise d'angoisse s'auto-alimente.

En vérité le vrai phobique ne se retrouvera jamais coincé dans cette foule. Car il anticipe le moment d'être mal. Ce qui crée son malaise, qui va augmenter en même temps que la densité de la foule. Il fuira dès que cette foule devient trop compacte pour lui, avant de passer un seuil critique où il ne serait plus libre de faire demi-tour.

Mais ici la foule n'est pas le problème, c'est son imagination galopante le problème.

De même que tant qu'il est dans les airs, ce n'est pas l'avion, mais l'imaginaire de la chute ou de l'étouffement souvent, qui pose problème.

La réalité est l'antidote de l'imaginaire, d'où l'intérêt de se confronter à la situation dans une logique d'exposition progressive.

Tant qu'il n'y a pas de problème, alors il n'y a pas de problème.

Ce sont vraiment les patients phobiques qui m'ont donné cette philosophie de vie. Ils ont l'art de se gâcher la vie, alors qu'il n'y a pas de problème. Ils vont faire 1 500 km de voiture pour s'éviter 90 minutes dans un avion. Pire, pour certains, en prenant uniquement les petites départementales car les autoroutes les angoissent également.

Ils imaginent des catastrophes partout, et chaque baignade est une noyade assurée, chaque chien croisé, forcément un fauve sanguinaire. Avec eux, rien n'est sûr, sauf le pire.

Et comme ils fuient chaque catastrophe annoncée, ils ne se donnent jamais l'occasion de vérifier comment cela aurait pu bien se passer. À les écouter, et à constater de tout ce dont ils se privent, il y a une forme de masochisme.

Chacun d'entre-nous peut avoir cette tendance. Se gâcher la vie en faisant des suppositions, en se posant mille questions angoissantes. Même sans être phobique, il faut savoir chasser les pensées délétères. Nous verrons, dans le chapitre sur la confiance, l'intérêt, à ce propos, d'appliquer l'un des quatre accords toltèques : quoi qu'il arrive, ne faites pas de supposition.

Un jour, je trouve dans ma boîte aux lettres un avis de passage du facteur. J'ai un courrier recommandé avec accusé de réception à récupérer à la poste. Mais ce ne sera possible qu'à partir de demain matin et je pars justement aujourd'hui pour une semaine de vacances au ski... Qu'est-ce que cela peut bien être que ce courrier ? Un recommandé, c'est forcément une mauvaise nouvelle... Au minimum, un contrôle fiscal qui va me ruiner... Pauvre de moi.

Et je passais la semaine sur les remontées mécaniques à ruminer sur ce contrôle fiscal...

Et lorsqu'enfin, tremblant, huit longs jours plus tard, je peux aller récupérer ce fameux courrier, je découvre qu'il s'agit d'un recommandé que j'avais moi-même posté à une administration, en faisant une erreur sur l'adresse. Et dans un cas pareil, la poste me le retourne en échange de ma signature pour dégager sa responsabilité. Ce que j'ignorais d'ailleurs avant cet incident.

L'enseignement principal fut que j'avais passé une semaine à me gâcher les vacances pour un courrier finalement sans gravité...

Et que dire du stress de l'anxieux qui attend le résultat de sa sérologie ou de sa biopsie ?

L'imagination galopante a l'art de nous gâcher la vie, la réalité est son antidote...

Pour le phobique, comme pour nombre d'autres patients, il est important de savoir vivre le moment présent. Cesser l'anticipation négative qui déclenche invariablement du ressenti anxieux qui peut finir par devenir une seconde nature.

Il y a trois façons d'aller mal

Les deux premières sont dans le rapport au temps.

Premièrement à l'image du phobique, il tremble sur son avenir, il devient anxieux et consomme des anxiolytiques. À force de vouloir anticiper tout ce qui pourrait aller mal pour s'en prémunir, il finit par se gâcher la vie.

Deuxièmement, c'est l'inverse, à l'image du déprimé qui pleure son passé. Il regrette son amoureuse partie, sa jeunesse, le bon vieux temps, ou je ne sais quoi, et alors il déprime sur cette perte irrécupérable. Il ressasse. Il consomme des antidépresseurs, là où le précédent consommait des anxiolytiques.

Les deux premières façons d'aller mal sont de regarder l'avenir ou le passé négativement. Vivre à l'instant présent, vivre l'instant T, vivre à zéro et non à plus un ou moins un, est une excellente façon de se préserver.

C'est le pouvoir de l'instant présent, développé entre autres par la pleine conscience et par Eckhart Tolle[96].

La troisième façon d'aller mal tient à la fatalité. Elle est probablement génétique, certains naissent fous, schizophrènes, psychotiques, handicapés... C'est la fatalité, c'est une bombe à retardement. Et alors, ils consomment la troisième grande classe de médicaments psy : des antipsychotiques... Là, ils ne peuvent au mieux que s'équilibrer sans atteindre la guérison et un changement complet.

Ce qui dépend de toi, change-le, ce qui ne dépend pas de toi, accepte-le, et trouve la sagesse de faire la distinction entre les deux.

Un autre élément important de cette philosophie que je qualifie de thérapeutique, d'équilibrante, de sagesse, finalement, est de faire la différence entre problème et limitation. Cela reprend la distinction expliquée par Marie-Christine Cabié[97] dans son livre fondateur.

Tout problème a sa solution, et quand il n'y a pas de solution, alors c'est qu'il n'y a pas de problème... Si un problème peut se résoudre, alors j'ai un pouvoir dessus, cela dépend de moi. Ce qui n'est pas un problème, je n'ai pas de pouvoir dessus, cela ne dépend pas de moi, et alors je dois travailler à l'accepter, apprendre à faire avec, c'est-à-dire m'adapter. On parle alors de limitation.

Le deuil, la mort, le passé qui ne revient pas, n'avoir vingt ans qu'une fois, tout cela par excellence : ce sont des limitations et je dois accepter, c'est-à-dire apprendre à faire avec.

Je n'ai pas le pouvoir d'être aimé par celle que j'ai choisie, et même si elle le voulait, probablement elle ne pourrait pas m'aimer sur commande. On ne choisit pas qui on aime et on ne choisit pas par qui être aimé...

Je ne peux pas ressusciter les morts, ni faire repousser le membre amputé, ni revenir au bon vieux temps du jardin d'Eden. Dans l'état actuel de la science, je ne peux éradiquer le cancer, le sida, ou le Covid-19.

---

[96] Tolle Eckhart, *Le pouvoir du moment présent,* Paris, Ariane, 2000 (*The power of now*, Novato, 1999)
[97] Isebaert Luc, Cabié Marie-Christine, *Pour* une *thérapie brève, Le libre choix du patient comme éthique en psychothérapie,* Eres, 1997

Refuser la mort, pourtant inéluctable est le meilleur moyen de se gâcher la vie, de la consommer en peurs et en regret.

On peut encore s'inspirer de Marie de Hennezel qui nous explique que ce sont ceux qui vont mourir qui nous apprennent à vivre[98]. Elle y développe l'idée que, comme personne ne contrôle la longueur de sa vie, alors il vaut bien mieux jouer sur l'épaisseur de sa vie, c'est-à-dire la qualité... La longueur d'une vie ne se mesure pas au nombre de respirations prises, mais au nombre de fois où nous avons eu le souffle coupé. Cela suppose de se connaître soi-même pour savoir vivre en fonction de ses valeurs et de ses priorités. Apprendre à se connaître est le premier des soins nous enseigne Jean de La Fontaine.[99] Notre temps sur terre est limité, une vie passe vite, c'est pourquoi il est sage de bien l'occuper... Même si je devais vivre centenaire... J'ai 50 ans, je suis déjà à la moitié de cette vie, et je n'ai pas vu passer ces premières années. Que ça file vite une vie, pas le luxe de se prendre la tête. Une vie passe trop vite pour passer son temps à se la pourrir. La vie est trop courte pour la vivre petite.

Accepter la mort est le meilleur moyen de ne pas se pourrir la vie. La mort est vendue avec la vie, il n'y a pas l'un sans l'autre. Ou alors... C'est le grand philosophe Coluche qui nous apporte la solution : « avec la capote Nestor, t'es pas né, t'es pas mort... »

J'en reviens à Platon ou Prozac ? La sagesse me semble être un rempart à la plupart des angoisses.

Le principe de l'exposition progressive

Les TCC nous ont appris qu'il était possible de traiter directement le symptôme sans qu'il y ait rechute. On va donc guérir le mal par le mal. Le

---

[98] Hennezel Marie de, *La mort intime*, Paris, Laffont, 1995
[99] Apprendre à se connaître est le premier des soins
Qu'impose à tous mortels la Majesté suprême.
Vous êtes-vous connus dans le monde habité ?
L'on ne le peut qu'aux lieux pleins de tranquillité :
Chercher ailleurs ce bien est une erreur extrême.
    Troublez l'eau : vous y voyez-vous ?
Agitez celle-ci. Comment nous verrions-nous ?
    La vase est un épais nuage
Qu'aux effets du cristal nous venons d'opposer.
Mes frères, dit le Saint, laissez-la reposer,
    Vous verrez alors votre image.
Pour vous mieux contempler demeurez au désert.
    Ainsi parla le Solitaire.

LE JUGE ARBITRE, L'HOSPITALIER ET LE SOLITAIRE, Jean De La Fontaine.

principe est d'inverser la tendance à la fuite, et d'utiliser l'habituation. L'animal que nous sommes encore est plus facilement stressé par l'inconnu. Le familier rassure, mais pour que cela devienne familier il faut avoir côtoyé un minimum.

L'idée principale est surtout de permettre au phobique de vivre la résolution spontanée de la crise d'attaque panique. Rappelez-vous une de ses caractéristiques, la crise démarre en trombe, la panique monte vite à son maximum, fait un plateau, puis redescend doucement. La panique démarre et elle va très vite atteindre son apogée en quelques minutes, moins de dix, elle flambe. Après cette ascension rapide, elle va stagner sur un plateau qui dure aussi quelques minutes avant de commencer à descendre doucement jusqu'à retour au calme. Et cette courbe, cette résolution spontanée se fait en quarante-cinq minutes maximum. OK, quarante-cinq minutes, quand on panique, c'est long, mais ce n'est que quarante-cinq minutes... Or la plupart des phobiques vont fuir aux premiers signes de panique. Ce qui veut dire qu'ils n'ont pas pu constater que cela se calme tout seul. Et comme ils fuient dans la première partie de la courbe à l'ascension rapide, ils peuvent imaginer que cela va monter sans limite, jusqu'au ciel, c'est-à-dire au pire, jusqu'à l'évanouissement, la crise cardiaque, la mort. Anticipation négative encore... Or, c'est une garantie, on ne meurt jamais de crise de panique.

Il s'agit donc de permettre au phobique de vivre, d'expérimenter par lui-même cette résolution automatique de la panique. Ceci afin qu'il apprenne à affronter et à cesser de fuir. Si ce déclic a lieu, il est quasi guéri. En effet, cela veut dire qu'il cesse d'avoir peur de la peur, qu'il apprend à la dépasser. Quand je n'ai plus peur de la peur, je ne suis plus phobique... J'insiste : quand je n'ai plus peur de la peur, je ne suis plus phobique...

Prenons un exemple pour plus de clarté.

Au début de ma pratique, j'avais du temps, et j'ai pu accompagner certains patients en situation réelle, comme le faisaient les tenants de la thérapie comportementale de terrain. L'un d'eux avait tellement peur de l'eau que lorsqu'il passait devant la piscine, il changeait de trottoir, car juste l'odeur de chlore qui émanait du bâtiment pouvait le déranger. Il était tellement dérangé que même pour se laver les cheveux, il le faisait en dehors de la douche, au-dessus du lavabo, afin de maîtriser le fait de ne pas avoir d'eau sur le visage, sur les yeux, sur le nez...

Exposition progressive suppose que je vais commencer par les situations les plus simples pour lui, puis en m'appuyant sur ces premières victoires, je vais aller vers du plus en plus complexe. Je ne vais donc pas le pousser brutalement dans le grand bain.

Pour celui-ci, cela commence donc par ne plus changer de trottoir, affronter l'odeur de chlore. Quand il le pourra, il laissera un peu d'eau de la douche couler sur son visage, puis un jour plonger la tête dans une bassine d'eau pour sortir de cette idée qu'il va étouffer. Et progressivement, on va conquérir l'univers piscine.

Avant d'affronter petit à petit, nous allons armer, outiller le patient en lui enseignant la relaxation. On pourra lui donner des notions de cohérence cardiaque[100], et lui enseigner des techniques de base d'autohypnose. L'induction sur la respiration sera utile, un ancrage sur le bon souvenir, le lieu sûr est également indiqué. On lui apprend à retrouver son calme puisqu'on sait qu'on va l'exposer à ce qui lui fait peur.

Nous commencerons par acheter un ticket d'entrée, ce qu'il n'a jamais fait. Puis rester habillé et s'installer dans les gradins au bord du bassin. Pour celui qui est phobique, l'odeur de chlore, la vue de l'eau, des baigneurs peuvent suffire à créer un malaise. On va donc rester suffisamment longtemps pour qu'il soit confortable dans cette atmosphère. Après cette première victoire, nous reviendrons mais en maillot de bain cette fois-ci. Puis nous nous assiérons au bord du petit bassin les pieds dans l'eau... Jusqu'à être à l'aise. Ensuite, nous avancerons dans ce petit bassin afin que l'eau atteigne les genoux, les cuisses, le bassin, le torse, les épaules. À un moment ou l'autre, cela devient trop pénible pour lui, il veut faire demi-tour, il veut fuir. Et c'est là que grâce à la relation de confiance préalablement installée, je vais lui demander de rester, d'affronter. Afin qu'il vive l'expérience que cela finit par se calmer.

Puis nous reviendrons encore, et nous irons jusqu'à cette hauteur d'eau qui le dérange. Sauf que, cette fois-ci, il sait qu'il va retrouver son calme. Il connaît la suite, donc il va se calmer plus vite. Et je continue à l'encourager, à avancer encore, une fois que cette première étape lui est devenue gérable. Jusqu'à ce qu'il sache garder la tête sous l'eau quelques instants et lâcher les pieds... Nous sommes alors prêts à tout recommencer dans le grand bassin.

Dans le même ordre d'idée, je commencerai par une photo d'araignée, puis des vidéos, puis des araignées en plastique, puis des cadavres d'araignées. (Ce n'est pas une blague, j'en ai récupéré plusieurs à cet usage, et j'ai aussi gardé les cadavres de guêpes, bourdons et autres que j'ai pu croiser. Je les garde dans des petites boîtes en plastique au cabinet.) Et enfin, nous approcherons pour de vrai, des araignées de plus en plus grosses, de plus en plus proches.

---

[100] O'Hare David, *Cohérence cardiaque 3.6.5. Guide de cohérence cardiaque jour après jour*, Paris, Souccar, 2012

En fonction des ressources du patient, cette exposition progressive se fera sur une, deux, trois, dix ou quinze séances. Cela se décide avec lui, à quel rythme avancer, une fois qu'il a compris le principe. De la même manière avec les phobies situationnelles. Il recommencera à faire ses courses chez le petit épicier du coin, puis la petite supérette, puis la grande surface, le soir en semaine quand il n'y a personne, en ne s'aventurant pas encore tout au fond... Puis finalement aller au bout du magasin, puis quand il y a plus de monde. Jusqu'à être un jour capable d'affronter Carrefour ou Leclerc un samedi de forte affluence...

Le positif attire le positif et le patient reprend confiance en lui petit à petit. Lorsqu'il n'a plus peur d'affronter, c'est gagné. Le courage, ce n'est pas l'absence de peur, c'est oser la dépasser. Je reviens sur la cohérence cardiaque. Un point important à développer également, c'est de lui réapprendre à respirer dans le bon sens.

Le Phobique respire à l'envers

Qu'est-ce que cela veut dire... Le phobique a tendance à se suroxygéner lorsque vient la crise. Comme il craint d'étouffer, il prend de grandes respirations, il insiste sur l'inspir. C'est un réflexe de stress qui sert à alimenter les muscles en oxygène. Tout à fait adapté à l'homme préhistorique qui devait se battre contre un tigre ou courir vite, mais alors vraiment vite. Mais, chez mon phobique, cet apport en oxygène n'est pas dépensé. Faites l'expérience de respirer très fort à grande rasade pendant une minute... Vous allez avoir des vertiges, des paresthésies, déclencher un malaise. Ce réflexe de défense va accélérer la crise panique.

Au lieu d'insister sur l'inspir, il faut insister sur l'expir. Pratiquer la respiration bougie, c'est-à-dire souffler par la bouche doucement, longtemps, comme si je voulais incliner, sans l'éteindre, la flamme d'une bougie. J'inspire le positif, j'expire le négatif. Cela rejoint le 3-6-5 de la cohérence cardiaque. Trois fois par jour : respirer au rythme de six respirations par minute, et faire durer chaque session cinq minutes. C'est à dire au total un quart d'heure quotidien qui peut changer beaucoup de choses dans votre vie.

Un de mes patients a résolu sa phobie avec ce seul truc. À chaque fois qu'il sentait venir une crise, il poussait le bouchon, et au lieu de souffler doucement, il se mettait carrément en apnée. Il cessait de respirer le plus longtemps possible. Il y a là un bénéfice secondaire : en se concentrant sur son apnée, il détourne son attention de ce qu'il craint dans l'environnement. Pour avoir peur, il faut penser, élaborer le scénario négatif. S'il arrive à penser à autre chose, la crise recule. Respirer calmement, en insistant sur l'expir, c'est si simple et pourtant tellement efficace...

La pause de Salem

Il s'agit d'un autre point de repère très utile sur notre respiration. Si vous observez attentivement votre respiration vous constaterez l'existence d'une micro pause naturelle. Elle se situe à le fin de l'expir. L'inspiration est un moment actif qui demande un effort. On écarte les côtes pour faire de la place aux poumons. L'expiration, elle, est passive. On relache les muscles et les poumons se vident. C'est pourquoi on finira sa vie sur un dernier soupir, et jamais en inspir. Et observez. A la fin de l'inspir, naturellement, on vide aussitôt. Alors qu'à la fin de l'expir, il existe cette fameuse petite pause, un temps de suspension avant que l'on reprenne l'inspiration suivante. C'est comme une ponstuation dans la respiration, une respiration dans la respiration.

Et cette pause de Salem possède un profond pourvoir apaisant, voire méditatif. Il suffit de la ressentir, éventuellement de la prolonger un peu volontairement. Cela calme. Là encore, un tout petit truc très précieux pour de nombreux patients.

Et l'hypnose dans tout ça ?

La première séance avec un patient phobique consiste en une mise en place. Tout d'abord, valider le diagnostic : s'agit-il d'une phobie ou d'un stress post-traumatique ? Par exemple, s'il a peur de conduire après avoir vécu un affreux accident avec plusieurs victimes, l'abord ne sera pas le même que s'il n'y a jamais eu d'élément fondateur. Il a peur des chiens, et a-t-il été mordu ? Ou jamais ? Si trauma, nous nettoierons d'abord ce trauma.

S'il s'agit bien d'une phobie, je vais montrer que je sais de quoi je parle avec des questions précises qui servent à calibrer son degré et son type de phobie. Cela avec deux objectifs : m'affilier et obtenir la confiance, valider mon expertise.

M'affilier, car les phobiques ont parfois l'impression d'être fous, isolés, incompris par leur entourage, même leurs proches.

Poser mon expertise, car j'ai besoin qu'il me fasse confiance pour la suite. (Je vais lui demander de s'exposer...)

J'explique à mon patient le mécanisme de la phobie et en quoi c'est une maladie auto-entretenue. Car tant qu'il continue à croire qu'il a un problème physique (une tumeur non décelée qui expliquerait ses vertiges ou je ne sais quel problème cardiaque...), alors il ne sera pas suffisamment acteur de sa guérison. Et je vais avoir besoin qu'il le soit, qu'il s'expose. Il va devoir être acteur impliqué de sa guérison, en acceptant de se couper des trois mamelles de la phobie.

S'il présente une phobie simple, on utilisera essentiellement l'exposition progressive. Je lui enseigne rapidement la relaxation hypnotique : comment retrouver son calme, la respiration, le lieu sûr, les ancrages sur le positif. Nous décidons ensuite des différentes épreuves que nous allons nous donner, de la progression que nous allons suivre dans cette exposition progressive. Parfois, cela pourra se faire sur trois séances, parfois sur dix en fonction du patient et de sa phobie. Pour les besoins pédagogiques, je vais donner ici des exemples complets et rapides. Je développerai une illustration avec la phobie des piqûres et une autre avec la phobie des araignées. Il s'agit ici de phobie simple, le principe sera le même, répété à différentes étapes et niveaux de difficulté, avec les phobies situationnelles type agoraphobie.

Hypnothérapie d'une phobie des piqûres

Cela se règle assez facilement en une seule séance, en revanche, je vais la prévoir large, entre une heure et une heure trente.

On fait rapidement connaissance, une anamnèse légère est suffisante.

J'explique les mécanismes de la phobie.

Ensuite, je calibre au plus précis le niveau et le type de phobie. A-t-il peur de la prise de sang ? Et alors est-ce plutôt une phobie du sang ? A-t-il peur d'un produit qui pourrait rentrer dans ses veines ? (Et l'aspect piqûre est moins important.) Est-il plus impressionné par le piston ? L'aiguille elle-même ? Si oui, à partir de quelle taille d'aiguille ? Est-il dérangé seulement quand aiguille et piston sont assemblés ? Bien sûr, pour tout cela, j'ai aussi une collection de seringues diverses et variées pour pouvoir mesurer en direct la réaction du patient. Je ne le prends jamais en traître, et je l'informe toujours de ce que je vais faire.

« J'ai des piqûres dans mon tiroir. Je vais les sortir et vous les montrer afin de me rendre compte par moi-même et de mieux mesurer ce qui vous fait peur ou pas. »

Puis, je lui explique ce qu'est l'hypnose et ce qu'elle n'est pas. Comment c'est son inconscient qui va l'aider à guérir. Puis, nous validons ensemble les étapes de l'exposition progressive que je lui propose. Il devra remonter ses manches, afin que je puisse poser à la pliure de son coude une aiguille sur sa veine en fin de séance... Mais, avant d'en arriver là, je vais passer par différentes étapes. D'abord, ce sera mon doigt que je vais appliquer, puis un stylo, d'abord le bout rond, le haut du stylo, ensuite, la pointe, le bout pointu. Chez le phobique, ces simulations d'aiguille suffisent à faire monter l'angoisse. Étapes suivantes : un piston sans aiguille, puis une aiguille sans piston, puis les deux associés. Ici, à chaque étape où il retrouve son calme, je lui demande d'ouvrir les yeux pour regarder, valider par lui-même ce qu'il arrive à faire. Si nécessaire, on va répéter plusieurs fois cette étape avec des pistons et des aiguilles de plus en plus gros. Et enfin arrivé là je félicite et j'annonce la dernière étape. Il va se préparer en autohypnose et lorsqu'il se sent prêt, ce sera à lui tout seul de prendre le matériel et d'appliquer la piqûre sur sa veine. Lorsqu'il a réussi, à nouveau, je félicite abondamment et je rassure, « Vous êtes prêt. Vous êtes maintenant capable de prendre rendez-vous au laboratoire. Ne traînez pas, il faut battre le fer pendant qu'il est chaud. »

La séance : je reprends l'induction sur la respiration elle est relaxante.

Je ne vais pas la recopier au complet ici, vous la retrouvez au chapitre induction ou dans la séance tabac précédente. Les [...] vont renvoyer aux lignes non recopiées ici (une page environ).

« Installez-vous le plus confortablement possible.

Laissez vos yeux se fermer... Bien...

Le simple fait de fermer les yeux permet déjà de s'intérioriser.

[...]

Vous pouvez facilement voir l'empreinte de vos pas se dessiner sur le sable. Puis, comment la vague suivante vient les recouvrir et les effacer.

Si, à cet endroit-là, vous dessinez un cœur, les vagues vont l'effacer.

C'est à l'image de ce que notre séance d'hypnose va vous apporter. C'est-à-dire, qu'à partir d'aujourd'hui, à chaque respiration, votre inconscient va effacer vos peurs.

Maintenant, nous allons stimuler votre inconscient, et pour cela nous allons passer par un geste, une sensation. Dans quelques instants, je vais prendre votre bras, et le bouger à ma façon... Ce que je vous demande, c'est de ne pas m'aider, c'est-à-dire de ne pas faire de mouvement volontaire. Je vais m'autoriser à poser la main sur votre poignet. Voilà, et simplement, je vais

SOULEVEZ VOTRE BRAS... Oui voilà. (L'impératif est ici voulu, c'est une suggestion intercontextuelle, vous reconnaissez la mise en place de la catalepsie)

Et vous l'avez déjà senti aussi, curieusement, votre bras devient léger. Il flotte. Très bien. Et cette légèreté nous prouve que votre inconscient est prêt à vous aider à changer aujourd'hui.

Maintenant, votre bras va descendre et quand il se sera posé sur votre jambe, alors ce sera le signe que vous êtes prêt à changer.

Très bien.

(Tout ce début de séance est un début archi classique et passe-partout chez moi, c'est l'induction la plus courante.)

Mais, avant d'effacer vos peurs, profitez de votre bien-être. Si cette plage vous convient, ressentez encore comment chaque détail nourrit votre détente. Les couleurs, les odeurs, les sons, les sensations internes et externes. Si vous préférez voyager ailleurs, observer un beau paysage de campagne, faire une balade à moto ou une descente à ski, libre à vous. Soyez-là où vous vous sentez bien. Là où vous avez envie d'être. Respirez confortablement ce bien-être intense.

Vous allez vous donner un ancrage supplémentaire de ce bien être que vous ressentez maintenant. Votre respiration suffit déjà à le réactualiser, mais donnez-vous encore un autre ancrage. Choisissez un détail du paysage ou un son propre à cet endroit. Peut-être aussi, une odeur, une sensation. Il vous suffira d'y repenser pour qu'aussitôt votre inconscient installe la totalité du bien-être. Vous pouvez aussi vous choisir un geste. Un geste que vous pourriez faire pour de vrai dans les situations dérangeantes pour vous. Il faut alors bien choisir ce geste pour pouvoir l'appliquer en temps réel. Si c'est votre choix, quand vous avez choisi votre geste, vous le faites pour de vrai maintenant et vous associez la totalité du bien être à ce geste.

OK, très bien.

Vous pouvez aussi vous choisir un mot, un simple mot, une expression comme « calme et fort »

Et à chaque fois que vous vous répéterez mentalement « calme et fort », vous vous sentirez intérieurement calme et fort.

(Vous l'avez compris, mise en place succincte d'un ancrage)

Très bien, alors maintenant, je vais, comme nous en avons convenu, appuyer mon doigt au creux de votre coude, sur votre veine. Il vous suffit d'imaginer à la place de mon doigt une piqûre pour aussitôt ressentir une émotion, un coup de chaud...

Et vous avez maintenant les outils intérieurs pour vous calmer. Respirez, retournez à la plage, sentez ce sentiment de calme et de force intérieurs diffuser agréablement à l'intérieur de vous.

Voilà, très bien.

Et maintenant que vous êtes à nouveau totalement serein, je vais appliquer le bout arrondi du stylo sur votre veine, j'appuie un peu... Oui voilà, c'est bien, vous gérez déjà. Fantastique.

Alors, maintenant, je retourne le stylo et j'appuie la pointe sur votre veine. Et vous imaginez la piqûre appliquée ici. Vous sentez la piqûre appliquée ici. Ça amène une émotion, OK, détachez-vous de ce bras, et envoyez votre corps et votre esprit à la plage, dans votre lieu de paix et de bien-être intérieur. Respirez cette paix intérieure dans ce lieu calme qui est le vôtre. Très bien, tout se calme en vous.

Bien, maintenant je prends le piston, et je l'applique sur votre veine, sans l'aiguille. Utilisez vos ressources, oui, c'est bien.

Ouvrez les yeux quelques instants, regardez ce piston sur votre bras. Oui, c'est bien. Calme et fort.

OK maintenant l'aiguille toute seule. Ouvrez les yeux encore. Oui, voilà. C'est bien.

Faites le plein de calme intérieur, mobilisez vos ressources.

Bon, maintenant, je clipse l'aiguille sur son piston et j'applique l'ensemble sur votre veine.

Voilà, calme et fort, si besoin retournez à la plage. Quand c'est suffisamment calme, ouvrez encore les yeux, vérifiez votre victoire. Bien, c'est bien.

Vos yeux se referment. Votre inconscient valide et installe profondément en vous cette nouvelle capacité.

Alors maintenant, nous allons terminer cette partie de séance, à votre rythme quand c'est OK pour vous, vous laissez revenir l'énergie nécessaire aux gestes de la vie quotidienne, vous vous étirez, vous prenez une bonne respiration et vous laissez vos yeux s'ouvrir.

Voilà c'est bien, vous pouvez déjà être fier de vous.

Maintenant, ce que vous allez faire pour terminer, c'est que vous allez le refaire vous-même tout seul. D'abord, vous vous replongez à l'intérieur de vous, vous allez en autohypnose dans votre lieu de paix intérieure. Les yeux fermés. Puis, quand vous sentez que c'est OK, vous ouvrez les yeux, vous prenez la piqûre vous-même, et tout seul vous posez l'aiguille sur votre veine. Vous la laissez en place, aussi longtemps qu'il faut pour ne plus rien ressentir de particulier que la confiance en votre capacité à gérer. OK ? Pas de question ? Alors à vous de jouer.

(Il le fait tout seul, cela prend cinq minutes)

Bravo, c'est OK.
Vous pouvez être fier de vous.

Et je vous le garantis : vous pouvez prendre votre rendez-vous au laboratoire (ou dentiste, ou autre, en fonction). Bravo.

Hypnothérapie d'une phobie des araignées

Vous l'avez compris, je peux procéder exactement de la même manière en exposition progressive. On commence par une photo. Chez les phobiques qui en viennent à consulter, c'est déjà une épreuve. Juste la vue de la photo déclenche une émotion intense, des pleurs, une fuite. La plupart sont déjà incapables de regarder la photo pendant une minute sans détourner le regard, et encore plus incapables de poser la main sur la photo... Ce n'est qu'une photo... Une patiente s'est trouvée mal à cause d'une illustration, un dessin d'araignée, dans un livre d'histoires pour enfants de trois ans... Son mari devait ensuite vérifier tous les livres du gamin et arracher les pages où figurait une araignée, sinon la patiente refusait de lire l'histoire du soir... On part de loin.

Vous avez compris le principe de l'exposition progressive. On va commencer par l'aider à trouver les ressources de calme en elle, afin d'être un jour capable de regarder cette photo, puis une vidéo, puis un jour... Mon fameux cadavre d'araignée, avant de passer aux vivantes. Il est à noter que chez le phobique, il n'existe pas de petites araignées, elles sont toutes énormes. De même, s'il y en a une dans un coin de la pièce, son radar à danger va faire que le phobique l'aura détectée, sentie même, à peine entré dans la pièce. C'est une conséquence d'une des caractéristiques du phobique, il est en hypervigilance, interne et externe. Interne, trop à l'écoute de son corps, et à l'observation, à l'affût de tous signes de dangers dans l'environnement. Le phobique en avion écoute tous les bruits, ressent le moindre mouvement de l'avion. Tout lui provoque un sursaut.

Puisque nous avons déjà détaillé l'exposition progressive, voyons une autre stratégie, efficace également dans ces phobies d'araignées ou de crapauds, limaces et autres... Je vous laisse découvrir avant d'expliquer. Pour cette séance, nous avons convenu dès le départ que l'objectif du jour est de pouvoir rester confortable face à la photo ingérable à la fin d'une unique séance. En démonstration, avec en plus l'effet du groupe de stagiaires, j'ai plusieurs fois réglé des phobies en une seule fois avec la méthode qui suit. J'explique aussi avant la séance qu'il y aura une étape intermédiaire, au cours de laquelle nous regarderons d'abord une première photo. Puis, ensuite, à la fin de la séance, nous regarderons la photo ingérable. Au passage, cette interruption pour une première photo, avant de refermer les yeux pour refaire un bout de séance, et terminer finalement par la photo difficile. Cette façon de faire permet une hypnose fractionnée. Rappelons que le fractionnement est une des techniques d'approfondissement de l'hypnose la plus efficace qui soit. Imaginons que l'on reprend toujours la même induction jusqu'à la catalepsie, et même l'ancrage positif...

« « Installez-vous le plus confortablement possible.

Laissez vos yeux se fermer... Bien...

Le simple fait de fermer les yeux permet déjà de s'intérioriser.

[...]

OK, très bien.

Vous pouvez aussi vous choisir un mot, un simple mot, une expression comme calme et fort...

Et, à chaque fois que vous vous répéterez mentalement « calme et fort », vous vous sentirez intérieurement calme et fort.

(Induction sur la respiration, activation d'un travail inconscient par catalepsie, mise en place d'ancrage positif sur le calme.)

Bien, maintenant ce que je vais demander à votre inconscient, c'est de libérer sa créativité. Il va choisir une couleur qui rend cette araignée moins dégoûtante... Peut-être va-t-elle devenir blanc étincelant ? Peut-être bariolée vert et jaune ? Peut-être a-t-elle un nez de clown ? Je me rappelle l'inconscient d'une patiente qui avait créé une araignée drag-queen..., la pauvre était un peu encombrée avec ses hauts talons vertigineux...

Et d'ailleurs, que diriez-vous d'imaginer cette pauvre araignée devoir apprendre à faire du patin à roulettes ? Et je me demande, si elle a bien huit pattes, combien de roulettes cela représente-t-il au total ? Mais peu importent ces calculs fastidieux, il est tellement plus amusant de la voir s'emmêler les pinceaux, et chercher à tenir son équilibre sur ses paires de patin.

(Généralement les patients ont ri ou souri plusieurs fois déjà)

Très bien, maintenant dans quelques instants, je vais vous demander d'ouvrir les yeux. Et je vais vous montrer que la nature a encore plus d'imagination que nous...

Quand c'est OK, à votre rythme, vous laissez cette première partie de séance se terminer, vous ouvrez les yeux. OK, très bien.

Sur mon téléphone, j'ai enregistré des photos de l'araignée-paon... Je vous laisse la découvrir vous-même, lecteur, en faisant une recherche google... Cette araignée possède des couleurs vives, magnifiques, et il en existe de toutes les teintes, ce sont de véritables joyaux, des bijoux. Le patient les découvre avec surprise, il est rare qu'un phobique se soit penché antérieurement sur une encyclopédie des araignées... Je gagne à coup sûr. Puis, j'interroge mon patient sur la taille qu'il lui suppose ? Vous trouverez la réponse dans vos photos google, puisque l'une d'elles qui revient toujours montre une araignée-paon sur l'ongle d'un pouce humain... Elle mesure approximativement un millimètre...

Puis, je propose au patient de refermer les yeux et de replonger dans sa transe. Et je vais encore lui expliquer une autre caractéristique de cette araignée-paon... On la nomme aussi l'araignée danseuse, car le mâle utilise toute une série de danses particulières pour sa parade nuptiale...

« Alors maintenant, je vais vous demander de laisser vos yeux se refermer, et de replonger ainsi dans votre expérience de transe. Et plus vous plongez profondément en vous, plus votre bras devient léger (mise en place d'une lévitation que je remplacerais par une nouvelle catalepsie, si elle devait être trop longue à venir). Observez comment déjà votre main n'est plus tout à fait à plat sur votre cuisse. (En vérité, elle ne l'est jamais vraiment, les gens, détendus en hypnose, ont souvent la main en cloche, les doigts légèrement courbés.) Déjà une bulle d'air, un coussin d'air, s'est formé sous votre main, entre la main et la cuisse, et à chaque respiration, ce coussin d'air se gonfle, et votre main, monte, monte, monte de plus en plus. Déjà, la pulpe des doigts n'est plus qu'une caresse sur le tissu du vêtement, et la main glisse, glisse, devient légère et monte. Et vous découvrez comment ça fonctionne avec la respiration, comment, à chaque respiration, vous envoyez de l'air dans votre main, comme pour gonfler un ballon. De plus en plus, de mieux en mieux, votre main légère s'envole, légère. La main comme attirée par le visage. Très bien.

Et pendant que votre main continue de monter, de plus en plus, je vais encore vous apprendre quelque chose par rapport à cette araignée-paon, et votre main monte de plus en plus. Et donc cette araignée-paon, on la nomme aussi l'araignée danseuse. En effet, pour faire la cour à sa belle, le mâle utilise toute une série de danses particulières pour sa parade nuptiale... Vous devez bien convenir maintenant que la nature est merveilleuse de beauté et qu'elle a beaucoup plus d'imagination que nous. Et votre main encore plus légère, tandis que votre transe s'approfondit encore...

Et votre main est maintenant suffisamment montée, elle va commencer à descendre, et cette descente va vous sembler longue. (Je rappelle que si la lévitation n'a pas pris, j'ai fini par faire une nouvelle catalepsie, donc de toute façon la main est en l'air au moment où je le souhaite.) Cette descente prend en vérité tout le temps utile et nécessaire à votre inconscient pour mettre en place les ressources bénéfiques pour votre libération. Quand votre main sera à nouveau posée sur votre jambe, ce sera le signal, pour vous et moi, que votre inconscient a fait le travail qui vous libère de cette peur, et vous permet de gérer, d'affronter seul ces petites bêtes. Vous faites le plein de calme intérieur et votre inconscient va vous permettre d'être agréablement surpris de vous-même, surpris de vos nouvelles capacités à rester calme devant cette photo que nous regarderons ensemble dès que c'est OK pour vous.

Voilà, la main se pose. Parfait, à votre rythme, vous allez pouvoir terminer cette séance. Vous bougez d'abord les doigts pour chasser les engourdissements qui sont encore présents, puis vous vous étirez soigneusement pour laisser revenir toute l'énergie, et quand c'est OK pour vous, vous ouvrez les yeux. »

Comme convenu auparavant, nous terminons cette séance en regardant une ou plusieurs photos des araignées des maisons, celle que le patient croise facilement dans nos contrées. (En formation, cela se termine invariablement sous les applaudissements du groupe de stagiaires.)

Ici finalement, il y a encore une forme d'exposition avec cette progression dans les photos et le discours dans lequel le mot araignée est répété de nombreuses fois. Mais la logique principale est de changer le regard sur l'animal. Ce n'est pas l'araignée en elle-même le problème, c'est le regard que je porte dessus. Si je change de considérations, je change de réactions. Or, du fait que la plupart des araignées sont noires, grises, sombres, elles provoquent un dégoût et sont associées à la mort. Ne parle-t-on pas de veuves noires pour ces femmes meurtrières ? (Et c'est une espèce d'araignée connue.) On l'oublie facilement mais le dégoût inspiré par l'araignée, la limace ou le crapaud, même si nous n'en avons pas le sentiment, nous parle encore de l'origine profonde de toute phobie : la peur de la mort... La fonction du dégoût, une des six émotions primaires, est de me faire recracher, de me faire fuir ce qui pourrait m'empoisonner ou représenter un danger. Le dégoût, comme toute émotion, déclenche un mouvement qui sert la survie. Le dégoût parle implicitement de la peur de la mort. La plupart des arachnophobes ne sont pas allés jusqu'à mesurer à quel point ce dégoût ressenti face à l'animal parle de mort. Ici donc, je la rends moins dégoûtante cette araignée, en utilisant des couleurs (l'araignée blanc étincelant), l'esthétique (l'araignée-paon) ou encore l'humour (l'araignée drag-queen qui tente d'apprendre le patin à roulettes...) Vous l'aurez déjà constaté, il est difficile de rire et d'avoir vraiment peur en même temps...

Hypnothérapie des phobies de l'avion ou des vertiges : le mille-feuille

Il existe deux phobies en particulier : le vertige et la phobie de l'avion qui peuvent aussi se résoudre en une seule séance. J'ai eu l'occasion de le démontrer à la télévision lors de mon passage sur M6 dans l'émission de Mac Lesggy E = M6. Vous retrouverez la séquence en question sur ma chaîne YouTube. Le protocole appliqué que j'ai nommé le mille-feuille fonctionne particulièrement bien en une seule séance sur ces deux phobies. Moins sur d'autres, et ne me demandez pas pourquoi, je ne saurai vous l'expliquer.

Sur le vertige, la plupart de ceux qui pensent avoir le vertige sont en fait acrophobes (peur des hauteurs). Le vrai vertige, lui, est génétique et fixé à vie. On se rappelle tous avoir vu ces photos des Peaux-Rouges impliqués dans la construction des gratte-ciels au début du vingtième siècle. Ils prennent leur pique-nique, assis en équilibre sur une poutre, à plus de cent mètres de hauteur. En effet, les Indiens d'Amérique présentent la particularité de ne pas connaître le vertige. Cela nous montre comment ce vertige est génétique. Il peut aussi être pathologique, physiologique, dans les troubles de l'oreille interne, comme dans la fameuse maladie de Ménière[101].

En vérité, plus des trois quarts de ceux qui pensent avoir le vertige sont acrophobes, et donc concernés par de faux vertiges. Ce qui peut permettre de faire la distinction est que ce vertige ne concerne pas, chez eux, toutes les situations de hauteur. Mais principalement celles où ils ont l'impression de pouvoir basculer dans le vide, comme sur un balcon par exemple. Mais appuyés contre une vitre blindée qu'ils savent indestructible, ils n'auront pas le même vertige, car pas la crainte de basculer dans le vide. S'il y a des exceptions au symptôme, alors ce n'est pas un vrai vertige. Et mon mille-feuille sera tout à fait indiqué.

Avant l'hypnose, je vais me renseigner sur son bon souvenir, son lieu de paix intérieur. Et surtout, je vais me documenter sur la peur, les situations vécues, et je m'intéresse (l'air de rien) à la pire situation rencontrée. La fois où vous avez eu la plus grande frayeur par rapport au vide ou à l'avion. Avez-vous plus peur au décollage ? Pour un vol de nuit ? Dans un orage ? Pour un vertige, par exemple, un patient explique qu'une fois, il a tout de même voulu suivre son beau-frère dans une randonnée en montagne. Et, alors qu'ils étaient sur des roches assez lisses et fortement inclinées, il s'est mis à pleuvoir. Il s'est retrouvé tétanisé, allongé à même la roche qui était détrempée, rendue encore plus glissante, avec l'impression que ses pieds et ses doigts allaient lâcher prise et que c'était la mort assurée... Une fois ainsi renseigné sur le positif et le négatif, je démarre mon hypnose.

On démarre comme d'habitude sur la relaxation par la respiration, puis, chaque respiration effacera les peurs, puis ancrage positif, et dans ce cas seulement, ensuite, l'inévitable catalepsie. Reprenez les séances précédentes pour retrouver facilement le détail de ces séquences routinières. J'ai indiqué que si votre inconscient est prêt à vous aider à guérir aujourd'hui alors vous allez avoir la surprise de sentir votre bras flotter. Je réussis plus de 95 % des catalepsies, et ici j'ai l'avantage que cette catalepsie, vienne métaphoriser la hauteur ou le vol plané de l'avion. (La catalepsie ou la lévitation pourront venir métaphoriser l'érection dans d'autres troubles où les hommes peuvent craindre une mauvaise chute...)

« ... Et vous pouvez donc sentir votre main qui flotte et qui nous confirme que votre inconscient a la capacité à vous guérir aujourd'hui. Maintenant, votre bras va descendre et se reposer sur votre jambe. Il va prendre tout son temps pour descendre, et plus il descend plus votre hypnose s'approfondit. Il prend tout le

---

[101] Qui s'accompagne normalement d'acouphènes, ce qui permet encore une distinction entre vrais et faux vertiges.

temps utile et nécessaire à votre inconscient pour installer les ressources. Quand votre bras se pose totalement, c'est un signal pour nous deux que vous êtes prêt à changer.

Voilà, très bien, et maintenant sans aucune transition vous allez me détester. Car vous êtes dans l'avion, là maintenant, assis sur votre siège attaché. Vous sentez aussitôt votre dos se crisper et votre cœur accélérer. C'est un moment de vol difficile pour vous, comme cette fois en pleine nuit où il y a eu un orage, des turbulences, l'avion secoue dans tous les sens, vous avez peur de mourir, vous ne savez pas quand et comment ça va finir. (Je parle au présent, et, contrairement à l'exposition progressive, je commence par le plonger dans la peur la plus forte possible, cela sans l'en avoir prévenu, afin de le prendre en traître, de bénéficier en plus de l'effet de surprise.)

Vos mains se crispent sur l'accoudoir, vous fermez les yeux de terreur, vous ne pouvez pas vous empêcher de crier, la peur du ridicule se mêle à la peur de tomber. Votre respiration et votre cœur s'accélèrent, vos mâchoires se crispent... Des larmes peuvent venir...

Je cherche à obtenir une abréaction la plus intense possible, sans non plus aller jusqu'à une rupture, je ne veux pas qu'il sorte de la séance. L'image que j'ai, est que je pousse jusqu'à la limite du débordement, comme lorsqu'on fait chauffer du lait... Mais juste avant que cela ne déborde, je vais couper le feu à temps. Avec certains patients qui manifestent très peu de choses (les hommes plus souvent), c'est parfois difficile d'estimer s'ils sont suffisamment en détresse, dans le doute j'en rajoute pour faire peur. Par exemple, une autre phobique dans l'avion qui hurle « on va tous mourir. » Une fois que je pense avoir atteint l'abréaction souhaitée, je calme le jeu et c'est retour au calme.

Voilà, c'est bien, quelques larmes coulent. C'est bien, vous avez été courageux, vous pouvez maintenant retourner à la plage (où dans votre bain, ou peu importe où, votre lieu de paix intérieur). Et, sur cette plage, vous reprenez vos esprits, vous retrouvez votre contrôle personnel. Votre cœur se calme, votre respiration aussi, les muscles se relâchent, les mâchoires se décrispent... Voilà, c'est bien, de plus en plus calme à chaque respiration. Être ici vous fait du bien, être ici vous détend. Relax. Calme. C'est bien. Oui voilà, de mieux en mieux de plus en plus calme et posé. Totalement détendu déjà, maintenant, félicitations. Tout se relâche, tout s'apaise, vous retrouvez autour de vous les mille détails du paysage qui font l'atmosphère sereine de ce lieu particulier. Voilà, c'est bien. Tout à fait calme. (Avec mon aide, en deux trois minutes maxi, les patients retrouvent suffisamment de sérénité.)

Et à nouveau... Nous retournons dans l'avion. Le même avion, la même situation, les mêmes turbulences, les mêmes cris autour de vous. Mais...

Mais, il y a quelque chose de différent.

La peur elle-même est différente. Vous constatez qu'elle monte moins vite, moins fort. Vous devez faire un effort pour retrouver le même niveau de peur...

Constatez, essayez... Peut-être, rajoutez des turbulences encore plus fortes, faites un effort pour retrouver le même niveau de peur... C'est difficile.

(Vous l'avez compris, j'utilise la prescription du symptôme. Elle va être particulièrement efficace chez le phobique puisque la peur flambe chez lui chaque fois qu'il se dit : ce n'est surtout pas le moment d'avoir peur... Sauf que, là, je lui dis : « C'est le moment : tremblez de peur s'il vous plaît... » En quelque sorte, ça lui coupe l'herbe sous le pied. Vous avez aussi compris pourquoi je nomme ce protocole le mille-feuille, comme dans le gâteau, je vais alterner des couches de tendre et des couches de dur...)

Sentez à nouveau dans votre corps les signes de tension. Comment le cœur accélère, comment la respiration devient plus ample. Sentez l'avion bouger, tantôt comme un rodéo en dessous de votre siège, tantôt se dérober comme des sables mouvants. Ayez peur, vivez la peur, et constatez comment elle est déjà différente.

Bon, c'est bien, à nouveau vous avez été courageux. On retourne à la plage.

Là, calme. Doucement. Laissez votre cœur se calmer, les muscles se relâcher, le corps se détendre tout seul. Observez la force tranquille et le calme de cette nature autour de vous.

Calme. Oui, c'est bien.

Vos mâchoires se desserrent, votre nuque se détend, tout votre corps retrouve détente et relâchement, souplesse, calme.

Respirez tranquillement, confortablement. Sentez-vous à nouveau reprendre le plein contrôle de vous-même dans ce calme agréable.

OK, c'est bien à nouveau.

Maintenant, retournons dans l'avion. Et, cette fois-ci, faites vraiment un effort pour vous faire peur. Serrez exprès les poings, les mâchoires (donc je lui demande de mimer la peur, de faire semblant... Et je vais rajouter des dimensions humoristiques ou presque...) Cherchez à vous faire peur... Plus que ça. Je ne sais pas moi, imaginez l'hôtesse qui fait sa prière, le pilote qui saute en parachute... Rajoutez un moteur en feu. Débrouillez-vous, mais faites-vous peur, et tentez donc d'avoir aussi peur que la première fois.

Faites mieux, faites-vous peur s'il vous plaît, même si, je sais, ce n'est pas si facile...

Bon, on va se contenter de ça.

Retournons à la plage, retrouvez votre calme.

Prenez le temps nécessaire et quand c'est OK pour vous terminons cette séance.

Bien, maintenant que vous êtes totalement revenu, j'ai une question importante.

Vous avez suivi, nous avons été trois fois dans cet avion.

J'ai besoin que vous me confirmiez que la seconde fois la peur était moins forte ?

Et la troisième fois encore un peu moins forte ?

OK, et entre la première et la troisième fois, c'était au moins moitié moins fort ?

OK alors je vous le confirme, je vous l'affirme, vous pouvez aller prendre l'avion.

Et j'ai une collection de cartes postales envoyées par les patients qui vous ont précédé... Je dis ça, je ne dis rien... (Et il se trouve que j'en ai toujours une qui traîne à portée de main sur mon bureau, ce qui fait qu'à la fin du rendez-vous je lui montre, en lui disant, voyez : ce n'était pas des blagues... Ce qui agit comme un renforcement et une preuve de l'efficacité.)

Bien sûr, pour chaque phobie, il y a plusieurs façons de faire. Si vous décidez d'utiliser celle-ci, alors il faudra accepter d'être méchant. Cela est parfois difficile pour certains thérapeutes d'être sadique. Mais si comme une ancienne stagiaire, vous ne supportez pas de faire pleurer le patient, et que, lors de la première exposition, vous retournez à la plage au tout premier signe de la toute première tension... Alors la séance ne sert strictement à rien...

Si vous ne savez pas être sadique, vous pourrez préférer une futurisation positive. Vous lui apprenez à se détendre hypnotiquement, puis vous l'amenez à visualiser les différentes étapes en se sentant relax pour de vrai dans la séance à chaque étape. En effet, le stress démarre dès qu'on envisage un projet de voyage. Les étapes commencent là : le projet, la décision, l'achat des billets, préparation des valises, les nuits avant, la veille, fermer la maison, le taxi ou autre, l'arrivée à l'aéroport, enregistrement des valises, passage des filtres, salle d'embarquement, passerelle ou bus, s'asseoir, attendre, fermeture des portes (grand moment de tension), roulage, décollage (grand moment de tension), vol de croisière et atterrissage... En général, après ça va, mais bien penser à l'anticipation positive aussi du vol retour... Qui sera plus facile parce que le vol aller (qui n'a pas encore eu lieu) vous aura rassuré.

Dans ce genre de séance de visualisation, futurisation correctrice, l'hypnose agira comme la réalité virtuelle, sans vous coûter une fortune en équipement ou licence de logiciel. Puis, s'il est facile d'avoir des photos ou des cadavres d'araignées dans mon cabinet, j'ai plus de mal à y faire rentrer un 747...

Risque de rechute ?

La question fréquente, durant la formation hypnose et phobies, est la question de la rechute. L'idée sous-jacente est que, comme on ne s'intéresse pas à la cause du symptôme, on ne respecterait pas son écologie, le message latent que ce symptôme est censé délivrer. Il s'agit là d'un héritage de la psychanalyse qui passe obligatoirement par la cause. Avec l'idée concomitante, ou le postulat que si on n'a pas trouvé la cause, alors on ne peut pas avoir une guérison de qualité. Il s'agit là d'une théorie parmi d'autres, et pour moi, c'est une belle croyance limitante... Les TCC ont fait la preuve depuis cinquante ans maintenant que l'on peut guérir d'une phobie sans en connaître la cause symbolique supposée.

Jean Godin disait : « une fois que j'ai appris à nager... Je sais nager... » Il n'y a pas de raison que la peur revienne comme pour celui qui ne sait pas nager...

Erickson traite le comment aller bien, le comment les solutions, et non pas les pourquoi je vais mal. Il considère que parfois les symptômes se sont mis en place à une époque où le mécanisme de défense pouvait être justifié, mais que, vingt ans après, il peut perdurer alors que ses causes ont disparu depuis longtemps. À l'image du conducteur de TGV qui touchait encore la prime d'escarbille ou du soldat japonais qui continuait à défendre son îlot bien après la fin de la guerre...

De même, toute crise dépassée est une occasion de croissance. À l'image des patients qui prennent confiance en eux parce qu'ils ont été capables d'arrêter de fumer. Si j'ai été capable d'arrêter de fumer, alors ça aussi je suis capable de le faire. J'apprends en marchant, j'apprends en tombant parfois, je deviens plus fort au fur et à mesure de mes expériences. Dépasser la phobie, c'est grandir beaucoup. Annoncer la rechute, et en plus la pronostiquer comme plus sévère, (car nous n'aurions pas respecté un supposé message de l'inconscient) est une prédiction auto-réalisante bien sombre... L'expérience montre en tout cas qu'avec les phobies simples, les rechutes ou les déplacements de symptômes sont rares, largement inférieure à dix pour cent. Avec les phobies situationnelles, elles peuvent pendant tout un temps osciller, le patient va plus ou moins bien, avec des rechutes possibles dans cette phase intermédiaire, avant d'être dans une résolution suffisamment satisfaisante et pérenne. Maintenant, ils ne changent pas de caractère du tout au tout, et un phobique (situationnel) restera globalement plus anxieux que d'autres. Ce n'est pas tout le monde qui devient potentiellement phobique. Nous l'avons vu, ils sont, à la base, anxieux et dans le contrôle, et ces deux traits de caractère persistent. De même, si je suis champion de la confiance en moi, je ne deviens pas phobique. Si j'ai confiance en moi, je me crois capable de gérer, dépasser de nombreuses situations.

Toutes les phobies simples (rappelons-le : qui portent sur un seul objet) vont avoir une résolution complète et simple. Dans les phobies situationnelles, il sera souvent pertinent, pour une guérison complète, de travailler également la confiance en soi. C'est l'objet d'un autre chapitre ici.

La confiance en soi

La sclérose en place

S'il est un cadeau à faire à nos enfants, c'est bien celui-là. Quoi de plus important que la confiance en soi ? Cette confiance en soi permet de se lancer des défis, d'avancer dans la vie, d'entreprendre. A l'inverse, combien ont un capital énorme, d'intelligence par exemple, et pour autant, gâchent leur potentiel ? Ils se sous-estiment et n'osent pas entreprendre. Au niveau des apprentissages, la confiance en soi permet de mieux intégrer, elle permet, en tout, un cercle vertueux. Le drame de nombreuses formations d'hypnose est que les stagiaires manquent de confiance, ont peur de mal faire, se sentent incapables, et finalement ne font pas. Or, l'hypnose, c'est comme le piano... Tant qu'on ne pose pas les mains sur le clavier, c'est compliqué de vraiment progresser. C'est le problème des croyances, on se donne souvent raison à soi-même.

Ce n'est pas parce que les choses sont difficiles que nous ne les faisons pas, c'est parce que nous ne les faisons pas qu'elles sont difficiles...

La confiance en soi agit comme une prédiction autoréalisante. Celui qui croit en lui tente des choses, il ne les réussit pas toutes, mais, plus il en tente, plus il a de chances d'en réussir. Et ces quelques réussites vont renforcer sa confiance en lui. À faire des tentatives, des erreurs, des essais, il apprend et progresse, prend confiance en lui.

Le positif appelle le positif.

Celui qui ne croit pas en lui, a du mal à tenter. Et la première difficulté va lui sembler insurmontable. Il se croit nul, et les ratés lui confirment cette nullité. Et comme personne n'aime éprouver de la déception, il abandonne trop vite, se privant ainsi de possibilités d'apprentissage.

Le négatif appelle le négatif.

La peur d'échouer et d'être confronté à un sentiment désagréable fait que beaucoup préfèrent renoncer.

Le seul moyen de ne jamais échouer, c'est de ne rien faire.

Cela mène à ce que je nomme la sclérose en place[102].

---

[102] Terme emprunté à Gaston Brosseau

Et le plus grand des risques, c'est encore de ne pas en prendre... À ne prendre aucun risque, je ne risque pas de réussir. Un peu à l'image des patients qui me disent : « ah moi ! L'amour, c'est fini... »

Qui ne prend plus le risque d'être malheureux, risque surtout de passer à côté du bonheur.

Pourquoi manque-t-on de confiance en soi ?

L'une des meilleures explications se trouve selon moi chez Miguel Ruiz[103]. Comme dans l'exemple de l'apprentissage de la marche, l'enfant a naturellement confiance en lui et accepte ses nombreuses erreurs. Il n'a pas le choix pour apprendre et progresser, sinon personne ne saurait marcher. C'est en passant par le jeu, les ratés, les essais successifs que l'enfant apprend. Et il constate que cela prend du temps de grandir. Certains enfants seront plus timorés que d'autres, mais globalement tout le monde avance spontanément au départ. Les enfants sont, avant qu'on ne les abime, champions de la confiance en soi. Ils tombent et se relèvent sans cesse, obstinés et persuadés de finir par y arriver. Ils acceptent les chutes et se relèvent. Sinon personne n'aurait jamais appris à marcher. Qu'est-ce qui va donc gâcher cette belle et sage dynamique ? Les parents et l'école...

Les parents ont souvent un rêve, une ambition, projetée sur les enfants. On aimerait qu'ils soient comme-ci ou comme-ça, danseur étoile, brillant chirurgien, ou champion de tennis. On veut tout simplement leur apprendre la politesse, qu'ils aient de bonnes notes à l'école, qu'ils soient bien coiffés, pas trop gros non plus, pour leur santé... Bien évidemment, tout cela dans leur intérêt, pour préparer leur avenir au mieux. Bref, les enfants vont assez vite recevoir l'image d'un idéal vers lequel tendre. Ils se forgent une image de l'enfant idéal. Et bien sûr, ils constatent qu'ils ne correspondent pas à cet idéal. Ils vont apprendre à avoir peur de décevoir leurs parents. Ils vont apprendre à ne pas s'aimer, parce qu'ils ne sont pas assez comme il faut. Trop petits, trop gros, pas assez bons à l'école, mauvais au foot et rejetés aussi par les copains, ils vont finir par se rejeter eux-mêmes.

Et ils vont apprendre parallèlement à avoir peur. Toute éducation parentale doit fixer des limites et des règles. Et même s'il existe nombre de livres sur l'éducation positive et la communication non violente, nous sommes avant tout des humains, donc des mammifères, des animaux... Et l'éducation du petit humain, comme pour tout animal, passe par des punitions et des récompenses,

---

[103] Ruiz Miguel Don, *Les quatre accords toltèques,* Suisse, Jouvence, 1999 (*the four agreements,* 1997)

c'est le règne du bâton et de la carotte ; même l'église nous le fait, le paradis pour les bons, l'enfer pour les méchants. Le père noël lui-même ne passe déposer des cadeaux que pour les gentils enfants... Pour être écouté et respecté, papa élève la voix, et sa grosse voix fait peur... Miguel Ruiz parle de la domestication des enfants, à l'image de l'animal, et nous finissons par nous autodomestiquer ; c'est-à-dire nous juger nous-mêmes, nous autocritiquer, nous autocensurer sans cesse.

L'école procède de même, avec peut-être un vice supplémentaire. Elle récompense et punit de la même façon. Elle distribue des bons et des mauvais points. Elle met au coin ou au tableau d'honneur. Mais en plus, elle nous corrige... Pas au sens de nous infliger une punition. Non, elle corrige nos fautes (c'est lourd de sens), nous redresse, nous apprend à réfléchir, nous éduque, nous apprend, soi-disant, à penser. Maintenant, je pense qu'elle nous éloigne surtout de nous-mêmes.

Milton Erickson est le premier à avoir attiré mon attention sur la pédagogie du stylo vert. Il reçoit un enfant qui a des soucis pour apprendre à écrire, à former les lettres. Erickson lui demande de faire un peu d'écriture, et il va ensuite chercher dans la page produite la plus jolie lettre dessinée. Il félicite l'enfant : « As-tu vu comme tu as écrit de joli O ? Et je sais qu'un enfant qui dessine de jolis O comme toi arrive très vite à faire de jolis A. C'est presque pareil. Le O a la petite queue en haut, le A la petite queue en bas. Bravo pour tes O. Je te félicite. Je sais que tu vas être doué pour les A aussi. »

L'école fait exactement l'inverse. Elle souligne en rouge toutes nos fautes. Probablement serions-nous tous mieux si le maître soulignait en vert les quatre cent quatre-vingt mots justes dans la dictée au lieu de souligner en rouge les vingt mots faux qui vont suffire à nous octroyer un zéro. C'est cela la pédagogie du stylo vert : souligner, encadrer, tout ce qui est bien, juste, au lieu de signaler sans cesse ce qui ne va pas.

L'école nous apprend à avoir peur de faire des fautes. À tel point qu'au lieu de nous encourager et de nous aider à déployer nos ailes, elle fait que nous n'osons même plus lever la main pour répondre et nous rendons une page blanche à l'interrogation. Persuadés de ne pas savoir, ou qu'il ne sert à rien d'apprendre. Nous avons peur de donner une mauvaise réponse, alors nous n'osons pas répondre. Le résultat est d'ailleurs que nous finirons avec un zéro en participation orale... Tout est ficelé pour confirmer à quatre-vingt-dix pour cent des élèves qu'ils ne sont pas comme il faut.

Mon moniteur d'équitation utilisait la pédagogie du stylo vert. Mes filles sont passionnées d'équitation, alors pour les suivre en randonnée, j'ai pris quelques cours. Le trot est une torture, je tourne en rond dans un manège, je suis secoué dans tous les sens. De temps en temps, le moniteur au milieu du manège crie « Oui ! Oui voilà ! C'est bien ça. » A force, comme avec un appareil biofeedback, je fais un apprentissage inconscient. C'est aussi le principe des rétroactions en hypnose. Je souligne toutes les réponses involontaires du patient afin de les cultiver. Car tout ce qui est involontaire est inconscient. Le moniteur souligne les rares moments où je fais bien. Grâce à lui, je les repère et apprends plus vite.

Le prof qui soulignerait les 480 mots justes en vert en me faisant remarquer que j'ai presque tout bon m'aiderait à prendre confiance en moi. « Tu as 480 mots justes sur 500. Bravo ! Corrige juste les pluriels, tu as oublié plusieurs S. Tu auras encore plus de mots justes. Tu veux bien faire attention à ça la prochaine fois ? puis on verra ensuite comment gagner encore des mots justes avec les règles de grammaire… » Que j'aurais aimé avoir ce professeur… Du coup, j'ai préféré me convaincre que l'orthographe était la science des sots… Quand le négatif rattrape le négatif. Voyons encore comment l'éducation nous déforme.

Dessine-moi un pillon.

Imaginons, votre petit garçon de trois ans vous donne un joli dessin.

Voilà à quoi ça ressemble :

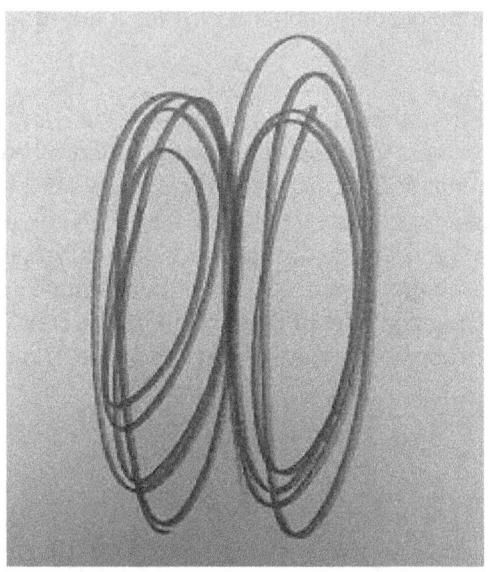

Maman va prononcer trois phrases, dans l'ordre, quand elle reçoit ce joli dessin...

Devinez ?

« Oh merci mon chéri (le 1).

C'est beau... (le 2)

Mais... Qu'est-ce que c'est ? (le 3…) »

Comme quoi nous sommes bien formatés...

Ce qui signifie aussi qu'il faut que ce soit quelque chose. Ça ne peut pas être n'importe quoi...

Il répond : « C'est un pillon. »

« Un pillon ??? Un pillon... Un pigeon ? Ce n'est pas un pigeon ça ??? »

« Mais non maman ! Un pillon ! »

« Ah ! Un papillon ? »

« Oui maman. »

« Alors non ! Tu prononces mal, c'est un PA.PI.LLON... Pas un pillon. Et puis ton papillon, il n'est pas fini, il n'a pas de tête, pas de corps. Et puis surtout... Un papillon, sur ses ailes ? Il a quoi ? De jolies couleurs... Allez, vas-y ! Finis ton papillon. »

Et là... Que va-t-il se passer selon vous ? L'enfant colore les ailes, et bien sûr, il va se faire reprendre parce qu'il dépasse... Il ne faut pas dépasser...

Et plus tard à l'école, c'est pareil. En rang deux par deux, pas un bruit, et prenez vos règles pour faire de jolies droites. Ne dépassez pas, ce n'est pas propre.

À tel point que, comme je l'ai évoqué, nous finissons tous standardisés. Ce qui est probablement nécessaire pour vivre en société.

Mais à trop rentrer dans le moule, on devient tarte.

Les moules, c'est pour les tartes

À force de bien avoir tout fait comme il faut en classe jusqu'après le baccalauréat, on intègre les grandes écoles, puis une entreprise prestigieuse. Et là, on va recevoir du coaching, encore des gens qui vont nous apprendre comment il faut penser. Alors pour la leçon d'aujourd'hui, je vais vous proposer un exercice maintenant connu. Prenez une feuille de papier et dessinez un dé à neuf points.

Ça ressemble à ça :

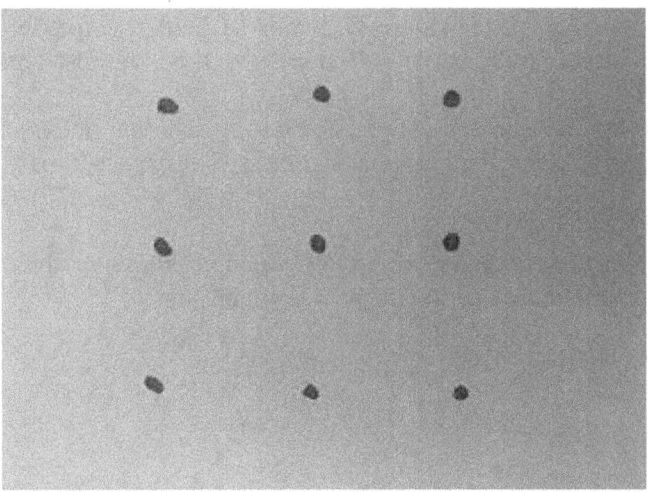

Bien maintenant la consigne est la suivante : vous devez relier la totalité des neufs points par quatre lignes droites sans lever le stylo... À vous de jouer. Prenez une feuille blanche, reproduisez cette figure et tenter de relier les neuf points par quatre lignes droites. Donnez-vous deux ou trois minutes, si vous ne connaissez pas encore cette énigme, pour la résoudre. De même, si vous ne vous rappelez plus de la solution, ce qui est encore plus énervant. La solution est page suivante, ne regardez pas trop vite.

Allez, je vous donne la solution

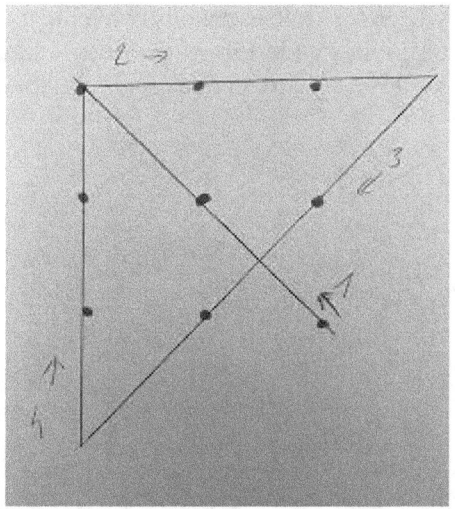

Vous avez compris : pour résoudre ce défi, il suffit de sortir du cadre. Si vous avez joué le jeu honnêtement, vous avez commencé par rester prisonnier du carré dessiné par les 9 points. Et c'est précisément l'enseignement de cet exercice, il faut savoir sortir du cadre.

Comment voulez-vous réussir dans la vie ou dans les affaires si vous êtes trop formaté, si vous ne savez pas sortir du cadre ? Pour réussir, il faut se démarquer, savoir être différent et innovant…

Et là je dis : « de qui se moque-t-on ? »

Jusqu'à bac plus cinq, on nous enseigne des matières très formatées. Il ne s'agit pas de réinventer le théorème de Pythagore ou de se tromper dans les équations du second degré. Et, lorsque finalement on arrive aux responsabilités, d'un seul coup, on nous demande d'être créatifs, originaux, et de sortir du cadre...

Les matières artistiques devraient être obligatoires au bac, la philosophie et la méditation enseignées dès la maternelle, la pédagogie du stylo vert enseigné partout.

Un test d'intelligence

Alors maintenant, comme je suis psychologue, je suis spécialiste des tests. Du QI, entre autres, le fameux quotient intellectuel. Pour cela, reprenez votre feuille et votre stylo, encore que là je vous conseille une feuille à carreaux, carrés les carreaux... Nous allons cette fois-ci dessiner 4 figures comme ceci, les trois premières ont des côtés de quatre et deux de longueur, la dernière est un carré de quatre de côté :

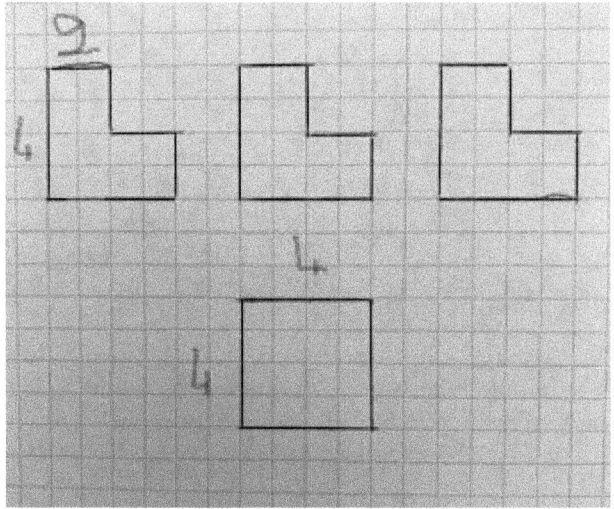

Bien, maintenant la consigne est la suivante : les trois premières figures sont un entrainement. Il s'agit de couper la première en deux parties parfaitement identiques, et donc, cette fois-ci, clairement pas le droit de dépasser. Imaginez

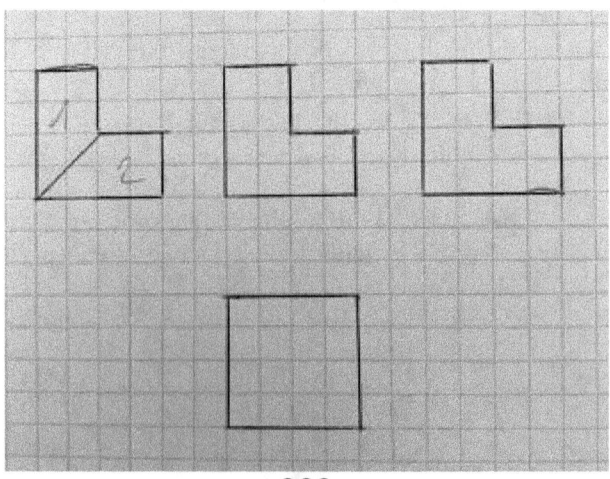

que vous devez découper avec vos ciseaux la figure en deux. Ça c'est facile, voici la solution :

Donc sur le même principe dans la seconde on fait trois parties identiques, facile aussi :

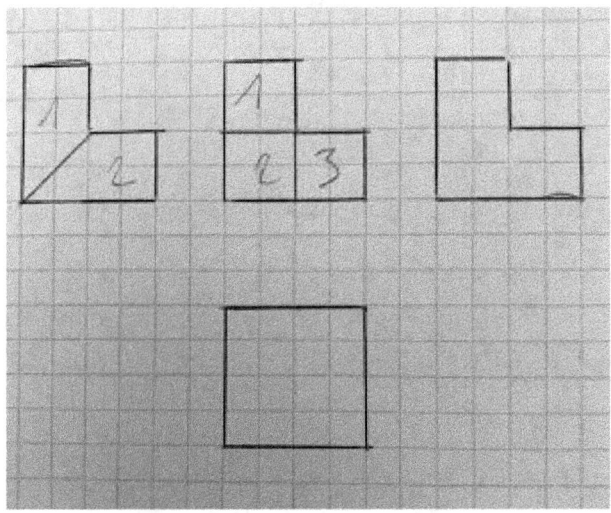

Maintenant forcément, puisque c'est un test d'intelligence, ça va forcément se corser à un moment ou l'autre. Dans la troisième figure, je vous en demande quatre en toute logique... Un peu plus compliqué, cherchez ! N'allez pas trop vite à la page suivante, cherchez !

Allez, je vous offre la solution :
Quatre figures parfaitement identiques entre-elles... Mission accomplie.

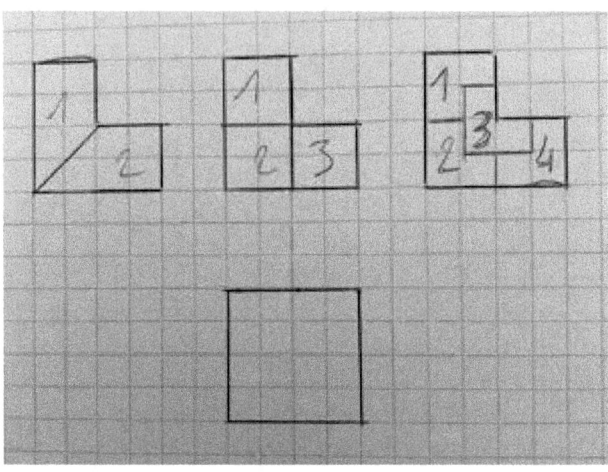

Alors maintenant attention, le vrai test commence...

Dans la dernière figure, le carré parfait... Je vous demande CINQ figures parfaitement identiques... Cinq pièces de puzzle identique à réussir à caser dans ce carré...

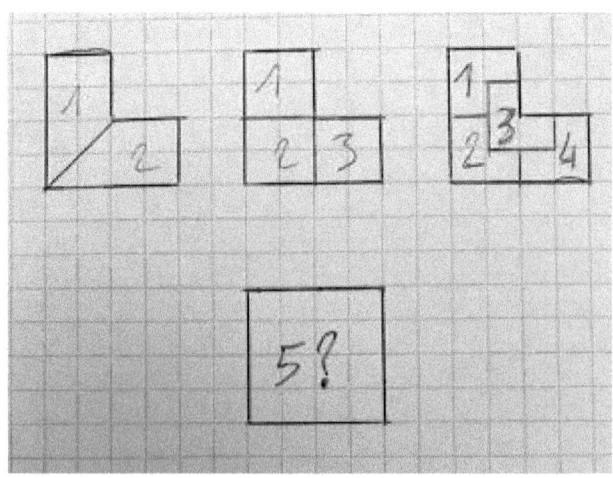

Là aussi, cherchez ! ne tournez pas la page trop vite, c'est fascinant.

La solution :

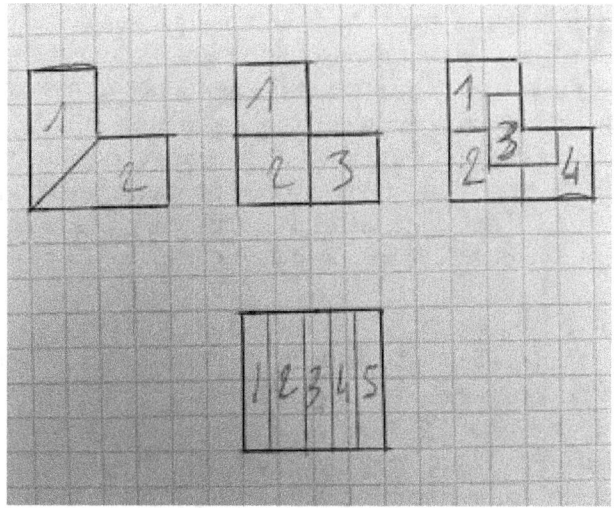

Probablement, une majorité d'entre vous, lecteurs, êtes partis dans une recherche de solutions complexes, en faisant des traits dans tous les sens... Alors qu'il s'agit juste de couper une pizza carrée en cinq parts égales. Sauf que, j'ai petit à petit modelé votre orientation d'esprit vers de la complexification. Vous avez été manipulé. Encore une fois, vos croyances, votre filtre, déforment vos perceptions et vos attentes. Lorsqu'on s'attend à ce que ce soit compliqué, alors on complique tout. Il y a là une réflexion importante à avoir face à tout nouvel apprentissage, c'est parce que nous ne nous croyons pas capables que nous devenons incapables.

De même pour une nouvelle relation amoureuse. Combien de fois ai-je entendu dire l'amour, c'est compliqué ? En vrai, il n'y a rien de plus simple que le véritable amour.

En vérité, je ne me rends pas bien compte dans quelle mesure cette manipulation fonctionne à l'écrit, mais en présentiel elle est redoutable. Un clin d'œil à mon ami Stéphane Grillo qui m'a piégé il y a vingt-cinq ans. Je vous ai, en quelque sorte, fait perdre vos moyens... Comment ? Vous l'avez compris, je vous ai mis la pression.

Les méfaits de la pression

Montaigne[104], l'auteur des Essais, et d'autres philosophes nous éclairent déjà sur le sujet. Il demande, par exemple, d'imaginer que nous devions marcher sur une poutre suffisamment large posée sur le sol. Ensuite, cette même poutre est suspendue à dix mètres de hauteur et il s'agit à nouveau de la parcourir. La plupart d'entre nous seront beaucoup plus tendus, crispés, pour réaliser l'exercice. Voire incapables, sous l'effet de la peur du vide, de faire le moindre pas sur cette poutre. Et pourtant, c'est la même poutre, les mêmes pieds. Rien ne change sinon la peur de la chute. Et, si je la repose sur le sol, nous redevenons mystérieusement capables de la parcourir à nouveau.

Dans une autre version, il trace sur le sol deux traits séparés par une distance donnée. Il nous demande de franchir cette distance en sautant d'un trait à l'autre. De le faire plusieurs fois même pour être sûr de nous. Puis ensuite, il nous invite à le suivre sur le toit de sa grange. Grange voisine d'un autre bâtiment, les deux toits à la même hauteur, et vous l'avez compris, distants de la même longueur que celle tracée sur le sol par les deux traits. Là encore, en imaginant la chute, la majorité n'est plus capable de réaliser le saut demandé.

La peur nous tétanise et nous bloque. Elle nous fait perdre nos moyens.

Ne laissez pas la peur diriger votre vie

Car c'est la peur de la chute qui fait chuter.

Ce constat est vrai pour la peur physique comme ici, celle du vide, et tout aussi vrai pour la peur mentale, psychologique. C'est ce que l'on nomme l'angoisse de performance qui touche nombre d'entre nous. C'est l'étudiant qui devient incapable de répondre à l'oral du baccalauréat, l'amoureux qui devient cramoisi devant l'être convoité, le sportif qui perd ses moyens en compétition, la peur du jury pour le musicien qui passe son audition, ou simplement la peur de parler en public ou encore le trop d'émotions qui me fait confondre ma droite et ma gauche à l'examen du permis de conduire.

Les trois cerveaux

Ce constat trouve son explication dans notre anatomie cérébrale. Le psychologue Daniel Goleman l'explique dans son livre sur l'intelligence

---

[104] Michel de Montaigne (1533-1592) penseur humaniste et homme politique français. Il influence grandement la littérature et la philosophie française. Pour lui, l'homme a la possibilité et le pouvoir de faire naître en lui la liberté de penser. Il est connu comme penseur sceptique ayant œuvré pour la coexistence des religions.

émotionnelle[105]. Reprenons un peu l'histoire de nos origines pour mieux comprendre comment nous sommes construits et comment nous fonctionnons en conséquence. On dit que la vie est née sur terre. En vérité, elle est née dans l'eau avec des premières formes de vie unicellulaires. Petit à petit, elles se sont complexifiées, ont grossi ; et on peut considérer que la forme de vie actuelle la plus ancienne est représentée par les poissons. Puis, par force colonisatrice, les poissons sont sortis de l'eau et ont gagné la terre ferme. Ils ont ainsi évolué en reptiles, ce qui explique que le serpent a des écailles comme un poisson. Puis, toujours dans la même logique de survie et d'expansion, il restait les airs à coloniser. Et est donc apparu le troisième ordre animal, les oiseaux. La filiation est cette fois-ci marquée par le mode de reproduction. L'oiseau pond des œufs tout comme la tortue (reptile) ou le poisson rouge pour se reproduire. Et le fœtus humain a des branchies à un moment de son évolution[106], tout comme il se développe d'ailleurs dans la poche des eaux, lointain souvenir de notre vie aquatique...

Tous ces animaux ont un cerveau rudimentaire appelé cerveau reptilien. Il assure les fonctions essentielles à la survie, comme la respiration et les réflexes. Puis, après les poissons, reptiles et oiseaux, vont apparaître les mammifères, nos ancêtres plus immédiats. Avec l'évolution et l'apparition de nouvelles capacités, le cerveau grossit. Le cerveau des mammifères se dote d'une seconde couche en quelque sorte, un second cerveau que l'on nomme le cerveau limbique. Il fait apparaître de nouvelles possibilités comme celle d'éprouver des émotions. Et l'émotion se construit donc sur le modèle du réflexe. C'est-à-dire que, comme dans l'arc réflexe, toute émotion possède un déclencheur, interne ou externe, qui donne une information conduite et traitée par le cerveau, et qui est ensuite à l'origine d'une réaction adaptée. L'étymologie du mot émotion, e-motire, signifie : mettre en mouvement, agir vers l'extérieur.

La fonction des émotions serait de faciliter la vie en meute. En effet, pour survivre, les mammifères se regroupent, à l'image de l'homme, animal social par excellence. Les émotions, c'est aussi la première impression sur quelqu'un... Vais-je lui faire confiance ou pas ? Les émotions nous servent d'ailleurs à choisir notre tanière[107] ou notre partenaire de reproduction[108]... Les deux décisions les plus importantes de notre vie se font parfois en quelques secondes pour des raisons purement émotionnelles, sans aucune réflexion. On peut donc considérer

---

[105] Goleman Daniel, *L'intelligence émotionnelle*, Paris, j'ai lu, 2014 (*Emotional Intelligence: Why It Can Matter More Than IQ*, 1996)
[106] Entre le cinquième et la huitième semaine, en plus « des branchies » (arcs branchiaux) il présente également une queue, d'après Science & Vie QR n°23 « Nos ancêtres & nous »
[107] L'agent immobilier sait bien que, pour vendre sa maison, il doit déclencher un coup de cœur, donc une émotion.
[108] Nous tombons amoureux pour des raisons totalement irrationnelles. Le cœur a ses raisons que la raison ignore. Là encore l'émotion est à l'origine de nos choix.

que, d'une part, le cerveau reptilien et le réflexe servent à survivre par rapport à l'environnement physique (ça coupe, ça brûle) et que, d'autre part, le cerveau limbique et ses émotions servent à survivre par rapport à l'environnement social.

Et nous possédons bien sûr ces deux cerveaux auxquels nous avons encore, nous humains, rajouté une troisième couche : le cortex, la fameuse matière grise. On peut considérer ces trois cerveaux comme trois épaisseurs d'oignon dont le reptilien occupe le centre. Et schématiquement, toutes les informations reçues arrivent par le système nerveux central et vont traverser les trois cerveaux. L'information arrive à l'intelligence du cortex en passant d'abord par la couche reptilienne puis limbique. Ce qui explique que le réflexe précède toujours la réaction intelligente, mentale. Pensez à poser la main sur un vivarium, à l'intérieur un serpent qui se jette sur votre main, protégée par la paroi de verre... Vous allez forcément enlever la main alors que cela est inutile... Non seulement le réflexe précède la réflexion, mais aussi il l'emporte sur la réflexion, impuissante à le moduler. L'ordre sera toujours, comme dans un accident de voiture, d'abord le réflexe, puis l'émotion, et seulement après la réflexion, mon intelligence réalise la situation.

Il faut encore savoir que le cerveau limbique, qui est au milieu des deux autres, présente une capacité particulière. Il est en quelque sorte capable de se mettre en court-circuit. Ce qui fait alors que les informations restent bloquées à son niveau, et n'arrivent plus à votre cerveau cortical. C'est cette particularité qui expliquerait que certains perdent leurs moyens sous l'effet de l'émotion, de la peur en particulier. C'est seulement quand la peur redescend, une fois que le limbique se calme et refroidit, qu'à nouveau l'information peut circuler entre les trois cerveaux. Et je retrouve alors seulement à ce moment-là la capacité de raisonner. C'est ce qui explique que les bonnes réparties, les réponses intelligentes et brillantes vous viennent souvent avec un temps de retard, après l'altercation. Seulement une fois que le court-circuit bloquant la réflexion s'est résorbé. Voici ce que Diderot, le premier, a nommé l'esprit de l'escalier[109], repris par Jean-Jacques Rousseau et Verlaine. Il s'agit d'une expression signifiant que l'on pense souvent à ce que l'on aurait pu et dû dire de plus juste, après avoir quitté ses interlocuteurs. Expliqué par une paralysie temporaire de l'esprit qui ne retrouverait ses aptitudes que juste après coup, une fois en bas de l'escalier.

Ne vous laissez jamais mettre la pression.

Ne laissez pas la peur diriger votre vie.

Gardez l'esprit calme, gardez vos forces.

---

[109] Diderot, *Paradoxe sur le comédien*, 1773

Les ingrédients de la confiance en soi

Ils sont au nombre de quatre.

Ce qu'on appelle globalement la confiance en soi peut être considérée comme le résultat, plus ou moins équilibré, de quatre ingrédients :

Confiance en ses capacités
Estime de soi
Amour de soi
Persévérance

Après avoir abondamment observé ce qui abime notre confiance en nous, voyons plus profondément les solutions.

La confiance en nos capacités

La confiance en nos capacités est l'ingrédient le plus facile à travailler. Ce n'est justement qu'une question de travail. À ce jour, je ne me sens aucune capacité pour danser le tango... Si vous me proposez de participer à une soirée tango, je vais être mal-à-l'aise. Mais je sais que je peux apprendre, que la pratique va m'apporter, à force, plus d'aisance et que je prendrai petit à petit confiance en moi, jusqu'à être capable d'inviter des danseuses expérimentées. Je m'imagine alors pouvoir leur apporter une expérience positive plutôt que de leur écraser les orteils. Je sais faire parce que j'ai appris, et, je sais que je sais faire. J'ai confiance. La confiance en nos capacités, c'est le plus facile car c'est en forgeant qu'on devient forgeron.

C'est un facteur important dans la résistance aux changements. On est rassuré par ce qu'on sait déjà faire, par ce dont on a la maîtrise et on rechigne à aller vers un nouveau logiciel. Personne n'aime se sentir incompétent. Mais forcément, avant de savoir-faire, on ne sait pas faire, et il faut l'accepter pour avancer. Accepter d'être provisoirement incompétent, accepter cette frustration passagère et nécessaire.

Cela amène aussi la question des rôles. Notre confiance en nous sera fluctuante en fonction des différents rôles que nous occupons. En effet le pilote de ligne peut avoir une grande confiance en lui en tant que commandant de bord, mais être totalement dominé par son épouse ou ses enfants. Il est confiant dans son rôle professionnel, mais débordé dans ses rôles d'époux et de père. Si c'est facile d'évaluer les qualités d'un professionnel, il est largement plus compliqué d'estimer ce qui fait un bon père ou un véritable ami. Par exemple, si votre amie apprend que votre compagnon a fauté, a mis un coup de canif dans le contrat...

Son rôle de meilleur ami, c'est de vous informer ou de se taire ? Certain disent que l'on ne souffre pas de ce que l'on ignore. Et cela vaut-il la peine de briser un couple pour une erreur ? Oui mais, est-ce une erreur ou... ? Pas si simple de se situer. Le bon père est-il celui qui osera mettre une claque éducative ? Ou alors une gifle ne peut-elle jamais avoir de valeur éducative ? En fonction des rôles que l'on évoque la personne n'aura pas la même image de soi.

Un autre exercice. Commencez par vous donner une note globale de confiance en vous. De zéro à dix. Puis songez à vos différents rôles. Combien allez-vous en identifier ?

Professionnel, (psychologue, mais aussi psychothérapeute et formateur pour moi. C'est déjà presque trois rôles différents.)
Epoux mais aussi amant.
Père mais aussi papa, ce ne sont pas les mêmes rôles.
Père donc mais aussi fils...
Ami
Conseiller Municipal
Orateur, écrivain
Motard, pilote, sportif, mais aussi financier et... tant d'autres.

Puis donnez-vous une note pour chaque rôle et faites-en la moyenne. Est-ce que cela correspond à votre note globale ? Ça change déjà la perspective.

Un exercice d'hypnose sur la confiance en nos capacités ? La régression en âge. A l'image des apprentissages précoces, observez tous vos succès passés. Transposez vos victoires d'hier à l'avenir. C'est l'accompagnement dans le bon souvenir d'une victoire, précédée de difficultés. Rome ne s'est pas faite en un jour.

L'estime de soi

Je différencie l'amour de soi et l'estime de soi. Mais finalement, quelle différence entre estime et amour ? Probablement, c'est différent, parce que je peux avoir de l'estime pour mon ennemi. Alors que, s'il est mon ennemi, c'est a priori que je ne l'aime pas...

L'estime de soi, c'est le rapport entre les qualités que je m'accorde et la valeur que je leur donne.

Prenons l'exemple de deux adolescents qui ont exactement le même profil, les mêmes qualités. Ils sont excellents en pratiques sportives, mais ont d'extrêmes difficultés en sciences... Et il se trouve que le premier garçon a une excellente estime de lui et le second pas du tout. Comment, en étant les mêmes, peut-on avoir une telle différence dans notre estime ?

Tout simplement parce que le premier garçon s'appelle Enzo... Et son papa s'appelle Zinédine... Et, dans la famille Zidane, savoir jouer au foot est une valeur reconnue[110]... Le deuxième garçon Éduard, peut-être même meilleur qu'Enzo un ballon au pied, a lui, une estime personnelle basse. Mais il faut savoir que son père s'appelle Albert... Et dans cette autre famille, la famille Einstein, les sciences sont une religion[111]...

Pour travailler l'estime de soi, il faut donc connaître ses valeurs, les avoir identifiées, et ensuite faire de son mieux pour que nos points forts correspondent à nos valeurs. Prenons l'exemple de cette patiente magnifiquement belle à qui je demande si sa beauté ne lui permet pas d'avoir confiance en elle. Elle répond que non pas du tout, parce que selon elle, elle n'a aucun mérite à être belle, car c'est la nature qui lui a donné sa beauté. C'est purement génétique. En revanche, elle n'a pas le bac. Elle pense que si elle avait eu la chance d'être plus intelligente, et de faire des études, alors oui elle aurait plus confiance en elle. Elle est admirative de mon CV affiché en salle d'attente (psychologue, c'est bac plus cinq). Dans son cas, obtenir un diplôme par validation des acquis lui a permis d'augmenter son estime personnelle. Encore une fois, tout est question de point de vue, car pour moi l'intelligence est tout autant donnée par la génétique que la beauté... Pas plus de mérite en ce sens à être intelligent qu'à être beau... Pour que sa beauté l'aide à avoir une bonne estime d'elle-même, il aurait fallu que ce soit une de ses valeurs. A l'évidence, celle qui dépense tout son argent en régime et en chirurgie esthétique, compte, à l'inverse, la beauté au nombre de ses valeurs.

Pour identifier vos valeurs, je vous suggère un exercice. Faite une liste de gens importants pour vous, vos deux meilleurs amis, deux personnages historiques, deux stars... Puis posez-vous la question : pourquoi eux ? Quelles sont les qualités que vous leur prêtez ? Pourquoi vos amis sont vos amis ? pourquoi vous admirez telle personne et pas telle autre ? Vous obtiendrez ainsi, certainement, la liste de vos valeurs directrices. Les principales valeurs qui reviennent sont :

Le respect,
L'intelligence,

---

[110] Zinédine à quatre fils : Enzo, Luca, Théo et Elyaz, tous footballeurs...
[111] En vérité Éduard, le second fils d'Albert est schizophrène, interné à l'âge de vingt ans, il décède à cinquante-cinq ans, sans avoir revu son père après ses vingt-trois ans. Son père s'en est totalement désintéressé, et s'est peu intéressé à ses deux autres enfants, sa fille, Lieserl et Hans-Albert le grand frère de Éduard, pourtant devenu professeur universitaire de génie hydraulique.

Le sens de l'humour,
L'authenticité,
L'honnêteté,
L'intégrité,
La générosité,
La justice,
La fiabilité,
Le courage,
Le travail,
La fidélité,
L'empathie,
La bienveillance,
L'autonomie,
La persévérance,
La franchise,
La créativité,
La liberté,
La réussite sociale,
La modestie,
L'humilité,
La curiosité,
La ponctualité,
La joie de vivre,
L'ouverture d'esprit,

Et, peu osent le dire : la beauté. Alors qu'elle semble pourtant avoir un poids important pour beaucoup. Et à l'évidence, dans tous les troubles alimentaires aussi liés à la confiance et à l'image de soi.

Pour progresser, à nouveau, faites en sorte d'être congruent avec vous-même et veillez à travailler vos points forts, vos capacités, là où sont vos valeurs. Faite correspondre vos talents à vos valeurs. Vos valeurs peuvent aussi évoluer. A vingt ans, on n'accorde pas à la beauté la même valeur qu'à quatre-vingt ans.

L'amour de soi

Le troisième pilier de la confiance en soi est donc l'amour de soi. Et, ce qui caractérise l'amour, c'est d'être inconditionnel. Enfin... le vrai amour, et il est probablement rare. Celui que nous portons à nos enfants est probablement le plus inconditionnel. Si je cesse d'aimer mon fils parce qu'il devient homosexuel, ou rate ses études, et devient chômeur professionnel, alors ce n'est pas du véritable amour. Si je quitte ma femme parce qu'elle prend trente kilos, alors ce n'est pas de l'amour. C'est donc ce qui différencie l'estime de l'amour. Si l'amour est inconditionnel, l'estime est conditionnée par les valeurs.

Puisque l'amour n'a pas de condition, il est spontané, il est ou il n'est pas. C'est pourquoi il est plus difficile à travailler. Je ne décide pas qui je vais aimer, et je n'ai pas le pouvoir (malheureusement ?) d'obliger l'autre à m'aimer. D'où probablement l'expression tomber amoureux. En vérité, c'est l'amour qui me saisit, me tombe dessus. Ce serait donc plus difficile à travailler, car si c'est spontané, c'est plus aléatoire, moins contrôlable.

Une piste, tout de même, est de réussir à s'aimer soi-même comme on aime l'autre. À l'inverse ici du célèbre dicton, aime ton prochain comme toi-même, sur lequel je reviendrai d'ailleurs. Mesdames, vous aimez votre compagnon pour ses qualités, ce qui vous a plu chez lui. Et mettant le positif en avant, vous arriver à occulter ses défauts. Tout du moins tant que l'amour est là. Au départ vous supportez ses ronflements, pour ne même plus supporter ses bruits de mastication en fin de relation. Face à celui qu'on aime, on se concentre sur le positif et on en oublie le négatif. Alors, il s'agit de faire de même envers soi-même, pour augmenter l'amour de soi, et cela, sans craindre de devenir prétentieux... Avec celui qui manque de confiance en lui, il y a de la marge... Le timide, que j'encourage à prendre confiance en lui, rétorque souvent qu'il ne veut pas devenir prétentieux. Il ne s'agit pas de devenir prétentieux, mais d'arrêter de se dévaloriser.

Vous noterez que celui qui ne s'aime pas fait exactement l'inverse de ce que je conseille ici. C'est-à-dire qu'il se focalise sur le négatif et occulte quasiment le positif. Celui qui manque d'amour pour lui-même ne verra que le bouton sur son visage. Sa faille narcissique focalise dessus, en oubliant qu'il a aussi de beaux yeux et des traits fins. Il passe la journée à focaliser sur ce bouton et à vouloir se cacher de tous. Alors que le même bouton sur le visage de la personne qu'il aime sera très vite relativisé. Autre exemple, aujourd'hui vous avez dit dix choses intelligentes, et une bêtise. Ce soir, en vous endormant, à quoi allez-vous pensez ? Qu'allez-vous ruminer ?

Même si cela semble simpliste, chaque soir, avant de dormir, faites le bilan positif de votre journée. Qu'avez-vous aimé de vous aujourd'hui ? Qu'avez-vous fait de mieux ? Si cela est difficile, par trop de modestie (pathologique ?), retournez la question : qu'est ce qui était le moins pire dans cette journée ?

Un exercice d'hypnose, retournez voir l'enfant que vous étiez. Retrouvez vos jeux, vos activités d'enfants. Il est souvent plus simple d'avoir de la tendresse et de l'amour pour l'enfant que nous étions. Puis revenez à votre âge actuel en faisant grandir cet amour en même temps que vous. Une de mes stagiaires, lors d'une régression en âge s'est revue petite dans un jeu. Elle adorait se déguiser, elle se faisait des toges et des capes de princesse avec les draps de son lit d'enfant. Elle s'admirait dans le miroir et se trouvait belle. Nous avons pu ramener ce regard sur la princesse intérieure au présent... Cela lui fit grand bien, et depuis elle maigrit régulièrement.

La persévérance

Le quatrième axe pour développer la confiance en soi est la persévérance, la pugnacité. Un peu comme pour l'amour de soi, les choses se passent mieux si je sais relativiser le négatif. Tout ne marche pas du premier coup, Rome ne s'est pas faite en un jour. Tomber sept fois, se relever huit. Tout grand sportif est passé par des échecs, des matchs et des compétitions perdues avant d'être champion. Tout gymnaste est tombé cent fois avant de nous éblouir. Il est curieux de constater qu'enfant nous sommes capables d'accepter de tomber, sinon personne n'aurait jamais appris à marcher. Qu'est-ce qui ensuite donne cette aversion à l'échec passager ? L'échec précède forcément la victoire. Rapatriez votre droit à l'erreur, et tentez encore, apprenez, expérimentez.

Il n'y a pas d'échec : des fois ça marche et des fois on apprend. Rapatriez votre droit à l'erreur. A l'image du végétal, il faut savoir se planter, sinon on ne peut pas pousser... (jeu de mots).

En forêt de Fontainebleau, il existe des arbres remarquables. Lorsque j'étais gamin, les écoles organisaient la visite du chêne Jupiter. Il avait plus de six cents ans d'existence, et à son ombre rien ne poussait. Sa circonférence était de sept mètres. Impressionnant. Et bien, même un chêne aussi majestueux, a commencé sa vie en étant un petit gland. Rien de grand ne se fait sans commencer petit.

Avlocardyl (indéral) ou hypnose (ancrage)

C'est ici que l'hypnose peut trouver toute son utilité. Un certain nombre de conférenciers amis prennent, avant un gros congrès, des bêta-bloquants comme l'avlocardyl (le fameux propanolol). Il s'agit d'éviter que le cerveau limbique ne s'emballe sous le coup de l'émotion et du stress. La libération des catécholamines, hormones de la fuite et du combat (adrénaline et noradrénaline) est ainsi inhibée. Cela leur évite d'avoir le cœur qui cogne trop fort, et surtout de perdre leurs moyens face à l'auditoire.

Je préfère m'entrainer avec mon lieu de paix intérieure, ancrer cette sérénité afin qu'elle devienne une ressource de calme, de bien-être, que je peux convoquer à chaque moment de débordement émotionnel. Il s'agit de se créer un réflexe conditionné au moyen des ancrages. Très régulièrement, il s'agit de faire un exercice d'autohypnose méditative. On se relaxe de façon satisfaisante pour être calme et serein. À titre personnel, je revis une nuit à la belle étoile sur une plage de galets. Le bruit des vagues qui roulent les galets m'apaise encore plus que la plage de sable classique. La beauté de la voûte céleste m'émerveille, tout est calme. À ce moment magique, j'associe une respiration un peu plus profonde. Dans la vie de tous les jours, il me suffit de reprendre cette respiration profonde pour aussitôt retrouver mon calme intérieur. Lorsque l'entraînement est suffisant, il n'est même plus nécessaire de pratiquer son autohypnose régulière. Cela apporte par contre la capacité à être davantage en pleine conscience, davantage méditatif, face à tous les bons et beaux moments offerts par la nature ou la vie. Les absorber profondément pour venir nourrir cette réserve de calme réutilisable à volonté.

Les quatre accords toltèques

Voici un livre qui me semble précieux si on évoque la confiance en soi. Je l'ai déjà cité plus haut, et j'ai eu la chance de rencontrer Miguel Ruiz, c'est un des rares hommes qui m'a impressionné. Son livre est un best-seller mondial et en même temps, trop de gens l'ont survolé sans réussir à rentrer dedans. J'insiste régulièrement sur sa nécessaire lecture. Malgré son apparente simplicité, il mérite de s'y arrêter plus profondément. J'expliquais déjà comment ce livre aide à s'affirmer, en 2008, dans psychologie magasine[112].

Dans une première partie du livre, Miguel décrit comment on en arrive à se rejeter soi-même. L'éducation, la société nous donnent une image idéale et on finit par s'autodévaloriser en constatant ce qui nous sépare de cet idéal. J'y fais déjà abondamment référence au début de ce chapitre sur la confiance en soi. Probablement les troubles du comportement alimentaire, boulimie et anorexie sont renforcés par cette pression sociale sur les formes idéales du corps et ce qu'est une silhouette de rêve. Renseignez-vous sur le challenge A4, si cela ne vous parle pas, cela parle malheureusement à vos adolescentes. Il est affligeant de constater le nombre de jeunes filles qui pour leur anniversaire des dix-huit ou vingt ans demandent une nouvelle poitrine ou une liposuccion. Miguel propose de passer avec soi-même quatre accords libérateurs. Quatre accords basés sur l'amour et non la peur précise-t-il encore. À nouveau le Dalaï-Lama enseigne qu'il n'y a que deux choses : la peur et l'amour.

Premier accord : Que votre parole soit impeccable.

La racine latine qui sert à former le mot impeccable est pecatus. Cette même racine a donné le mot péché, au sens de commettre un acte mauvais. Avoir

---

[112] Psychologie magazine, Les 4 accords toltèques, article d'Aurore Aimelet, mars 2008

la parole impeccable revient donc à avoir une parole juste et positive, une parole qui ne fait pas de mal. Songez au pouvoir destructeur de la parole.

Hitler nous apprend que toutes les races ne se valent pas, qu'il existe une race supérieure, les Aryens, reconnaissables à leurs caractéristiques physiques. Vous les avez en tête, ils sont grands, blonds, athlétiques, les yeux bleus... Et Hitler qui est exactement l'inverse de cette description devient le chef absolu. J'ai dû rater un épisode quelque part... Songez que son seul charisme tient à son verbe. Hitler était un tribun, on dit de lui qu'il hypnotisait les foules. Et ce tribun a mené l'humanité à la folie meurtrière et jusqu'à l'holocauste.

Au niveau individuel, combien d'enfants ont été marqués à vie par une remarque acerbe de leurs parents ? Combien de paroles assassines de votre ex gardez-vous gravées en vous ?

Au début était le verbe. Une fois admis ce pouvoir destructeur de la parole, Miguel dit qu'elle agit ici comme un mauvais sort, à distance et dans la durée. Il nous incite à veiller à la façon dont nous parlons à ceux que nous sommes censés aimer, mais également être attentif à comment on se parle de soi à soi. Bannir tous les : je suis trop gros, trop vieux, pas capable, juste un gros nul, etc. Éviter de s'envoyer à soi-même un poison émotionnel inhibiteur.

Jacques Salomé, une autre source d'inspiration pour moi, propose une image parlante avec son écharpe relationnelle. Il fait venir sur scène un couple. Il leur demande, face-à-face, de tenir une écharpe tendue entre eux qui va symboliser la relation. Et la relation humaine passe par la parole. Au départ d'une relation de couple, on s'envoie des mots doux, on est séducteur, ce que Jacques symbolise en faisant circuler des fleurs, de l'un à l'autre, le long de l'écharpe. Puis, viennent les premiers désaccords, les premières disputes, que Jacques va cette fois-ci symboliser par une crotte de chien (de farce et attrape, je vous rassure) qui circule le long de l'écharpe. Première dispute, on regrette très vite, il y a réconciliation rapide, et ce sont à nouveau les fleurs qui circulent le long de l'écharpe, représentant les gentillesses échangées. Puis, la vie étant ce qu'elle est, c'est une succession de disputes et de réconciliations, une succession de passages le long de l'écharpe, de bouquets de roses et de crottes de chiens. Mais au bout d'un moment ? Que vont sentir les roses ? Prenez soin de vos formulations, c'est ce que Jacques Salomé appelle l'hygiène relationnelle.

Une autre illustration encore empruntée à Jacques est « le tu ça tue ». On dit facilement « tu es méchant, tu m'agresses ». Là où il faudrait employer le « je ». « Je me sens agressé, blessé par tes paroles que je trouve méchantes ». Nous l'enseignons bien à nos enfants à propos de haricots verts... « Il ne faut pas dire : c'est dégoûtant les haricots verts, mais plutôt : je n'aime pas les haricots verts. » Quel dommage de ne pas savoir l'appliquer avec ceux que nous aimons. Que votre parole soit impeccable.

Deuxième accord : quoi qu'il arrive, n'en faites jamais une affaire personnelle.

Cet accord est le prolongement du précédent. En effet, les gens n'ont pas la parole impeccable, aussi allez-vous forcément recevoir des critiques et être l'objet de rumeurs, de paroles blessantes. Ou encore l'autre refusera peut-être votre amour, ou n'aura pas forcément envie de passer du temps avec vous. Mais cela ne parle pas de vous, cela nous parle de l'autre, de ses goûts, de sa carte du monde. Imaginons que je ne sois pas à votre goût, cela veut juste dire que vous n'appréciez pas les hommes musclés, d'une intelligence supérieure et doté en plus d'innombrables qualités, d'une humilité et d'une modestie rarement constatées. Et c'est votre droit.

Plus sérieusement, certains n'aiment que les grandes blondes, d'autres ne vont vouloir rencontrer que des gens de confessions musulmanes. Cela parle d'eux, pas de vous.

Là encore, je vais convoquer Jacques Salomé, il nous encourage à pratiquer la restitution. Munissez-vous d'un bloc de post-it et d'un crayon. Lorsqu'on émet une opinion sur vous, notez-le sur le post-it. Ensuite, vous avez le choix, soit vous vous le collez sur le front, en vous identifiant à cette opinion, soit vous redéposez le post-it chez l'autre. Dites : « j'ai bien noté ton opinion, je te la restitue, je ne la garde pas chez moi ».

Cela ne veut pas dire non plus qu'il ne faut pas se remettre en question. Il s'agit de peser la remarque de l'autre, voir si elle est constructive, si elle peut vous aider à avancer, à progresser. Si oui, prenez et remerciez, sinon ne vous laissez pas atteindre inutilement.

L'autre n'a sur vous que le pouvoir que vous lui laissez.

Et je vais pousser à l'extrême en songeant à certains patients victimes d'une infidélité. Ils en font forcément une affaire personnelle, se demandant ce que l'autre a de plus qu'eux. Les femmes en particulier ont cette capacité à se remettre en question et à se dire : « s'il est allé voir ailleurs, c'est que je n'en ai pas fait assez ». En vérité, encore une fois, cela parle de lui, qui ne respecte pas le contrat, qui, peut-être, fait sa crise de la quarantaine et cherche à se rassurer. Ce n'est pas vous que cela diminue, c'est lui. Je sais à quel point il peut être difficile ici de ne pas en faire une affaire personnelle.

Et encore plus à l'extrême, c'est le slogan de la campagne médiatique de l'Association des Victimes de Viol : « Pour que la honte change de camp. » Ce n'est pas à la victime de baisser les yeux.

Une belle histoire croisée sur internet vient également parfaitement illustrer ce propos. C'est la métaphore du billet froissé.

Un conférencier bien connu commence son séminaire en tenant bien haut un billet de vingt euros.

Il demande aux participants : « Qui aimerait avoir ce billet ? »

Les mains commencent à se lever alors il dit : « Je vais donner ce billet de vingt euros à quelqu'un d'entre vous. Vraiment. Alors qui aimerait avoir ce billet ? »

Bien plus de mains se lèvent, même si certains craignent un piège, ou le regard des autres, devant leur supposée cupidité…

« Je vais donner ce billet, mais avant laissez-moi faire quelque chose avec ».

Il chiffonne alors le billet avec force et il demande :

« Qui veut toujours de ce billet ? »

Les mains continuent à se lever.

« Bon, d'accord, mais que se passera-t-il si je fais cela ? »

Il jette le billet froissé par terre et saute à pied joints dessus, l'écrasant autant que possible et le piétinant.

Ensuite il demande : « Qui veut encore avoir ce billet ? »

Évidemment, les mains continuent de se lever !

« Très bien, mais alors laissez-moi maintenant lui faire encore subir un outrage. »

Il remet le billet au sol et remarche dessus, le salissant amplement, il le recouvre des poussières du plancher.

Il repose ensuite encore la question. « Qui souhaite encore gagner ce billet ? »

La plupart des mains se lèvent encore.

« Vous venez d'apprendre inconsciemment une leçon... Quoi que je fasse avec ce billet, vous le voulez toujours. Mais pourquoi ? Parce que c'est toujours de l'argent. Certes, mais encore plus que cela, simplement parce que sa valeur n'a pas changé, il vaut toujours vingt euros.

J'ai beau le froisser, le piétiner, et même, le salir, cracher dessus... Finalement il a toujours la même valeur. »

Pensez alors à cette métaphore, que pourrait-elle signifier pour vous personnellement ?

Plusieurs fois, dans votre vie, vous serez froissés, rejetés, vous vous serez senti piétiné par des personnes ou par des événements.

Vous aurez l'impression que vous ne valez plus rien mais en réalité votre valeur n'aura pas changé, ni à vos yeux, ni pour ceux qui vous aiment.

La valeur d'une personne ne tient pas à ce que l'on vous a fait ou pas, vous pourrez toujours recommencer et atteindre vos objectifs car votre valeur intrinsèque est toujours intacte ».

Troisième accord : ne faites pas de supposition, ayez le courage de poser les questions.

On passe sa vie avec un bavard dans la tête. Et il nous en raconte des choses. On va alors interpréter les réactions de l'autre, ce qu'il dit et ce qu'il ne dit pas. Le souci, c'est que nous avons tendance assez vite à croire en nos suppositions, et à nous comporter en conséquence. La paranoïa est l'exemple extrême de ce mode de pensée. Il suppose qu'on lui en veut, qu'on lui veut du mal, et il se défend, et malheureusement parfois en appliquant l'adage : « la meilleure défense, c'est l'attaque ». L'érotomane en est un autre paroxysme. Mais sans aller aussi loin, nous sommes loin de communiquer suffisamment dans la plupart des couples. On est sur un malentendu : « s'il m'aime, il devrait le savoir ». Les femmes plus encore, car elles vont, dans un premier temps, nous prêter leur sixième sens. Arrêtez de supposer que l'homme va deviner... Si déjà il vous comprend une fois que vous aurez expliqué, c'est beau. Nous supposons que l'autre pense comme nous, aime comme nous, veut comme nous, mais non ! Les suppositions non clarifiées amènent beaucoup de malentendus. Dissipez les malentendus, communiquez, allez chercher la clarté, en ayant le courage de poser des questions et d'éclaircir vos attentes.

Quatrième accord : faites-simplement de votre mieux.

Le perfectionnisme peut se révéler un esclavage épuisant, et finalement stérile. C'est aussi une façon de se mettre la pression et de perdre ses capacités. C'est surtout le risque de ne pas savoir finir, de ne jamais savoir poser le mot fin, ou le pinceau. Comme en toutes choses, il s'agit de trouver le juste milieu entre laisser-aller et perfectionnisme.

Lorsque j'étais étudiant, j'ai fait trente-six métiers pour payer mes études et mes premières motos. Entre autres, j'ai justement été mécanicien moto. Et je me rappelle que mon patron (Gilles Sautarel, qu'il soit ici remercié publiquement, il est devenu depuis un véritable ami à qui je dois beaucoup) était parfois désespéré par un mécanicien perfectionniste. Ce dernier fignolait le travail à l'infini. Il rendait la moto plus neuve que neuve. Mais paradoxalement, il y passait tellement de temps qu'il n'était pas du tout rentable, sauf à facturer le même prix que chez Ferrari...

Je peux me rappeler une patiente qui adorait inviter les amis, les repas du samedi soir chez elle étaient très courus. Mais elle mettait un point d'honneur à faire toujours mieux que la fois précédente. Elle passait de plus en plus de temps en cuisine et, à l'image de François Vatel,[113] se mortifiait à chaque imperfection. Cela à tel point qu'elle finit par perdre tout plaisir à ces invitations et par les cesser brutalement. Elle avait perdu de vue l'essentiel : le plaisir de se retrouver entre amis, et de recevoir, même si, au dépourvu, ce doit être avec un plat de pâtes.

Le perfectionnisme peut mener à un épuisement inutile. Même si l'accord dit : faites simplement de votre mieux, il faut ici aussi comprendre que le mieux peut devenir l'ennemi du bien.

Aime ton prochain comme toi-même

Voici encore un point que je commente abondamment avec mes patients. Bien souvent ce dicton est mal compris, et entendu comme une exhorte à un partage équitable. Coupe le gâteau en autant de parts égales. Alors qu'en vérité ce dicton vient nous enseigner clairement que pour être capable d'aimer l'autre, il faut d'abord s'aimer soi-même. Cet amour de soi est censé servir de modèle à

---

[113] Grand organisateur de fêtes et de festins fastueux d'exception au château de Vaux-le-Vicomte puis au château de Chantilly sous le règne de Louis XIV, il est passé à la postérité pour s'être suicidé pendant une réception alors que la livraison de la pêche du jour avait du retard.

l'amour de l'autre. Si je ne m'aime pas, je risque de chercher des relations pansements, me rassurer avec l'autre, l'utiliser comme miroir valorisant, plus que l'aimer vraiment. L'homme croit aimer la belle jeune femme qu'il désire, alors qu'elle n'est qu'un miroir dans lequel il s'admire.

L'égoïsme est la condition de la générosité

Dans ce prolongement, je dis régulièrement à mes patients, je vais faire quelque chose d'important pour vous : je vais prendre des vacances. Il faut apprendre à dire non. On ne peut aider la planète entière, et il est important de se préserver pour avoir encore à donner. Si je travaille dix-huit heures par jour, je finis par m'épuiser, ne plus supporter les patients et perdre toute efficacité. Charité bien ordonnée commence par soi-même.

Fixation du poing, les 3 C, Calme, Confiance, Courage

A titre d'illustration et de support, je partage ici une séance d'un autre illustre collègue, le Dr Eric Mairlot, un autre ancien de chez Godin, qui a lui aussi monté son école en Belgique.

Séance poing serré : calme confiance courage. (Technique flash qui n'utilise qu'un seul poing versus celle qui utilise les deux poings)

Vous allez vous installer le plus confortablement possible... Et vous serez amené à serrer un poing... Le poing de votre main dominante... Donc elle doit être d'une façon ou d'une autre accessible...

Quand ce sera le bon moment pour vous, vous allez fermer les yeux pour prêter une meilleure attention à ma voix... Et vous allez tout simplement dans un 1er temps laisser votre respiration descendre bien bas dans votre ventre... Pour permettre à votre corps de retrouver son équilibre physiologique parce qu'avec cette respiration qui va se faire calme et tranquille... Vous allez pouvoir aussi... laisser votre cœur battre calme et fort et permettre à votre corps de retrouver un meilleur équilibre, un meilleur fonctionnement...

Bien sûr vous avez déjà vos techniques personnelles pour rentrer dans ce mieux-être hypnotique. Et évidemment... vous pouvez vous autoriser de vous permettre d'utiliser ce qui vous convient le mieux... Que ce soit la respiration... Que ce soit le fait de prendre conscience des sensations dans votre corps, des sensations d'appui... Tous ces points d'appui de votre corps bien en appui sur cette chaise et même fermement en appui sur la terre ferme... Ou que ce soit de laisser revenir un bon souvenir... Ou que ce soit de vous purifier vous-même en laissant entrer le calme à l'inspiration et... de chasser tout ce qui n'est pas utile à votre bien-être... A l'expiration... Et peut-être même sans très bien savoir comment... Permettre à votre inconscient de vous amener dans ce mieux-être hypnotique...

Et dans un instant... Je vais vous demander de fermer le poing de votre main dominante... Donc la main droite pour les droitiers, la main gauche pour les gauchers... Bien sûr vous pourriez avoir aussi une surprise... La surprise que votre inconscient choisisse... une main dominante qui n'est pas celle à laquelle on aurait pensé... Et si bien sûr vous êtes ambidextre, votre esprit inconscient peut bien mieux savoir que votre esprit conscient habituel quelle est cette main dominante...

Et donc cette main dominante, c'est une main importante pour vous... C'est une main symboliquement importante parce que c'est la main sur laquelle vous comptez...

C'est la main qui a beaucoup de dextérité... Quand vous devez faire des choses qui réclament de la finesse... Et bien c'est cette main là sur laquelle vous comptez... Vous avez donc confiance dans la finesse de cette main... Vous avez confiance dans la dextérité, dans la délicatesse de cette main...

C'est aussi la main sur laquelle vous comptez quand vous devez ouvrir le pot de confiture ou le pot de cornichons... Quelque chose qui résiste. Quelque chose qui réclame votre force... C'est la main sur laquelle vous comptez... C'est donc un symbole important parce que c'est le symbole de votre force... Force dans la force et force dans la délicatesse...

C'est aussi le symbole que vous avez confiance dans votre corps... Dans la force de votre corps et dans la délicatesse de votre corps... C'est donc un symbole de la confiance, confiance en vous en votre force et en votre délicatesse.

Et ce n'est pas tout... Symbole de force de confiance et aussi symbole de victoire... De réussite...

Parce que vous savez, ce poing, c'est le « yes » de la victoire, c'est le poing qu'on lève au ciel quand on a réussi quelque chose quand on a gagné quelque chose... C'est donc aussi pour vous le symbole de vos capacités à réussir, de votre compétence à réussir...

Et ce n'est pas tout... C'est aussi le symbole de votre détermination... Vous savez c'est le poing qu'on tape sur la table quand on est déterminé quand on se dit... Stop ça suffit... Stop ça suffit. Par exemple, d'un comportement dont on veut se débarrasser... Ou à des pensées dont on veut se débarrasser ou à des petites peurs inutiles dont on veut se débarrasser...

Et puis cela peut-être un autre symbole... Comme par exemple le poing qu'on tape quand on veut combattre cette chose là... Combattre une mauvaise habitude... un mauvais comportement... Combattre des pensées ou des sentiments ou des émotions inutiles... Le poing de boxe...

Peut-être je ne sais pas... Votre inconscient sait bien mieux que moi quel autre symbole il peut mettre dans cette main...

Et vous allez maintenant serrer cette main dominante... Cette main que votre inconscient a choisie comme dominante... Et qui est donc ce symbole... Et sentez bien ce symbole... Laissez bien s'ancrer dans ce poing le symbole...

Et vous, vous savez pourquoi vous êtes là aujourd'hui...

Vous savez ce que vous voulez... Vous savez vers quel objectif vous voulez avancer... Et vous savez que pour ça vous avez besoin de cette force... Et ce poing est le symbole de votre force...

Peut-être que vous avez besoin de détermination pour lutter contre cela... Et ce poing est le symbole de cette détermination...

Et ce poing c'est aussi le symbole du fait que vous êtes capable de réussir à avancer vers ces objectifs en vous libérant de ces comportements inutiles ou de ces sensations ou de ces émotions inutiles...

Et peut-être que pour vous c'est aussi le symbole du combat... De ce combat que vous allez réussir parce que vous allez donner un coup de poing à ces mauvaises habitudes...

Prenez ce qui vous importe... Prenez ce qui vous parle... dans ce symbole... Sentez bien ces décisions que vous avez prises pour vous-même... Pour avancer vers vos objectifs... de vous reprendre en main... Et maintenant vous allez pouvoir desserrer ce poing... Je vais vous expliquer l'étape suivante... À votre propre rythme bien desserrer ce poing que vous allez bien sûr resserrer tout à l'heure... Le temps que je vous explique cette deuxième étape...

Dans un instant à nouveau, je vous redemanderai de serrer le poing et en même temps que je vous demanderai de serrer le poing je vais vous demander aussi de prendre une grande inspiration...

Et vous allez prendre vraiment une belle grande inspiration... Et quand vos poumons seront gonflés d'air vous allez bloquer cet air dans vos poumons... Alors vous allez avoir cette poitrine qui va se gonfler, se dilater qui va reprendre tout son espace...

Et cette poitrine gonflée, eh bien elle va aussi être un symbole... Parce que la poitrine gonflée comme ça c'est la poitrine du soldat du guerrier qui part au combat et qui prend une bonne inspiration pour se donner du courage...

Et donc c'est un symbole de courage... Le courage que vous avez d'avancer vers vos objectifs pour devenir de plus en plus vraiment vous-même...

Et c'est aussi un autre symbole cette poitrine gonflée... C'est celui du guerrier qui revient victorieux... du combat... Cette victoire qui donne une fierté... Une fierté juste et légitime... Ce guerrier qui est libre d'être fier et fier d'être libre... D'être de plus en plus libre de s'être débarrassé de tout ce qui l'encombre inutilement...

Dans un instant vous allez resserrer ce poing de cette main dominante... Vous allez prendre une grande inspiration bloquer l'air dans vos poumons et quand vos poumons le décideront et bien ils relâcheront l'air. Et vous allez bien sûr faire ça plusieurs fois... Donc vous allez inspirer bloquer laisser l'air partir quand les poumons le décideront... Respirer quelques fois normalement et à nouveau inspirer, bloquer, laisser l'air quand vos poumons le décideront... Vous pouvez le faire trois à quatre fois selon vos envies...

Donc vous pouvez le faire maintenant... vous allez serrer le poing de cette main dominante... signe de force de confiance, de confiance en vous en votre corps, en vos capacités, en votre force, en votre délicatesse...

Signe aussi de victoire, du « yes » de la réussite...

Signe de détermination et signe aussi qu'on est capable d'envoyer un coup de poing à ses mauvaises habitudes ou à ses mauvaises pensées ou à ses mauvaises sensations...

Et cette poitrine gonflée qui se dilate de courage pour avancer vers vos objectifs... De ces décisions que vous avez prises d'avancer vers vos objectifs pour devenir de plus en plus vraiment vous-même... Et puis de cette fierté méritée juste légitime d'avoir réussi... Et puis, quand vos poumons décident de relâcher l'air, vous relâchez l'air...

Vous faites quelques respirations normales... Et vous reprenez quand c'est le bon moment pour vous une grande inspiration... Vous bloquez l'air et à chaque respiration vous pouvez sentir ce bien-être qui s'approfondit petit à petit...

Et cette décision aussi qui se renforce... Vous vous reconnectez à vos ressources de réussite de force de détermination... Je vous laisse encore un petit peu de temps...

Et vous pouvez être fier, vous aussi, comme ce guerrier, de vous libérer aujourd'hui de toutes ces peurs inutiles... Ou tous ces comportements inutiles... Ou de toutes ces sensations inutiles... Et donc sachez déjà que lorsque vous voudrez vous souvenir... de cette détermination, de vous reconnecter à vos forces... Il vous suffira de serrer le poing de cette main dominante, de prendre une grande inspiration et de bloquer l'air... Et puis de laisser l'air se relâcher quand vos poumons le décideront... Et quand ce sera le bon moment pour vous... Eh bien vous allez pouvoir relâcher ce poing...

Je vais vous expliquer la troisième étape... Vous allez à nouveau serrer le poing tout à l'heure lorsque je vous aurai expliqué la technique complète... Je vous laisse le temps nécessaire pour laisser ce poing se relâcher... Voilà...

Et je vous explique donc maintenant la technique complète... Tout d'abord je vais vous demander ou plutôt je vais demander à votre inconscient. Enfin ça dépend... chacun peut choisir... Soit c'est vous consciemment qui allez choisir une couleur de bien-être... Soit vous allez choisir de laisser votre inconscient choisir. C'est à dire vous allez laisser une couleur apparaitre spontanément dans votre esprit quand je vous le dirai...

Je vous explique d'abord de quelle couleur il s'agit... Ce que je vais demander, à vous ou votre inconscient, c'est de choisir une couleur qui représente le bien-être... Et vous savez le bien-être cela peut se décliner de plusieurs façons.

Cela peut se décliner dans la détente... C'est le bien-être qu'on peut ressentir quand on fait de l'hypnose, de la sophrologie, de la méditation, de la relaxation... Ou tout simplement quand on se détend... Une sieste au soleil... une sieste dans l'après-midi... La variation, donc, du bien-être sous la modalité du calme...

Le bien-être ça peut aussi se décliner dans l'énergie... Quand on fait du sport... quand on court... quand on joue avec ses enfants... quand on joue dans les vagues... quand on joue dans la piscine... Donc quelque chose qui est très énergétique...

Et puis peut-être ici la couleur la plus intéressante... Peut-être... Et vous le savez mieux pour vous-même... Peut-être la couleur de la réussite... Vous savez ce bien-être qu'on ressent quand on a réussi quelque chose de vraiment difficile quand on est fier de soi... Par exemple quand on a réussi son permis de conduire ou quand on a réussi à avoir son diplôme ou autre chose... Une recette un peu complexe et qu'on a réussi à faire... de ce bien-être qu'on ressent quand on a cette réussite...

Et donc vous savez bien mieux que moi, ou votre inconscient sait bien mieux que moi, quel genre de bien-être il est utile de faire revenir maintenant avec cette couleur. Ou quelle couleur est la plus symbolique du bien-être qui vous convient le mieux maintenant...

Bien sûr plusieurs couleurs peuvent venir... Je vais donc pour aider votre inconscient à choisir ou votre esprit conscient aussi... Je vais compter de 1 à 5... Et quand je serai à 5, eh bien votre inconscient, ou votre conscient, ou les deux, aura choisi la couleur qui lui convient le mieux maintenant. Et donc bien sûr pendant que je vais compter plusieurs couleurs peuvent venir. Et c'est quand je dirai 5 que votre inconscient et votre conscient poseront leur choix... Bien sûr, je pense qu'il est plus intéressant de choisir de laisser son inconscient choisir...

Et je compte maintenant... 1, 2, peut-être donc que plusieurs couleurs se présentent, 3. Et je ne sais pas si vous savez déjà quelle couleur votre inconscient a choisi ? 4. Ou bien si ça va être une surprise, et 5...

Et votre inconscient maintenant a donc choisi cette couleur... Cette couleur... du bien-être, du calme, de l'énergie et de la réussite et vous allez d'abord bien profiter de cette couleur... A votre manière...

Pour certaines personnes ce sera d'imaginer que cette couleur coule à travers elle... Un peu comme une rivière coule et vous savez qu'une rivière, elle fertilise ses berges... Et que petit à petit par capillarité toute la zone tout autour se fertilise... Et bien ça peut-être quelque chose comme ça qui se passe en vous... Cette couleur coule en vous et fertilise de son bien-être par capillarité petit à petit des zones de plus en plus larges de votre corps... Vous profitez de ce bien-être, de cette couleur à l'intérieur de vous...

Cela peut être aussi l'impression d'inspirer cette couleur aérienne... Et qui entre par les poumons et circule dans tout le corps... Pour d'autres, ça peut être l'impression qu'il y a un halo, une espèce de cocon, de cette lumière douce, agréable, de bien-être, qui les entoure...

À votre façon à vous... vous allez bien profiter de cette couleur... Cette couleur qui peut d'ailleurs se mettre encore plus dans les endroits de votre corps, de votre esprit qui ont besoin d'être aimés, d'être consolés, qui ont besoin d'être choyés, qui ont besoin d'être soignés, qui ont besoin d'attention...

Et petit à petit cette couleur, elle va s'associer à trois mots magiques, trois mots magiques qui commencent par la lettre C : calme, confiance, courage...

Vous savez que quand on est calme, quand l'esprit est calme quand le corps est calme et bien on réfléchit mieux... On sait mieux comment agir... On sait mieux quoi dire, quoi faire, ... Quoi ne pas dire... Quoi ne pas faire... En fait, plus on est calme, plus notre éventail de ressources d'actions et de réactions est important...

Et cela bien sûr ça nous donne confiance en nous... Parce que le calme nous reconnecte à nos ressources et quand on est connecté à ses ressources on a davantage confiance en soi... Donc le calme qui va faire qu'on est plus confiant et bien sûr quand on a confiance en soi, on agit avec courage... On a tout le courage qu'il faut pour agir et réagir...

Et donc ces trois mots maintenant... calme, confiance, courage... s'associent à cette couleur et se gravent profondément en vous... Comme sur une bande magnétique... Peut-être comme dans le marbre je ne sais pas... A votre façon vous allez intégrer, graver, incorporer, imprimer... que sais-je encore...

Cette couleur et ces trois mots magiques : calme, confiance, courage...

Le calme qui nous reconnecte à nos ressources... Le fait que quand nous sommes connectés à nos ressources cela nous redonne confiance en nous...

Le fait que quand on a confiance en soi cela nous permet d'agir avec courage...

Calme, confiance, courage...

Et je vais maintenant vous expliquer la technique complète... Et quand je vous aurai expliqué nous donc allons la faire ensemble...

Dans un instant quand je vous le dirai vous allez bien sûr repenser à ce que vous voulez combattre... A ce que vous voulez dépasser pour devenir de plus en plus vraiment vous-même... A la décision que vous avez prise... Que ce soit par rapport à une peur inutile, une sensation inutile, un comportement inutile...

Vous allez serrer le poing de cette main dominante pour vous reconnecter à vos ressources de force, de confiance, de réussite, de détermination...

Tout en serrant le poing de cette main dominante vous allez inspirer profondément en prenant le maximum d'air dans vos poumons... Bien permettre à cette poitrine de se dilater... Se dilater de toute cette confiance de ce courage de ce guerrier qui part au combat et qui est prêt à mettre un coup de boule à ces mauvaises habitudes ou à ces mauvaises sensations ou à ces mauvaises émotions...

Et aussi de cette fierté bien sûr de cette poitrine dilatée de cette fierté d'être libre d'être de plus en plus libre de devenir de plus en plus vraiment vous-même

Et quand vous aurez cet air dans les poumons et bien vous allez penser à cette couleur de bien-être

Et quand vos poumons décideront de relâcher l'air vous penserez à ces trois mots calme confiance et courage...

Vous pouvez maintenant serrer le poing de cette main dominante tout en inspirant profondément en bloquant l'air dans vos poumons en pensant à cette couleur de bien-être et quand vos poumons décideront de relâcher l'air de vous dire mentalement pour vous-même ces trois mots calme... confiance... courage...

Et vous avez tout, en vous, pour vous reprendre en main... C'est une technique de reprise en main qui vous permet de reprendre les rênes de votre vie... De cette décision que VOUS avez prise pour avancer vers VOS objectifs...

Et vous pouvez le faire plusieurs fois... C'est à dire plusieurs fois vous inspirez profondément vous gardez l'air dans vos poumons vous pensez à cette couleur et quand les poumons décident de relâcher l'air vous pensez à ces trois mots calme confiance courage...

Et puis faites quelques respirations normales... Et puis à nouveau vous prenez une bonne respiration vous bloquez l'air... Vous pouvez le faire comme ça trois ou quatre fois...

Et donc quand vous voudrez retrouver la force de cette décision que vous avez prise il vous suffira de faire cette technique

Quand vous voudrez vous reconnecter à vos ressources de réussite, de force, de confiance, de détermination..., il suffira d'utiliser cette technique tout simplement de fermer le poing de cette main dominante, d'inspirer profondément, de bloquer l'air, de penser à cette couleur et de penser à ces trois mots quand les poumons décident de relâcher l'air : calme, confiance, courage...

Et puis à votre rythme d'une façon qui vous convient vous allez revenir ici et maintenant... A votre rythme... Vous prenez bien votre temps et vous savez que lorsque vous reviendrez ici, eh bien vous allez tout simplement prendre une bonne inspiration... Et vous étirer pour libérer toute l'énergie. Et vous allez bouger aussi pour retrouver toutes les sensations que vous voulez retrouver dans votre corps...

Les TCA (Troubles du Comportement Alimentaire)

Probablement un autre mode de gestion de l'angoisse. À nouveau, il n'y a que la peur et l'amour. La nourriture est le tout premier mode de gestion de l'angoisse que le petit d'homme apprend, avec le peau à peau. Un bébé pleure et si le câlin ne suffit pas, on le colle au sein ou on lui propose un biberon, voire, son substitut, la tétine. Et il se calme. Le recours à la nourriture est une façon très précoce de calmer les chagrins dans notre histoire personnelle. Et comme par hasard, le sucre en particulier a un effet apaisant. Encore aujourd'hui, on utilise, chez le nourrisson, des solutions sucrées afin d'apaiser les douleurs modérées, ou de l'apaiser pour un cliché radio.

Il est troublant de constater que, outre la nourriture, les grandes addictions passent par la zone orale. La cigarette, bien sûr, mais aussi l'alcool, on dira même de ce consommateur qu'il biberonne. Après les phobies, il y a donc un lien logique à s'intéresser à ces TCA, autre issue problématique à l'angoisse. Je vous propose de parcourir pour notre culture générale les troubles du comportement alimentaire au sens pathologique d'abord, puis de voir ensuite au travers de différents exemples de séances, ce que nous pouvons apporter à la demande la plus fréquente, l'aide à la perte de poids.

On peut considérer qu'anorexie et boulimie sont des maladies occidentales, partout où la minceur est valorisée. Culturellement parlant, socialement parlant, il est caricaturalement encore important aujourd'hui pour une femme de rentrer dans un 36, 38. On ne juge pas un homme sur les mêmes critères, même si aujourd'hui les genres se rejoignent. Depuis quelques années, l'homme se soigne de plus en plus, s'épile ou utilise des crèmes pour la peau. Les publicités sont un reflet assez précis de l'évolution d'une société. Toutefois, de nombreuses injustices subsistent. Une femme qui a du ventre se laisse aller, un homme qui a du ventre est un homme qui a socialement réussi (cela devient moins vrai). Un homme qui collectionne les conquêtes est un Don Juan, une femme qui collectionne les conquêtes est largement plus mal considérée. Une femme carriériste qui ne veut pas d'enfant semblera plus étrange qu'un homme qui fait le même choix. Bref, on met davantage de pression sur le physique d'une femme que sur celui d'un homme. C'est probablement ce qui explique en partie le sexe-ratio identique dans l'anorexie et la boulimie : 90% des patients sont des femmes. C'est pourquoi j'écrirai ensuite la boulimique ou l'anorexique au féminin. Ici encore, je m'autorise à rester naturel et à écrire la boulimique ou l'anorexique, plutôt que la patiente qui présente une anorexie, même si j'entends bien tout ce qu'il y a derrière. Un élément qui viendrait contredire cette thèse d'un trouble occidental moderne, est le fait que nous pouvons trouver des traces d'anorexie au moyen-âge.

Il est utile de relire le chapitre sur la confiance en soi, sur l'estime de soi en particulier. En effet ici, la valeur beauté, ou plus exactement la valeur minceur, est survalorisée par les patientes au détriment des autres. Le poids et la forme du corps deviennent les critères exclusifs de l'estime de soi. L'amour de soi également, s'aimer : c'est s'accepter tel que l'on est, et donc éviter de tomber dans un cercle vicieux de régimes pathologiques. Je le redis : la confiance en soi évite la phobie et les TCA. C'est le plus beau cadeau à faire à nos enfants.

Il est important, je pense, d'avoir une bonne culture générale de la pathologie. Poser un bon diagnostic psychologique évitera de se tromper de traitement. En effet, une boulimie ne se traite pas comme une anorexie, et on peut maladroitement confondre les deux. Une boulimique peut présenter des périodes de jeûne, de restriction alimentaire afin de compenser ses crises de « bouffe » (là encore, je reprends la façon dont elle s'exprime elle-même). Mais, comme nous l'avons vu, la restriction alimentaire peut apparaitre chez le phobique qui a peur de vomir ou chez le paranoïaque qui craint d'être empoisonné. Encore une fois, cela pose la question de la formation à l'hypnothérapie. Peut-elle, doit-elle, être ouverte à tout le monde ? Que doit-on alors intégrer obligatoirement à une formation sérieuse ? Une formation suffisamment solide en psychopathologie pour les non-psychiatres ou psychologues me semble essentielle. Voyons justement ce qui distingue clairement la boulimie de l'anorexie.

L'anorexie

Je m'inspire là encore de la classification du DSM V qui fixe un dénominateur commun utile à la communication scientifique standardisée. Le DSM V fait apparaitre un trouble « restriction de nourriture en dehors du diagnostic anorexie » (qui n'était pas dans le IV). Il peut apparaitre dans la phobie du vomissement par exemple. Ce que l'anorexie présente de plus : c'est l'obsession par rapport au poids et à la forme du corps, à la silhouette. Le refus clair de maintenir son poids à une norme socialement acceptée. Là où la boulimique est contente d'être à un poids normal lorsqu'elle y arrive.

Ce qui différencie clairement anorexie et boulimie, c'est que l'anorexique est forcément en sous poids. Elle est dans la maigreur, là où la boulimique est en surpoids ou à un poids normal. A force de restreindre son alimentation, l'anorexique porte atteinte à son corps et à sa santé. Elle est dans une peur intense de prendre du poids, ce qui guide ses comportements malgré un poids significativement insuffisant. Elle présente une altération de la perception de son poids et de la forme de son corps. Un peu comme dans une dysmorphophobie, elle est incapable d'objectivité. Il en résulte que le poids et la silhouette ont une influence excessive, prépondérante, inflationniste sur l'estime de soi. L'anorexie est de type restrictif s'il n'y a aucun accès de gloutonnerie depuis trois mois, sinon elle est dite de type accès hyperphagique. Ce qui peut troubler le diagnostic pour qui est mal informé, car la gloutonnerie n'est pas exclusive à la boulimique, tout comme la pratique du jeûne n'est pas réservée à l'anorexie.

C'est l'IMC qui indique un facteur de gravité. L'IMC, c'est l'Indice de Masse Corporelle qui s'obtient en calculant le rapport du poids sur la taille au carré. Dans mon cas, 1 mètre 80 sur 95 kilos au carré, donne un IMC de 29,3 et indique que je suis en surpoids... restons avec mon mètre quatre-vingts et rendons-nous compte des seuils.

IMC au-dessus de 40, obésité morbide, massive si je dépasse 130 kilos.
IMC de 35 à 40, obésité sévère si je suis entre 114 et 129 kilos.
IMC de 30 à 35, obésité modérée si je suis entre 97 et 113 kilos.
IMC de 25 à 30, surpoids si je suis entre 81 et 96 kilos.
IMC de 18,5 à 25, corpulence normale si je suis entre 60 et 80 kilos.
IMC de 16,5 à 18,5 maigreur si je suis entre 53 et 59 kilos.
IMC en dessous de 16,5, état de famine si je suis en dessous de 53 kilos.

Il s'agit bien sûr d'une moyenne donnée par l'OMS, d'un indicateur général à pondérer en fonction de chaque cas personnel. Mais cela reste un indicateur fiable.

Dans l'anorexie, les qualifications sont : extrême en dessous de 15, grave de 15 à 16, moyen de 16 à 17 et léger de 17 à 18. Le DSM IV considérait que l'anorexie démarrait en dessous de 17,5 d'IMC.

Pour une jeune fille d'un mètre 65 cela implique les paliers de poids suivants :
IMC 15-41 kg, IMC 16-43,5 kg, IMC 17-46 kg, IMC 18-49 kg, IMC 25-68 kg, IMC 30-82 kg, IMC 35-95 kg et enfin IMC 40-109 kg (là où il m'en fallait 130 kg pour 1m80).

Les anorexiques sont dans une forme de déni et présentent rarement une demande d'aide. C'est la famille qui s'inquiète pour elles et les amène en consultation. La sous-alimentation peut amener à une situation où la survie de la patiente est en jeu. L'aménorrhée est classique, la perte de densité osseuse pas forcément réversible. Les comportements associés à la perte de poids comme les vomissements, les prises de laxatifs ou de diurétiques contribuent à dérégler l'organisme. La sous-alimentation entraine régulièrement une forme de dépression, de désintérêt pour le sexe, d'irritabilité et d'insomnie. Certaines sont dans une pratique intensive du sport pour accompagner l'amaigrissement. Si vous voyez une jeune fille courir plus d'une heure, en plein mois d'août avec un anorak pour transpirer et perdre encore plus... Il y a de fortes probabilités qu'elle soit anorexique.

Des traits obsessionnels compulsifs (TOC) par rapport à la nourriture sont souvent au premier plan. Une de mes patientes m'expliquait qu'elle cuisinait pour son compagnon avec de grands gants Mapa, afin d'éviter des projections de gras sur ses mains (une goutte de friture qu'elle pourrait ensuite ingérer par mégarde). Dans le même ordre d'idée, elle lave elle-même et soigneusement ses propres couverts (au lieu de les mettre dans le lave-vaisselle familial, qui pourrait laisser des traces de gras sur les couverts en question). Elle prend aussi des douches brûlantes pendant des heures, mais cela ce n'est pas du registre des TOC, c'est pour se réchauffer, car en manque de calories, elle a tout le temps froid. En tant que spécialiste des calories, justement, elle pourrait devenir diététicienne. Beaucoup trompent leur monde en collectionnant des livres de cuisine.

On dit que, comme les toxicomanes, elles sont menteuses et tricheuses. Une de mes patientes mettait des chaussettes dans ses soutiens-gorges pour faire croire qu'elle avait encore des seins. Celles qui vont se faire peser vont boire plus d'un litre d'eau avant le rendez-vous médical pour présenter un kilo de plus sur la balance. Elle cuisine abondamment et de façon riche pour la famille, mais une fois à table, elle prétexte avoir déjà tellement mangé, pour goûter à chaque étape de la préparation, qu'elle n'a plus faim. Il est courant qu'elle soit dans le contrôle, souvent première de la classe. Elle présente une pensée inflexible, des difficultés relationnelles, elle est perfectionniste en même temps qu'elle se sent incompétente...

Le trouble survient généralement à l'adolescence ou jeune adulte, il se déclenche souvent à l'occasion de changements stressants (lycée, université, déménagement). Le déclenchement est rare avant la puberté (et mauvais pronostic dans ce cas) et après 40 ans. Il toucherait 0,4% des femmes. La majorité des cas évoluent vers une rémission en cinq ans, les plus graves nécessitent une hospitalisation. Dans cette dernière population, les décès liés aux troubles toucheront dix pour cent des patientes. Le risque suicidaire est élevé.

On pourrait considérer qu'elle vise une forme d'alexithymie, une extinction, une stérilisation des émotions, tout comme elle musèle les besoins de son corps, pouvant aller jusqu'à se laisser mourir de dénutrition. Je dirais de la boulimique qu'elle, elle cherche à mettre un couvercle sur des émotions qu'elle ne ressent que trop... Les deux auraient en commun, et ça n'engage que moi, une forme d'immaturité émotionnelle qui se ressent et se présente dans des extrêmes opposés. On considère aussi souvent que c'est une réponse à un trauma sexuel antérieur. Parfois la seule réponse considérée possible pour maintenir un équilibre familial et éviter l'explosion du système.

Je pense qu'il faut rester humble par rapport à cette anorexie et que c'est surtout un travail d'équipe pluridisciplinaire qui peut les aider. Cela d'autant plus qu'il n'y a majoritairement pas de demande d'aide.

La boulimie

La boulimique a, contrairement à l'anorexique, une demande d'aide régulière. Et surtout, elle arrive à maintenir son poids à une norme socialement acceptée (ou est carrément en surpoids). J'ai déjà pu dire que, si l'anorexique vise un gel des émotions, la boulimique aussi hyper sensible cherche à mettre un couvercle par-dessus, tout en essayant de combler un vide...

Ce qui caractérise une crise de boulimie, c'est l'ingestion d'une quantité de nourriture largement supérieure à la moyenne en un temps donné. Cette crise de gloutonnerie s'accompagne d'un sentiment de perte de contrôle sur la nourriture (principalement ne pas pouvoir s'empêcher ou s'arrêter de manger). La majorité présente des comportements compensatoires en rapport avec le risque de prise de poids ; le plus connu etant la pratique du vomissement. Et comme chez l'anorexique il peut y avoir des périodes de jeûne, la consommation de laxatifs, diurétiques et autres coupe-faim et pratique excessive du sport. Comme dans l'anorexie, l'estime de soi est influencée de manière excessive par la forme et le poids du corps. Le DSM rajoute que pour côté boulimie, il faut sur une période de trois mois minima, au moins une crise par semaine (crise égale gloutonnerie accompagnée des comportements compensatoires). Mais cela peut être quotidien, voire multi quotidien. Entre sept et quatorze crises par semaine, c'est sévère, extrême au-delà de 14, léger en dessous de 3 épisodes par semaine. La crise a une unité de temps (moins de deux heures) mais pas forcément de lieu. Ce n'est pas le grignotage tout au long de la journée.

Les crises s'accompagnent d'une perte de contrôle qui n'est pas forcément totale. Elle peut s'interrompre si quelqu'un arrive dans la pièce à l'improviste. La crise peut être planifiée, programmée. En général, la crise se fait en secret et s'accompagne d'un sentiment de honte. Elle est pulsionnelle et se fait plutôt avec des aliments faciles et rapides d'accès. Elle dure jusqu'à un sentiment pénible, voire douloureux, de distension abdominale. C'est la dysphorie[114] qui déclenche la crise. Le vomissement soulage et devient parfois l'objet de la crise. Certaines

---

[114] La dysphorie est l'inverse de l'euphorie. Un sentiment de mal-être psychique et émotionnel.

deviennent expertes dans le vomissement qu'elles déclenchent à volonté. La plupart des patientes arrivent à éviter le surpoids excessif. C'est-à-dire un IMC entre 20 et 30 en moyenne.

La boulimie démarre aussi à l'adolescence, mais est trois fois plus fréquente (jusqu'à 1,5% des jeunes femmes). Elle démarre souvent chez des jeunes femmes déjà en léger surpoids, à la suite d'un régime qui amène privation alimentaire. Comme dans l'anorexie, elle s'accompagne souvent de dysthymie (humeur dépressive) et d'anxiété. La littérature indique que la boulimie évolue sur des années. Dans mon expérience personnelle, elle se règle bien plus facilement que l'anorexie.

Autres TCA : Pica et mérycisme

Là encore, juste pour notre culture générale et par vœu d'exhaustivité.

La Pica, c'est l'ingestion régulière de substance non nutritive ou non comestible comme : papier, savon, terre, peinture, cailloux, charbon, argile, cheveux... Sur un temps de plus d'un mois et chez l'enfant de plus de deux ans (avant il a tendance à porter à la bouche, et parfois à avaler). Ce trouble accompagne souvent un tableau d'autisme ou de retard intellectuel. Je ne l'ai jamais rencontré en libéral.

Le mérycisme, c'est le fait de ruminer comme la vache. C'est-à-dire que ces patients ont la capacité de régurgiter dans la bouche la nourriture qui était dans l'estomac. Elle est alors remâchée, ravalée ou recrachée... Cela plusieurs fois par semaine, quotidiennement souvent, sans que ce soit confondu avec le vomissement de la boulimie par exemple ou un autre trouble. Il peut apparaitre à tout âge de la vie, les nourrissons atteints ont une posture caractéristique de cambrure du dos et de la tête en arrière. Là encore plus courant dans un tableau de retard intellectuel, et je n'ai jamais reçu de demande non plus pour ce trouble.

La demande d'aide à la perte de poids

Cela, par contre, c'est mon quotidien. L'hypnose a une certaine efficacité et cela se sait de bouche à oreille, un seul succès dans ce domaine ramène dix patientes. Quelques hommes aussi sont en demande. On sait tous ce qu'il faut faire pour perdre du poids : manger mieux, en quantité raisonnable et bouger plus. Plus de légumes, plus de sport, moins de sucre et de charcuterie, moins d'alcool. Il s'agit simplement d'être capable d'appliquer du bon sens. C'est simple, mais qu'est-ce que c'est compliqué de faire simple... Car comme disait Chloé, ma fille, quand elle était petite : « ce n'est pas juste, tout ce qui fait grossir, c'est tout ce qui est bon. » La nourriture est un des moyens les plus faciles pour activer les circuits de récompense du cerveau.

Bien souvent, j'ai en face de moi une femme de quarante ans qui a fait son premier régime à dix-huit ans parce qu'elle se trouvait un peu ronde. Elle a alors enchaîné les régimes yoyo. A dix-huit ans, pour perdre du poids, elle se prive pendant une semaine. Elle perd vite, mais elle s'est affamée et, ensuite, elle remange comme d'habitude. Elle finit par reprendre tout ce qu'elle a perdu plus un bonus. Et elle va ainsi enchaîner, au fur et à mesure de son histoire de vie, des régimes privatifs et des phases d'alimentation un peu trop riches en compensation ou par facilité. Le souci de ces régimes yoyo, trop privatifs, c'est que les gens veulent maigrir trop vite. Mais plus on maigrit vite et fort, plus on reprendra vite et fort.

Le contrat des 33 grammes.

Je vais commencer par lui faire signer un contrat. J'ai une enveloppe sur mon bureau marquée contrat. Je joue au pacte du diable avec la patiente, une sorte de chèque en blanc. C'est peut-être plus pour que cela marque ce moment d'une pierre blanche. En vérité, mon enveloppe contient seulement trois feuilles blanches. Je fais encore mousser un peu ma mise en scène, mais le fin mot de l'histoire est que cette enveloppe avec trois feuilles représente exactement 33 grammes. Et c'est donc le contrat que je lui propose perdre 33 g/jours, mais tous les jours en moyenne.

33 grammes fois 30 jours par mois font un kilo, donc en perdre 12 dans l'année ou 24 sur deux ans. Ce que finalement elle n'a jamais réussi à faire, sinon elle ne serait pas face à moi. Cet objectif lent qui peut la décevoir au départ est donc un objectif ambitieux, surtout si je l'assortis de la promesse de ne pas reprendre de poids. Perdre 33 grammes par jour est facilité par le principe de la bouchée de trop.

Qu'est-ce que je vais laisser dans l'assiette ?

Une ancienne compagne, la mère de mon fils, avait une habitude particulière pour moi. Quoi qu'elle mange, elle en laissait. Il restait toujours quelque chose dans son assiette, ou même un centimètre dans le fond de son yaourt, voire un quartier de clémentine. Cela était d'autant plus surprenant pour moi que j'ai reçu l'éducation inverse de devoir systématiquement finir mon assiette. Ce qui fait que je finissais la sienne du coup... j'ai pris du poids à cette époque... A force de m'étonner de sa façon de faire, je finis par lui poser la question.

« Tu fais quoi à en laisser systématiquement dans l'assiette ? »
Elle me répond « je fais exprès ».
« Ça j'avais compris mais tu fais quoi ? »
« Je laisse dans l'assiette la bouchée de trop qui m'aurait fait grossir... »

Sa réponse m'a scotché et je me suis dit, mais c'est génial. Elle visualise la bouchée de trop. Elle la laisse... Ils sont là les 33 grammes. Depuis, je suis capable de manger l'entrecôte et de laisser les frites. Des gens comme Anne-Gaëlle, ma femme, n'ont jamais eu vingt kilos à perdre. Ils ont eu toute leur vie une alimentation adaptée à leurs besoins précis, dans une juste écoute de leur corps. L'idée est que pour perdre vingt kilos, il faut viser l'endurance et réapprendre à manger. Et beaucoup de patientes souhaitent maigrir trop vite et démarrent leur régime à l'allure adaptée pour un cent mètres, alors qu'il s'agit de courir un semi-marathon, et un marathon entier pour celles qui ont quarante kilos à perdre. Pour tenir le coup dans la durée, il s'agit de ne pas aller trop vite, et aussi de ne pas trop se frustrer. Sinon, personne n'a la volonté suffisante. Erickson disait « prenez un kilo en faisant la fête le week-end et perdez-en deux la semaine qui suit. » Si vous aimez la mousse au chocolat, prenez-en, ne vous privez pas, mais contentez-vous des trois cuillères plaisir, ne videz pas le pot. Ne culpabilisez pas de ces trois cuillères. La culpabilité fait grossir. Appréciez-les vraiment, et que cette dose de plaisir recharge vos batteries d'endurance pour rééquilibrer ensuite avec un repas léger. Vraiment, l'idée est de revenir au bon sens et à l'écoute de sa satiété. C'est là que l'hypnose va aider. Tout comme elle va aider à apprécier et se satisfaire des trois cuillères de dessert.

L'hypnose pour la satiété

Dans ce script, je passe l'étape de l'induction, prenez celle sur la respiration par exemple, puis faites une lévitation ou une catalepsie que vous tenterez de transformer en lévitation. L'idée, en tout cas, est de faire ressentir dans cette main la sensation de légèreté à laquelle la patiente aspire. Le plan est le suivant : je reprends la séance avec la métaphore de la gazelle (que vous trouverez ici) quand la main est en l'air suspendue. Ensuite je vais installer un rappel de satiété au moyen d'un anneau gastrique, (là encore, deux versions de cet anneau dans ces pages) puis, je vais faire visualiser le travail cellulaire d'amaigrissement et le résultat souhaité. Voyons tout ceci plus en détails. Ici, je commence le script après l'induction et la catalepsie.

« Et l'hypnose c'est ça. Vous êtes consciente, présente et en même temps il se passe des choses étonnantes comme cette main qui flotte. Votre main accepte de flotter dans cette légèreté à laquelle vous aspirez. Cette façon de faire stimule votre inconscient et votre inconscient fonctionne comme l'instinct animal. Je vais vous demander de visualiser cette fois-ci un troupeau d'antilopes.

Elles ont la ligne, elles sont toutes fines et élégantes. Et pourtant, elles mangent de l'herbe et vivent au milieu de la savane. De l'herbe à perte de vue, elles pourraient se gaver toute la journée. L'antilope suit son instinct, elle est à l'écoute de son corps. Dans le monde animal, il n'y a pas de surpoids. On ne mange que par besoin, pas par ennui, pas par stress, au contraire. On ne mange pas parce que c'est l'heure ou parce que c'est offert ou joli, mais juste pour répondre aux besoins énergétiques du corps. La nourriture est avant tout du carburant. Et jamais vous ne remplissez votre réservoir quand il est déjà plein. On attend d'être vide pour remplir. Dans le monde animal, pas de surpoids, sauf chez le chienchien à sa mémère. C'est votre vie. Choisissez...

Et maintenant, votre bras commence à descendre et, curieusement, il va se reposer sur votre ventre. Sur votre estomac en haut, ou sur vos intestins plus bas. Et, pendant que le bras descend, vous prenez conscience de cette sensation inhabituelle dans la main. Elle peut fourmiller, sembler être absente, détachée, avoir une température ou une matière différente. Et cette sensation va s'installer dans votre estomac au moment où votre main va se poser sur votre ventre. A moins que cette sensation particulière commence à passer avant même ce contact. »

Je vous propose maintenant plusieurs variantes pour la suite de cette séquence : les deux versions de l'anneau gastrique virtuel.

Anneau gastrique ballon. Cette première version s'inspire d'une opération qui se faisait avant, où on introduisait une sorte de ballon, une poche, dans l'estomac de la patiente. Ce ballon était relié à une chambre sous cutané, qui permettait, en injectant ou en ponctionnant du gel, de gonfler ou dégonfler à volonté le ballon.

Anneau gastrique ceinture. Cette seconde version est l'anneau qui enserre l'estomac tel que les gens se l'imaginent. Notons que dans certains protocoles d'anneau gastrique virtuel, on fait vivre au patient une sorte d'opération la plus réelle possible. Il est habillé comme pour une opération en pyjama d'hôpital, avec une charlotte sur la tête, il est allongé, et même une bande-son reproduit les sons d'un bloc. Comme si le patient avait été réellement opéré en hypnose. Je trouve ridicule et inutile d'aller aussi loin.

Anneau gastrique virtuel

Première version dite ballon : « Et cette sensation qui vient remplir votre estomac occupe un volume. Un volume important qui prend de la place dans votre estomac. Exactement comme si on y gonflait un ballon. A tel point que vous retrouvez la sensation plutôt désagréable que l'on éprouve lorsque l'on a trop bouffé (terme volontaire et assumé). Comme pour ces gros réveillons de noël où on a plus qu'une envie : desserrer la taille, défaire un bouton ou la ceinture. À chaque fois qu'on a tellement bouffé que l'estomac est gonflé au point de compresser les poumons et de gêner la respiration. (Comme dans la séance tabac où j'active les neurones miroirs en ressentant moi-même un dégout, je ressens ici volontairement ce type de mal-être. Cela jusqu'à ce que la patiente grimace si possible.) Et cette sensation désagréable est celle qui va revenir à chaque fois que vous mangerez trop sans écouter assez finement votre corps et ses besoins réels. Vous pouvez d'ailleurs le ressentir maintenant, c'est exactement comme si un de ses ballons qui avait permis à votre main d'être légère s'est installé maintenant dans votre estomac (le classique bouquet de ballons d'une lévitation). Le ballon est passé de votre poignet à votre estomac. Et votre inconscient a la capacité à régler à volonté le volume de ce ballon au fur et à mesure de l'évolution réelle de votre estomac qui va fondre, rétrécir, semaine après semaine. »

Seconde version dite ceinture : « Et cette sensation qui vient remplir votre estomac occupe un volume. Un volume important qui prend de la place dans votre estomac. Exactement comme si votre estomac diminuait de volume. A tel point que vous retrouvez la sensation plutôt désagréable que l'on éprouve lorsque l'on a trop bouffé. Comme pour ces gros réveillons de noël où on a plus qu'une envie : desserrer la taille, défaire un bouton ou la ceinture. À chaque fois qu'on a tellement bouffé que l'estomac est gonflé au point de compresser les poumons et de gêner la respiration. Tout se passe maintenant comme si on avait noué une ceinture à votre estomac. Une ceinture solide et puissante, comme un anneau gastrique, métallique. Et cette sensation désagréable est celle qui va revenir à chaque fois que vous mangerez trop sans écouter assez finement votre corps et ses besoins réels. Vous pouvez visualiser cette ceinture autour de votre estomac. En voir la matière, la couleur, la ou les boucles, le système de serrage. Votre inconscient va en assurer le réglage et la resserrer utilement au fur et à mesure que votre estomac se rétrécit au gré de votre perte de poids. »

Visualisation du processus de fonte du corps

« Et donc chaque fois que vous mangerez trop, par envie et non par besoin réel, vous retrouverez cette sensation désagréable. Grâce à ce garde-fou, vos quantités et qualités de nourriture vont s'adapter à cette perte de poids que vous souhaitez. Et vous allez maintenant imaginer, visualiser le travail des cellules de votre corps pour réaliser cette perte de poids. Votre créativité inconsciente peut vous fournir mille images. Des patients visualisent simplement la graisse du corps comme une motte de beurre qui fond dans la poêle. D'autres se voient comme un bonhomme de neige qui fond au soleil. Et vous avez déjà pris plaisir enfant à observer la forme poétique d'un flocon de neige et comment il fond sur votre peau. D'autres encore imaginent les choses comme dans le dessin animé « il était une fois la vie » dans lequel des petits personnages représentent tout le travail du corps. Les soldats y représentent le système immunitaire, et des ouvriers qui transportent l'oxygène dans des brouettes représentent eux l'hémoglobine des cellules rouges.

Imaginez la fonte de vos cellules, le travail du corps, faites-le comme ça vous parle.

Moi j'imaginais qu'on fabriquait des cellules pour grossir, comme on rajoute des briques à un mur. Et donc qu'on en détruisait pour maigrir, jusqu'à ce qu'un ami médecin m'explique qu'en fait le système est différent. On ne fabrique pas des nouvelles cellules de graisse mais ces dernières se comportent comme des ballons gonflables, comme des gourdes que l'on vide ou remplit. Et donc pour grossir, elles augmentent leur taille et inversement pour maigrir. Comme le ballon qui se dégonfle, comme le fruit qui sèche. Faites passer vos cellules de la taille du gros grain à celle du raisin sec. Du coup, je visualise mes cellules graisseuses comme une poêlée de champignons qu'on a fait cuire. Toujours le même nombre de morceaux mais leur volume est divisé par deux.

Je me rappelle un enfant qui imaginait cela comme des pac-mans qui grignotaient la graisse et encore un autre qui avait monté toute une histoire avec les sept nains qui détachaient des morceaux, comme dans leur mine, et chargeaient sur des wagonnets pour aller brûler tout ça dans une chaudière qui fournit l'énergie au corps.

Et aussi un homme qui était très sportif avant. Il a stoppé le sport après une blessure, mais il a continué à manger autant qu'avant. Il a dépassé les cent kilos. Il imaginait lui, comme ces tranches de viande rouge, où il y a une bande de graisse blanche sur le côté. Il imaginait son corps ainsi : le muscle rouge, dur et fort, recouvert d'une couche de graisse blanche et molle qu'il faisait fondre dans ses visualisations. Il a maigri beaucoup plus vite que sa femme.

Et ce travail de visualisation, vous le referez aussi souvent que possible, en visualisant aussi le résultat de ce processus, votre nouvelle silhouette, votre objectif. »

Régression et progression en âge

« Et donc d'ici quinze mois, vous aurez perdu vos quinze kilos. Visualisez votre nouvelle silhouette. Vous pouvez vous voir en maillot de bain sur la plage, ou bien prendre plaisir à passer des tenues plus sexy, remettre des jupes ou des robes. Il est d'ailleurs probable que vous ayez gardé des vêtements d'avant, de quand vous étiez plus fine. Ces vêtements vous attendent dans une penderie ou une boite. Anticipez le plaisir de constater que vous pouvez à nouveau vous sentir à l'aise dedans et les refermer à votre taille.

Votre inconscient vous fait voyager à volonté dans votre avenir comme dans votre passé, afin de retrouver la silhouette qui était la vôtre plus jeune, ou encore de réactualiser le plaisir que vous avez déjà connu dans vos amaigrissements précédents. Quand on se sent plus en forme pour monter l'escalier, qu'on redevient capable de faire ses lacets sans effort, quand les gens nous font des remarques sur notre perte de poids, et que, dans une fausse modestie, on fait mine de rien. Quand on a le plaisir de sentir qu'on perd son pantalon en se levant, qu'il faut resserrer la ceinture cran après cran... Quand on constate que la bague commence à tourner librement, qu'elle se retire facilement et on comprend alors qu'on a même maigri des doigts... »

La statue

« Et donc cette silhouette à laquelle vous aspirez, cette femme que vous voulez être, elle existe déjà. Elle est simplement enfermée, étouffée, à l'intérieur de votre corps actuel, comme emmitouflée dans une grosse doudoune devenue inutile... Et nous allons la libérer, la délivrer. Comme cette statuette que je vous ai montré sur ma bibliothèque, réalisée par cette dame qui a perdu 35 kilos. (Statuette offerte et réalisée par une de mes patientes pour représenter cette partie de la séance.) Et cela me rappelle l'histoire de l'enfant. Sur le chemin de l'école, il passe chaque jour devant l'atelier d'un sculpteur. Ce dernier a reçu un énorme bloc de marbre de plus de deux mètres de hauteur. Et chaque jour, l'enfant d'observer le travail du sculpteur qui patiemment taille la pierre. C'est un travail méticuleux, long et harassant. Cela lui prend plus d'un an pendant lequel l'enfant observe et grandit au rythme de la genèse de cette si belle statue. Une magnifique statue de femme réalisée par l'artiste. Quand enfin le travail fut sur le point d'être fini, l'enfant a trouvé le courage de s'approcher du sculpteur. Il attire son attention en le tirant par la manche pour lui poser la question :

Dis, monsieur, comment tu savais qu'il y avait une jolie dame enfermée dans la pierre ? »

L'histoire de la statuette est la suivante : concernant la séquence où j'évoque que la femme qu'elle veut être existe déjà, mais est enfermée à l'intérieur du corps actuel, j'ai eu une patiente qui a eu une vision très forte, impressionnante pour elle. Elle a visualisé son corps comme un cristal qui explose et qui retombe dans un nuage de poussière en des milliers de fragments lumineux, comme des étoiles. Et, une fois la poussière retombée, elle voit alors apparaitre son joli corps mince et libéré. Cette image a été si forte pour elle, qu'elle a eu besoin de se la représenter, de la fabriquer pour de vrai, pourtant tout en n'étant pas du tout artiste, et c'est la première fois de sa vie qu'elle faisait une statuette. Elle l'a réalisée en plâtre. Cela lui a pris un an. Et, un an après la fin de notre travail commun, elle a repris un rendez-vous juste pour me demander d'accepter cet objet. C'est un des cadeaux les plus précieux de mon travail, et pourtant, à force, mon cabinet ressemble à la caverne d'Alibaba... La statuette trône sur ma bibliothèque pour inspirer d'autres patients, et devant les paquets de cigarettes, pour faire passer le message : on peut arrêter de fumer sans grossir.

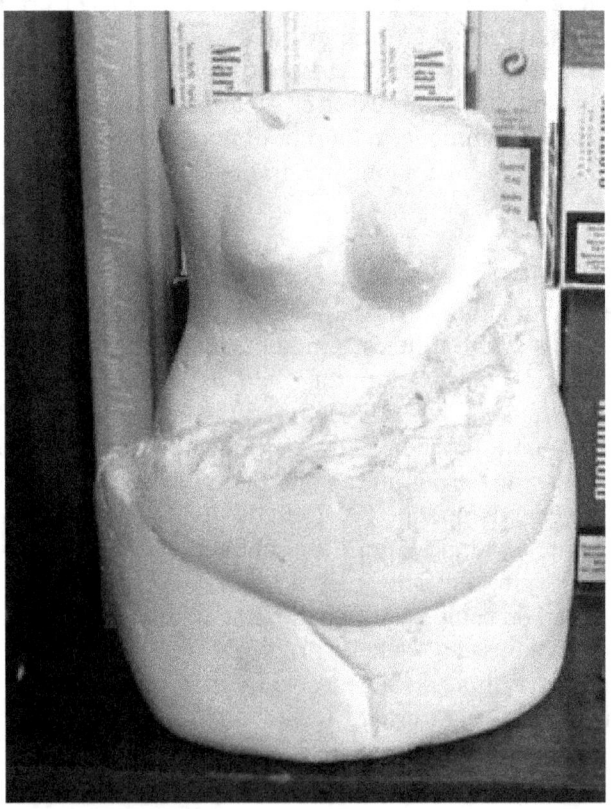

Elle a ainsi représenté, en haut, son corps libéré et, en bas, les fragments qui explosent et libèrent cette nouvelle silhouette.

Pour terminer cette séance sur la satiété, je vais faire un réveil simple en faisant revenir la main sur la jambe si jamais elle était encore posée sur le ventre. Je penserai bien avant à prescrire un ancrage, dont voici un exemple.

« Et, dans la vie de tous les jours, il vous suffira, volontairement ou même sans y penser, inconsciemment, de poser la main sur votre ventre quelques secondes, pour que ce contact réactualise automatiquement tous les bénéfices de cette séance. Vous ressentirez aussitôt votre estomac se resserrer à la taille de vos réels besoins.

Bien, nous arrivons maintenant au terme de cette séance, et vous allez pouvoir accepter de laisser revenir l'énergie nécessaire à la vie quotidienne, vous préparer à vous étirer soigneusement pour bien réveiller votre corps et votre esprit conscient, ouvrir les yeux, prendre une bonne respiration... »

Le grain de raisin

J'explique régulièrement que, sur le tabac, je tente de régler l'addiction en une seule séance. Cela marche ou cela ne marche pas, mais je ne veux pas y consacrer plus de temps. Et, je prétends optimiser les choses ainsi puisque je rappelle qu'à deux ans je conserve 50% de succès, 50% de patients abstinents. En revanche, pour le poids, j'annonce toujours qu'il y aura trois, quatre, cinq séances pour mettre les choses en place. Il arrive que toute la première séance soit consacrée à une mise en place. Une anamnèse et l'explication de mon contrat des 33 grammes. Le deuxième rendez-vous sera alors consacré à la séance satiété, séance que je pourrais reprendre ou détailler sur deux rendez-vous. Souvent, elle a une efficacité immédiate mais qui s'estompe en moins d'un mois. Il faut des piqûres de rappel, il faut confirmer le succès.

Je vais la renforcer avec la prescription de manger lentement. Là encore, ce n'est que du bon sens. Tous les professionnels donneront ce conseil. La même quantité de nourriture donnera des résultats différents sur la balance, en fonction que je la dévore, la gobe à toute vitesse, ou au contraire, que je déguste et prenne tout mon temps. Le pire est de manger en étant dissocié, par exemple, en mangeant sur le pouce, sur un mange debout, devant la télévision, par manque de temps le midi. On estime qu'il faut vingt minutes au cerveau pour recevoir l'info de la satiété justement. On s'en rend compte au resto, lorsqu'on attend le plat de résistance, après avoir avalé l'entrée et quelques morceaux de pain par impression de faim. Après ce premier en-cas, et avoir patienté justement une vingtaine de minutes, on constate tous que nous pourrions souvent nous passer de la suite.

Pour ancrer cela, je vais proposer l'exercice du grain de raisin. Il s'agit d'un exercice de pleine conscience à l'aide d'un grain de raisin sec... Il est maintenant assez connu, mais, forcément, il faut que j'y rajoute mon petit grain personnel... et cet ajout sera de proposer au patient de vivre l'exercice deux fois. Une première fois en autohypnose, une seconde en réalité. Concrètement, j'explique d'abord au patient ce que nous allons vivre. Pour cela je lui montre. Le raisin est posé devant moi, et j'explique que nous allons d'abord imaginer, halluciner tout ce que nous allons faire à ce raisin. Cela avec le plus de détails possibles. C'est un exercice de méditation en pleine conscience qui utilise les cinq sens. Cela commence par observer le raisin posé sur son support, puis imaginer ce que je vais ressentir dans mon bras dans mes muscles en avançant doucement la main pour saisir le raisin. Qu'est-ce que je vais sentir au niveau des récepteurs de la peau pour le premier contact. Je vais observer tout ce que je peux observer. Je place le grain face à la lumière pour l'observer aussi par transparence. Je le porte à mes oreilles, je le fais rouler entre mes doigts, y a-t-il un son ? Je le porte à mes narines et je constate curieusement que l'odeur est différente en fonction que je sens avec ma narine droite ou gauche. Bien sûr, je n'avale pas tout rond. Je commence par caresser mes lèvres avec, je le goûte du bout de la langue. Je le pose dans la bouche sans croquer pour le faire rouler dans toutes les parties de la bouche. Sur la langue, sous la langue, à droite, à gauche, devant, au fond... Je constate que chaque partie de la langue a des papilles gustatives spécialisées pour des saveurs différentes. Je croque enfin dedans pour en faire une sorte de purée et je prendrai tout mon temps pour l'avaler finalement. (Constate cher lecteur, n'y a-t-il pas d'avantage de salive dans ta bouche maintenant ?)

Première étape donc : je montre, j'explique, le patient écoute sans bouger. J'annonce qu'il faut prendre au moins cinq minutes entre le début de l'exercice et le moment où j'avale finalement le raisin. Et, une fois qu'il a compris le principe, il va d'abord le faire une première fois en autohypnose, sans bouger, yeux ouverts ou fermés peu importe. Juste passer cinq minutes à imaginer ce qu'il va vivre ensuite pendant cinq autres minutes. Et moi, j'égrène les minutes pour lui. Une première fois en virtuel, en autohypnose, puis ensuite une seconde fois cinq minutes en réel. Vivez-le, le résultat est surprenant. Ce qui est surprenant aussi, c'est de constater les différences entre la première version hallucinée et la seconde réelle. Quel raisin a le meilleur gout selon vous ? Dans mon expérience personnelle, j'ai été fort surpris de la longueur en bouche, de la durée de la saveur d'un bête grain de raisin. J'ai vécu l'expérience la première fois, il y a une vingtaine d'années, avec le regretté Dr Jean-Pierre Joly[115] qui a un temps présidé la SFH (Société Française d'Hypnose). J'ai trouvé intéressant de rajouter à l'exercice réel l'expérience préalable d'autohypnose.

Là aussi, je vais renforcer l'expérience par la séance du restaurant étoilé que je propose à la suite du raisin.

---

[115] Joly Jean-Pierre, *Changer de poids : petit manuel à l'usage des mangeurs de poids,* Paris, La Méridienne Editions, 1999

Un petit gastro ?

Je me renseigne afin de savoir si le patient a l'expérience des restaurants gastronomiques, voire étoilés. Si oui, je le lui rappelle. « Et ce restaurant particulier est aussi une expérience de pleine conscience. Une sorte de cérémonie. On commence par observer tout ce qui nous entoure, le cadre, la décoration. On se projette déjà dans le plaisir et l'imaginaire, à la lecture de la carte, et de ses appellations aussi envoûtantes que mystérieuses. Lorsque finalement les assiettes arrivent, on commence par se dire qu'on aura encore faim à la vue des quantités réduites. Et pour l'avoir vécu, vous savez maintenant que non. On repart comblé, rassasié. Probablement parce que l'on est en lors de la dégustation en pleine conscience. On savoure d'abord des yeux, tout le monde photographie son assiette, c'est une œuvre d'art. C'est ensuite l'odorat, on prend le temps de sentir. Puis du bout de la fourchette, on prélève une goutte de sauce qu'on laisse diffuser en bouche pour reconnaitre les saveurs. On s'énerve parfois de ne pas les identifier alors qu'on est sûr de les connaitre. Puis, par toutes petites bouchées, on savoure l'expérience. On prend tout le temps de vivre, on patiente, on profite entre chaque plat, attentif à tout, autant que la brigade de serveurs est attentive à tous les détails. Comme l'exercice du grain de raisin, c'est une méditation en pleine conscience des cinq sens. Chaque repas devrait être vécu comme une séance d'œnologie, en pleine conscience. On devrait manger comme on boit. »

Les petites phrases

J'adapte à chaque séance, en fonction des résultats que la patiente rapporte. Je lui demande de faire de l'autohypnose régulièrement, je peux lui proposer de refaire une séance qu'on enregistre sur son téléphone pour qu'elle puisse la refaire plus facilement. Je peux alors insister sur resserrer la ceinture de l'estomac (l'anneau), ou visualiser le travail microscopique des cellules graisseuses qui se vident de leur contenu.

Et j'aime leur donner des devoirs. Un sur la modélisation : observez ce que mangent les « maigres » et comment ils mangent. Et l'autre sur les petites phrases. Cela part d'une expérience personnelle. Un jour, je me promène, je n'ai pas faim, mais je passe devant une boulangerie. L'odeur de viennoiserie (ils en ont ajouté, c'est sûr, c'est une pub odorante...) et la vue attise ma gourmandise. Je suis sûr que je n'en aurais pas eu envie si j'étais passé sur l'autre trottoir. A l'époque, plus en surpoids je lutte contre moi-même et je finis par me dire, comme dans la publicité : « C'est qui le patron ? Ce n'est quand même pas un pain au chocolat qui va me dicter mon comportement ? » Et alors j'ai pu passer mon chemin, fier de moi. Je demande au patient de se trouver des petites phrases de secours.

Pendant une démonstration, une stagiaire a trouvé une superbe phrase que j'ai même affichée dans ma salle d'attente.

En régression en âge, elle s'est revue lycéenne dans le bureau de l'infirmière scolaire, où figurait une affiche anti-tabac. Il y était noté : « De cigarettes en cigarettes, mon cœur s'arrête ! » Elle a alors inventé, elle ou son inconscient, la phrase « De bouffes en bouffes, mon cœur s'étouffe ! »

L'affichette de ma salle d'attente reprend depuis les deux :

De cigarettes en cigarettes, mon cœur s'arrête !
De bouffes en bouffes, mon cœur s'étouffe !

A vous de jouer, j'attends de recevoir vos phrases chocs...

La gestion de la douleur

Voici encore un des domaines qui fait fantasmer le grand public. Les médias se font l'écho d'opérations chirurgicales sous hypnose. Marie-Élisabeth Faymonville, anesthésiste belge a assis sa réputation sur cette pratique. Elle a pratiqué environ dix mille opérations sous hypnose en presque vingt-cinq ans. Les interventions les plus courantes touchent la thyroïde, les carotides, le nez ou la face. Il en est de même pour les luxations d'épaules sont aussi régulièrement réduites ainsi. Pour la chirurgie, il ne s'agit quasiment jamais d'hypnose pure. Ce qui est d'usage, c'est l'hypnoanalgésie. Les anesthésistes préparent toujours une anesthésie chimique normale, au cas où l'hypnose se trouve en échec. Et ils vont utiliser en partie la chimie qui fera l'anesthésie. L'hypnose est un adjuvant qui va amplifier l'effet de l'anesthésie chimique. Finalement, certaines interventions qui nécessitaient une anesthésie générale vont se faire sous anesthésie locale. Globalement, moins de produit est utilisé pour une même intervention. Chez le dentiste, par exemple, on sait que le patient angoissé consomme l'anesthésie plus rapidement. Le praticien doit repiquer plus souvent. L'angoisse fait que le patient brûle le produit plus vite, voire, parfois, que l'anesthésie ne prend parfois même pas. Si l'hypnose permettait déjà d'apaiser le patient en calmant son angoisse, il serait déjà moins sensible à la douleur.

Mais avant de voir comment on peut diminuer la douleur, il est impératif de rappeler son rôle essentiel. La douleur est un signal d'alarme vital. Bien des cancers, qui évoluent à bas bruit, sans déclencher justement de douleur, sont malheureusement découverts trop tard. C'est grâce à la douleur que je découvre l'épine sur laquelle j'ai marché, m'évitant ainsi une infection plus grave. Aussi, face à toute douleur, il s'agit d'être respectueux, et d'aller d'abord consulter le médecin afin de recevoir son éventuel message. Une fois que le médecin s'est montré favorable à un traitement alternatif, nous pouvons intervenir. C'est un message important à délivrer aux enfants aussi. Ils apprennent facilement l'autohypnose et peuvent être tentés de soulager seuls une douleur, sans voir la nécessité d'alerter parents ou médecins. On pourrait alors passer à côté d'une appendicite ou autre pathologie débutante. Il est nécessaire de respecter la douleur.

La douleur n'est pas une fatalité

Il a été donné en début d'ouvrage trois exemples illustrant les ressources et les capacités de l'inconscient.

Il trouve des solutions pour nous (la nuit porte conseil)

Il automatise nos apprentissages (le vélo, la voiture, ...)

Il permet le pouvoir de l'esprit sur le corps et en gère les automatismes (traverser le feu pour sauver sa vie, s'endormir). C'est précisément de cette troisième capacité dont il est question ici.

Il existe des mécanismes naturels en nous qui vont permettre l'oubli de la douleur, ou tout du moins sa modulation. Pour sauver notre vie, ou celle de nos enfants, nous sommes effectivement capables de traverser le feu ou de sauter du deuxième étage. Mais nul ne contrôle à volonté ce savoir-faire inconscient. L'hypnose permet de se reconnecter à ces compétences. Paradoxalement, plus la blessure est importante, plus la décharge d'adrénaline permet de nous en dissocier.

La douleur est à distinguer de la souffrance. Il faut rappeler que la souffrance n'est pas dans la chose mais dans la considération que nous en avons. C'est autant vrai au niveau physique que moral. Une douleur d'intensité égale sera vécue différemment selon le contexte.

Prenons une douleur d'une intensité 7/10. En fonction de ce qu'elle vous est infligée accidentellement par votre belle-mère détestée, ou bien lors d'un combat de karaté qui fait de vous le nouveau champion de France, vous n'en garderez pas les mêmes séquelles. Le contexte modifie le vécu. La douleur de l'accouchement est probablement mieux supportée du fait de sa finalité. Avec l'hypnose, nous pouvons jouer sur cette souffrance, en la recadrant, au moins autant que sur la douleur pure. La souffrance, c'est la peur et ce que l'on se raconte de la douleur. Le sens qu'on lui donne, le vécu émotionnel et affectif qui l'accompagne.

De même Erickson considère qu'il existe trois tiers dans toute douleur. En effet, ces trois tiers sont liés au temps. A la douleur du présent, réelle, s'ajoute la peur de la douleur à venir, le futur. Cette anticipation est construite sur la mémoire de la douleur passée. La souffrance majore la douleur présente par la peur de la douleur future et par le souvenir des douleurs passées. Ce sont les trois tiers de la douleur. Votre douleur présente vous amène chez le dentiste. Mais, dans la salle d'attente, en entendant les sons provoqués par les instruments comme la fraise, vous vous tassez davantage sur vous-mêmes. A la rage de dent présente et réelle vous ajoutez la peur de la douleur à venir quand ce sera votre tour d'être sur le fauteuil. Et cela, parce que vos expériences d'enfant ont pu laisser de mauvais souvenirs.

La peur du mal, c'est déjà le mal de la peur.

Il existe en nous des mécanismes qui vont moduler la perception de la douleur et fabriquer par conséquent, plus ou moins de souffrance, en fonction du vécu émotionnel, affectif et cognitif qu'on y attache. Ce savoir-faire inconscient est à l'évidence du registre de l'hypnose.

Pour donner ma formation hypnose et douleur, j'ai inventorié vingt-quatre approches. Si vous en rencontrez une qui n'est pas dans cette liste, je suis preneur pour la seconde édition... Mais je pense avoir réalisé ici la synthèse la plus complète de tout ce que vous pourrez lire ou entendre sur le sujet.

1 - La bise de la jument

Cet exercice est fascinant, je commence régulièrement par cette expérience avec un patient que je reçois pour des douleurs. C'est encore Gaston Brosseau qui me l'a enseigné, le tenant lui-même de Yves Halfon[116]. Ce dernier a longtemps travaillé en maternité et il s'en servait pour les préparations à l'accouchement. Comme dans le mille-feuille du phobique, je vais me rendre coupable d'une petite traîtrise. Le déroulement est le suivant. Je commence par expliquer au patient que nous avons tous un seuil de tolérance personnel à la douleur. Et j'ai besoin de mesurer le sien. Pour ce faire je lui demande l'autorisation de le pincer fortement. Historiquement, c'est à l'intérieur de la cuisse, zone assez algique, et logique pour une préparation à l'accouchement. Je passerai sur la gêne de certains praticiens de toucher une zone intime. Nous parlons d'un toucher médical franc et qui n'a rien d'érotisé. Donc, avec la permission de l'intéressé, je vais saisir et pincer progressivement, fortement, l'intérieur de sa cuisse. La consigne annoncée est :

« Quand ça fait mal et que vous voulez que je lâche, vous me le dites. »

Le patient, arrivé à son seuil désagréable : « Aïe, là ça va, vous pouvez lâcher. »

Je réponds, et c'est là que je le prends en traître : « Et bien, moi, je ne vais pas lâcher... »

Je laisse un court silence pour que la surprise et la confusion agissent comme une mini induction. Et je rajoute : « Mais... », encore un court silence pour cultiver l'attente...

« Mais, vous allez rentrer dans votre douleur. » Encore un silence, pour intégrer cette nouvelle confusion, qui renforce la mini induction. A ce moment-

---

[116] Psychologue clinicien, Président de l'Institut Erickson de Normandie.

là, je ferme les yeux, ce qui est une suggestion non-verbale, pour encourager le patient à le faire également.

« Et... Vous allez me décrire comment ça change... » Ce qui est l'implication d'un changement immédiat ! Je ne dis surtout pas : « Vous aller me dire si cela change », ce qui supposerait que ça pourrait ne pas changer ou « Vous me direz quand cela changera. » Ce qui repousserait le changement à plus tard.

Invariablement, le changement va dans le sens d'une baisse de la douleur. Certains vont donner tout de suite une description comme : « ça chauffe, ça diffuse, ça s'étire » ou l'inverse « ça se contracte. » Sinon, je l'encourage encore à donner, trouver cette description mais sans l'influencer. Je ne propose aucune image qui vienne de moi.

Une fois qu'il m'a donné sa description, je me contente de dire : « Très bien, continuez à diffuser jusqu'à ce que ça devienne totalement supportable ; vous me prévenez à ce moment-là. »

Je lui demande alors de tâter mon avant-bras (souvent, d'ailleurs, j'ai relevé ma manche en prévision avant cette démonstration), pour qu'il vérifie par lui-même que je n'ai pas relâché la pression. Souvent, les gens croient que j'ai desserré ma prise et que c'est pour cela qu'ils ont moins mal. Ensuite, je lâche enfin. Et c'est souvent moi le plus douloureux d'avoir gardé les doigts crispés sur ce pincement.

Ce qui est fascinant, c'est que dans cent pour cent des cas, le changement va vers une diminution de la douleur qui devient totalement gérable, et qui souvent, finit par disparaître totalement. Cet exercice est hyper ericksonien, car la personne doit aller chercher ses propres ressources, des ressources qui se révèlent toujours. C'est pour cela que je m'attache à juste cultiver sa description du changement sans l'influencer. Pour déceler en quelque sorte son ADN, sa gestion propre et inconsciente de la douleur. Je m'intéresse à deux caractéristiques de sa description, lorsqu'elle est suffisamment imagée. Voici quelques témoignages pour illustrer mon propos.

« Au début, c'était comme un étau, puis l'étau s'est ouvert, comme une mâchoire de chien qui s'est desserrée. »

« C'était une boule noire qui s'est diluée comme de l'encre dans de l'eau ou comme un nuage qui s'effiloche dans le ciel. »

« C'était comme une boule de polystyrène qui se serait désagrégée en plein de petites billes qui roulaient sur le sol. »

« Ça s'est étiré, comme un filament qui irait jusque dans le pied. Et même qui se dissout dans le sol. »

« C'était comme si on l'avait aplatie, comme de la pâte avec un rouleau à pâtisserie. »

« C'était comme si votre main avait diminué et était devenue toute petite comme une main de Playmobil. »

Avec ces quelques exemples, je serai attentif à deux axes :

Premièrement, le patient travaille-t-il en expansion ou en contraction ?

On parle d'expansion lorsqu'il étire ou étale la douleur et de contraction lorsqu'il la ramasse sur elle-même.

Deuxièmement, travaille-t-il en causalité interne ou externe ?

On parle de causalité externe lorsqu'il passe par un objet qui agit sur la douleur et d'interne lorsqu'il agit directement sur la sensation. Ces indications m'aideront, si je dois revoir le patient, à savoir quelle technique choisir dans l'arsenal qui va être exposé dans les pages suivantes.

Cet exercice, lorsque je l'ai vécu, accompagné par Gaston Brosseau, a changé mon rapport à la douleur pour le reste de ma vie. J'ai compris que la douleur fonctionne comme beaucoup de choses : plus on la fuit, plus on lui donne du pouvoir. Si on la regarde en face, si on va vers elle et qu'on rentre en elle, alors, elle se dilue. Il en est de même pour la peur du phobique, ou pour les manipulateurs qui jouent sur la crainte qu'ils inspirent. Fuir, c'est toujours donner du pouvoir à ce qu'on fuit. Mon sensei au karaté disait : « la douleur est votre amie. »

Voyons maintenant les principales techniques de gestion de la douleur. Gestion plutôt que contrôle d'ailleurs, car bien souvent on va simplement arriver à diminuer cette douleur pour la rendre supportable.

2 - La relaxation et l'hypnose sèche

C'est du simple bon sens, la relaxation permet de mieux vivre une douleur. On peut s'inspirer ici du training autogène de Schultz et de l'accompagnement dans le bon souvenir. Respiration, relâchement musculaire. Entraîner le sujet à la relaxation est toujours bénéfique. Jean Godin qui a rédigé la première thèse de médecine sur la relaxation, et qui était par conséquent le premier hypnothérapeute ericksonien de France, nous expliquait que l'hypnose était la façon la plus rapide et la plus efficace d'enseigner la relaxation à un patient.

Il est aussi fréquent qu'en fin de séance un patient partage : « j'avais mal au dos (ou à la tête) en arrivant tout à l'heure, et là, c'est bizarre, avec la séance d'hypnose, ça va mieux... » L'hypnose sèche, même sans travail spécifique sur la douleur apporte un soulagement.

N'oublions jamais d'aller à la simplicité.

3 - La psychothérapie de la douleur

Si la douleur est un signal d'alerte, elle peut signaler un mal-être psychique. Elle peut apporter des bénéfices secondaires. Il s'agit là d'une évidence familière à nombre de psychothérapeutes. Par exemple, à la suite d'un accident, dans l'attente du procès, il ne sert pas à grand-chose de vouloir diminuer la douleur. Celui qui attend une réparation judiciaire, financière, liée à l'intensité de son préjudice douleur, va involontairement garder et entretenir sa douleur. Autre bénéfice secondaire caricatural, l'enfant qui a mal au ventre le matin de son contrôle d'algèbre, ou encore comme dans la blague machiste, la femme qui a la migraine le soir venu...

Dans la douleur chronique en particulier, la douleur peut être une forme de mémoire traumatique, de témoignage de mon histoire de victime. Il s'agit alors d'entendre les maux du corps pour traduire ce que le patient ne met pas en mots. Il sera souvent utile ici d'utiliser la technique du pont somatique dérivée des ponts affectifs de Watkins[117]. Veiller à se dégager des bénéfices secondaires, ou des douleurs témoignages. Il s'agit d'aider le patient à dépasser ou exprimer autrement son mal-être. L'entendre et le reconnaitre est souvent un excellent préambule. Cette douleur peut aussi être utilisée dans un contrôle de mes relations : elle peut amener plus d'attention de la part de l'autre.

Ces expressions populaires prennent ici tout leur sens :

« J'en ai plein le dos. »
« Ça me prend la tête. »
« Ça, je ne l'ai pas digéré. »
« Les bras m'en tombent. »

---

[117]. Cette technique consiste à utiliser l'émotion liée au problème comme un fil conducteur pour retrouver l'évènement la première fois où le sujet a ressenti ce type d'émotion. Ensuite, il s'agit d'encourager le patient à prendre conscience et à « libérer » ses émotions enfouies dans son inconscient.

Chacun de ces ressentis corporels douloureux témoignant d'un vécu, d'une expérience de vie.

4 - L'évasion temporo-spatiale

En formation, nous utilisons à titre pédagogique l'exercice du bon souvenir. Il va servir également de base pour former la safe place, le lieu de sécurité intérieure pour parler en français. Ce que les stagiaires ne mesurent pas immédiatement, c'est que c'est aussi la méthode d'hypnosédation la plus utilisée dans tous les hôpitaux. Sauf que, comme dans le monde hospitalier il faut faire savant, cela ne s'appelle plus le bon souvenir, mais l'évasion temporo-spatiale, littéralement, dans un autre temps et dans un autre lieu.

Nous sommes régulièrement ici et ailleurs en même temps. L'expérience de la conduite automobile ou de la course à pied en est une bonne illustration. Nous le faisons profondément chaque nuit dans nos rêves. Le rêve est une expérience particulière où j'oublie mon corps réel allongé dans le lit, pour vivre plus intensément le corps dans l'histoire du rêve. En hypnose, c'est l'exercice du bon souvenir. Lorsque je suis sur le fauteuil de mon dentiste, je me raconte être assis sur un rocher au bord de la mer en Bretagne. La grosse lumière au-dessus, le scialytique, devient le soleil qui perce à travers mes yeux fermés. De temps en temps, des gouttelettes sont projetées sur mes joues, quelques embruns. Même chose pour une prise de sang, je confie mon bras à l'infirmière et je m'en vais à la plage. Lorsque mon corps vit une chose désagréable, j'envoie mon esprit ailleurs.

C'est déjà un début de dissociation.

5 - La dissociation

Cette capacité à être ici et ailleurs, à être dans la lune, comme on le dit communément, est déjà une forme de dissociation. Elle peut être plus ou moins poussée. La dissociation traumatique nous en donne un exemple assez puissant qui peut aller jusqu'à une absence totale, un trou, une amnésie. Toute femme violée s'est spontanément dissociée, elle a pensé « tu auras mon corps, mais tu ne m'auras pas. » Elle sort alors de son corps en quelque sorte.

Puisque cette capacité est en nous, on peut s'y entrainer utilement. Un de mes patients fibromyalgique est devenu spécialiste de cette méthode. Je lui avais à la base donné un exercice d'autohypnose qui aide à la concentration. Il s'agit de visualiser un objet comme s'il flottait devant moi. Puis, je dois en décrire le maximum de propriétés comme couleurs, formes, dimensions, matières, surfaces, aspect, d'abord pour la face avant. Puis, je lui donne une rotation pour décrire son profil, là encore le plus complètement possible. Puis, décrire la face arrière, l'autre profil, le dessus, le dessous. Chaque objet, un peu comme un cube, a, en quelque sorte, six faces à décrire. C'est ennuyeux de rester sur cette description, aussi mon esprit à tendance à s'échapper. Je dois rester concentré sur l'objet. Comme le rayon laser, éviter de disperser ma pensée. C'est en cela que c'est un apprentissage de la concentration. Puis, l'exercice a une suite dans laquelle je vais refaire la même chose, en prenant mon corps comme objet. Je m'imagine assis sur une chaise face à moi-même. J'observe mon propre corps comme je l'ai fait précédemment avec l'objet. L'exercice va alors aussi entrainer ma mémoire. Je dois décrire de face mon habillement. Combien de boutons y a-t-il sur ma chemise ? Combien de rayures ? Quelles couleurs. Je n'aime pas voir mon corps d'au-dessus... Je vois ma calvitie.

Mon patient s'est tellement entrainé à cet exercice qu'il a appris à sortir de son corps, en quelque sorte, pour l'observer de l'extérieur, en période de crise. Erickson enseignait ce principe de façon plus directe et rapide. De toutes les méthodes présentes ici (il les a toutes expérimentées avec moi) ce fut la plus efficace, et de loin, pour ce patient douloureux chronique.

6 - Le relais par le simple imaginaire, la suggestion semi directe

Expliquer sommairement au patient l'arc-reflexe de la douleur (récepteur, nerf sensitif, moelle épinière, cerveau, nerf moteur, effecteur) et le faire visualiser comme une sorte de circuit électrique. Faire imaginer à la personne qu'elle peut positionner un interrupteur sur le circuit nerveux de la douleur. Où est-il positionné pour vous ? Sur le circuit montant ? Descendant ? Sur le cerveau lui-même ? À quoi ressemble cet interrupteur ? Il ne reste plus qu'à le positionner en position efficace.

Un autre exemple, pour analgésier la main, est de demander de s'imaginer porter un gros gant de boxe. Puis la praticien va prétendre piquer dans ce gant imaginaire (mais piquer la main en vérité). Si le patient arrive à imaginer la piqure dans ce gant, et non sur sa main, il ne ressentira pas la douleur.

7 - La suggestion directe

Finalement, c'est la méthode la plus rapide, la plus simple, la plus efficace, avec les gens suggestibles, soit un tiers de la population. Et, en cas de douleur, on peut considérer que la motivation et la situation va augmenter la statistique... La douleur, la confusion, une émotion forte vont augmenter la suggestibilité. « Vous ne sentirez rien, juste la pression, juste le contact, aucune douleur, vous ne la ressentez plus, elle s'éloigne, vous sentez juste le contact, juste la pression de mes doigts »

Rechercher donc sur YouTube les vidéos où Dany Dan Debeix traverse une joue ou la gorge avec une brochette...

8 - La réification externe

Res, c'est un mot latin qui signifie la chose. On va donc décrire la douleur comme si elle était provoquée par un objet, (un chalumeau, un poignard, une pince, un étau...). Puis, ensuite, on va jouer sur l'objet, MAIS en commençant par intensifier la douleur. On rapproche le chalumeau, on augmente l'intensité de la flamme. On resserre l'étau encore plus. C'est pour aller dans le sens de la peur et fabriquer encore plus de douleur. Et que cela devienne pire, ça les gens sont prêts à le croire. Alors que si je leur dis tout de suite, « diminuez la flamme du chalumeau », une partie d'eux pense :

« C'est trop beau pour être vrai,
C'est trop simple pour fonctionner,
Mais oui, c'est cela, prends-moi pour un imbécile. »

Alors, je commence par aller dans le sens de la rivière, celui de la peur. Une fois qu'on a prouvé que ça marche dans un sens en utilisant l'angoisse, on peut alors dans un second temps réduire, voire éteindre la flamme. Erickson conseillait de laisser une petite gêne en place pour respecter le message douleur, d'une part, et crédibiliser la part d'analgésie obtenue.

9 - La réification interne

Dans cette méthode, c'est la douleur elle-même que je chosifie. J'en fais le portrait chinois, et je décide ensuite de jouer sur une ou plusieurs propriétés. Si la douleur était un fruit ? De quelle dimension ? De quelle couleur ? De quelle matière ? Est-ce dur ou mou ? Est-ce que ça à une odeur ? Ici on demande de décrire la douleur elle-même comme si elle était une chose.

Prenons l'exemple d'une démonstration donnée par Brosseau à une de nos formations. Il propose à Patricia de gérer un mal de tête qui la dérange.

« Montrez-moi avec votre main la zone qui vous dérange. Ça vous apparait comment ? Gros comme une tomate ? Comme une prune ? C'est gros comment ?

- Une tomate oui.

- Portez votre attention sur la tomate et sur sa densité. Pensez-vous qu'elle est métallique, comme du bois, ou gélatineuse, ou de la ouate ? La consistance de la tomate, ça serait quoi ?

- Plutôt en bois.

- Elle est de quelle couleur ?

- Marron.

- Y a-t-il une odeur associée à la tomate marron ?

- Non.

- Donc ça veut dire que vous voyez une tomate marron, en bois et qui n'a pas d'odeur. Et vous allez vous amuser maintenant à rapetisser votre tomate à la grosseur d'une prune. Alors allez-y, faites-le, et quand la tomate sera rendue à la grosseur d'une prune vous laissez se soulever l'index ici. Ça m'indiquera que votre tomate est devenue prune...

Ok, alors maintenant la prune vous allez la diminuer à la grosseur du raisin et vous me l'indiquerez avec l'index...

Maintenant, le raisin vous allez le rapetisser à la grosseur d'un seul pépin du raisin. Et votre doigt me dit quand c'est fait.

Maintenant le pépin, ça c'est intéressant, dans quelques instants, je vais vous demander de lui donner une poussée très, très, violente à travers votre corps. Il va traverser votre corps et une de vos jambes, jusqu'au bout du pied. Et quand il va être rendu au bout du pied, vous donnez un coup de pied vers l'extérieur, avec une poussée très déterminée pour le chasser à l'extérieur.

OK, ouvrez les paupières, prenez une bonne respiration. Comment vous vivez ça ? C'est comment en haut entre les deux oreilles ?

- Bien ! Je vais bien, merci. »

Et Gaston d'enchainer sur une seconde démonstration. Il demande si quelqu'un d'autre est souffrant (nous étions 80 pour cette formation...) Cela démarre de la même façon, encore une dame, mais elle, elle visualise la douleur de la taille d'une orange.

« Vous allez me haïr, cette orange vous allez la laisser grossir de la taille d'un pamplemousse.

Vous allez l'agrandir de façon que vous ayez une plus grande diffusion de la douleur. Vous allez me détester, et ça va faire plus mal, c'est tout. Vous donnez à votre encéphale une zone plus grande affectée par votre mal de tête. Donnez-lui de l'espace, donnez-lui du volume, donnez-lui de la présence. (Elle grimace[118].) Au lieu de le réduire vous l'augmentez, quand vous l'aurez rendu pamplemousse, vous me le faites savoir par un signe de tête.

Et maintenant, allez à la taille d'une pastèque... ça veut dire que ça va même dépasser votre tête et aller dans votre nuque, vos épaules... Et même dans votre thorax car vous grandissez votre pastèque à la taille d'une citrouille, de plus en plus grande, comme celles énormes d'Halloween... Et vous diffusez cette douleur... Vous allez me haïr, augmentez !

Puis à un moment, il va se passer quelque chose d'étonnant... Vous ne pourrez même plus l'identifier. Et quand c'est arrivé vous ouvrez vos yeux... »

Elle ouvre les yeux, Gaston commente pour le groupe :

« Elle vient de comprendre quelque chose d'important, c'est que si on peut le rapetisser, on peut l'agrandir. Si ça bouge dans un sens, ça bougera dans l'autre. Si ça ne bouge pas dans un sens, ça ne bougera pas dans l'autre. Elle vient de comprendre que c'est son mal de tête, c'est à elle ! Elle va en faire ce qu'elle veut. Comment ça va ? »

« C'est descendu jusque dans les mains sur mes jambes, puis c'est comme tout estompé. Ça va. Merci. »

Comme dans la bise de la jument, vous venez de revoir une illustration du travail en contraction ou en expansion. À titre personnel, je travaille en expansion lorsque parfois j'ai mal au crâne. Ma céphalée est comme un méchant nuage noir, pulsatile, épais sans odeur. Un de ces nuages qui annonce un très mauvais grain ou orage. Et je le fais grossir jusqu'à ce qu'il occupe toute la tête, mais en même temps, il se dilue, devient moins sombre et moins compact. Puis je le diffuse et dilue encore à tel point qu'il dépasse le volume de ma tête. Il l'entoure et j'arrive avec un nuage blanc autour de la tête. (J'ai une image issue d'une publicité pour un café ou un savon, je ne sais plus.) Puis, encore plus,

---

[118] Encore une fois, notez qu'il faut parfois savoir être méchant pour aider. C'est une posture difficile pour certains thérapeutes. Travaillez votre part sadique... Ce ne sera pas bon que pour les masochistes…

jusqu'à ce que le nuage devienne une sorte de brume, de brouillard imperceptible, qui finit par se désagréger totalement. Et ça va mieux.

10 - Les submodalités : la couleur

Les caractéristiques diverses utilisées dans l'exemple du dessus, taille, couleur, densité, odeur, ce sont ce que la PNL appelle des submodalités. Ici, Gaston a choisi de jouer sur la taille, agrandir, rapetisser. Il est souvent très efficace aussi de jouer sur la couleur. C'est plus facile pour certains. Identifier la couleur de la zone douloureuse, ensuite identifier la couleur d'une zone confortable dans le corps. Très bien, maintenant faites migrer la couleur confort vers la zone concernée et finissez par la substituer totalement à la couleur désAGRÉABLE. Je joue aussi sur l'intonation pour rendre le mot désagréable, agréable. D'une manière générale, j'évite les mots négatifs et je les remplace par des mots à résonance positive.

11 - Les sensations se transforment

Dans le même ordre d'idée, l'attention portée à la résonnance des mots, Erickson ne parle jamais de douleur, mais seulement de sensation désagréable. De même, à un enfant qui consulte pour énurésie, Erickson ne parle jamais de pipi au lit, mais s'interroge sur le jour où il aura son premier lit sec. Le lit sec au lieu du pipi au lit, c'est comme la pédagogie du stylo vert, c'est orienté solution.

Remplacer le mot douleur par le mot sensation présente un autre avantage. Cela décentre de la douleur et cela permet d'ouvrir. Car on sait comment une sensation peut se modifier, se déplacer, et même changer en son contraire. Une caresse peut finir par devenir désagréable, un plaisir devenir insoutenable et des douleurs devenir de la jouissance. Songez à la sensation provoquée par la première cuillère de votre dessert préféré... Puis, à la sensation en bouche provoquée par la seconde cuillère de ce même dessert préféré... Puis, la troisième... Quatrième... Mais comment cela commence à changer avant la dixième... Et voulez-vous aller jusque vingt ? trente ? Quid de la sensation affreuse provoquée par la centième cuillère de ce même dessert ? Les sensations se transforment... Elles muent comme la chenille qui devient papillon.

12 - Les sensations se déplacent

Tous ont déjà vécu comment une sensation se déplace dans le corps. Un mal de crâne est mouvant. Une démangeaison se promène dans le dos... Dans plusieurs exemples de douleurs cancéreuses, Erickson suggère la migration, la concentration de la douleur dans une zone du corps où elle sera moins invalidante. Cela afin d'améliorer la qualité de vie du temps de survie. Erickson propose chez une dame dont tout l'hémicorps droit est douloureux, hypersensible, à tel point qu'elle n'ose plus sortir de peur qu'on la touche, de concentrer la douleur dans le petit doigt de la main droite. Toute sa vigilance à ne pas être frôlée lors d'une sortie va se concentrer sur cet auriculaire droit.

13 - La substitution

Jacques Quélet enseignait préférentiellement cette méthode. Il s'agit ici de s'entrainer à installer une sensation dans la main, chaleur, fraicheur, fourmillement, engourdissement ou même la sensation de ne plus avoir de sensation. Un peu comme lorsque l'on a le réflexe de frotter un bobo. Même si on sait que les fibres qui conduisent la sensation de contact sont plus rapides que les fibres de la douleur, il s'agit de remplacer une sensation par une autre. L'idée de la substitution est reprise dans le gant magique. Une fois cette sensation installée, on peut la transporter à toute autre partie du corps par contact et ainsi remplacer une sensation gênante. Ce qui est original, c'est la façon de s'entrainer. Si souvent évoquer une sensation suffit, (en hiver, quand les doigts se rafraichissent trop, ils deviennent totalement engourdis, insensibles) il proposait une mise en situation réelle. Nous prenions un seau d'eau, chaude ou glacée, et pendant quelques minutes nous plongions la main dans ce seau, en pleine conscience. Ensuite, on sort la main, on la sèche. Puis, on fait une autohypnose pour réinstaller la sensation de chaud ou de fraicheur dans la main. Ensuite, on va plus loin avec un thermomètre pour mesurer la variation réellement obtenue. Car dans la même hypnose nous allons transporter la main au soleil puis dans la neige. Chez jacques, qui était entrainé, la température à la surface du doigt passait en quinze minutes de 30, à 33, puis 27 degrés. Il arrivait même à dissocier au point de chauffer un doigt et de refroidir celui d'à côté.

Bien sûr, c'est une forme de gant magique. On adaptera à la pathologie : sur une lombalgie, je poserai une main chaude, sur une céphalée, je préfèrerai une main fraîche.

14 - Le gant magique

Parmi les méthodes principales, avec l'évasion temporo-spatiale et les réifications, le gant magique trouve toute sa place. Il s'agit ici d'analgésier la main, puis une fois cela obtenu, validé, de transférer par contact cette analgésie à n'importe quelle partie du corps à traiter. Ce gant magique peut s'obtenir par une ou plusieurs des méthodes précédemment décrites. L'imagination : imaginez un gros gant de boxe épais qui protège la main ; visualisez votre main, imaginez l'intérieur, les os, les tendons, les nerfs, endormez tous les nerfs, débranchez-les momentanément, ou encore par substitution comme vu précédemment... Imaginez un gant qui serait intérieurement induit d'une pommade anesthésiante.

Bref, j'analgésie la main selon différentes techniques, et je la reporte par contact de la main sur la partie du corps à traiter.

15 - Changement de matière

Posez la main sur la table ou contre le mur, et imaginez que votre main devient de la même matière, de la même couleur que son support, elle devient alors insensible. Visualisez l'intérieur de la main, sa surface, sa profondeur, changez de matière. Devenez Pinocchio, devenez une statue. On peut la piquer, la pincer vous ne sentez plus rien, rien que le contact. Encore une variante du gant magique.

16 - L'anesthésie locale

La version la plus culottée du gant magique que j'ai pu voir, je la dois encore à Gaston. Dans une démonstration que je présente en formation, il prend un feutre et explique à la patiente qu'il lui injecte un produit anesthésiant en piquant sa main... Il lui demande ensuite de faire diffuser le produit en massant la peau de la main. Jusqu'à ce que la main soit engourdie... Pourquoi faire compliqué ? Ça marche. Encore une variante du gant magique. Dans cette même séance avec Marie-Laure, il installe un interrupteur pour qu'elle soit capable, à volonté, de ressentir ou non l'anesthésie... Une séance de fou à voir absolument...

17 - La confusion

Par confusion, faire en sorte qu'il ne sache plus où il a mal. J'adore, par exemple, avec la latéralisation droite-gauche, c'est facile. Avez-vous déjà remarqué que sur votre main droite, le pouce droit est sur la gauche de cette main droite ? Et pourtant bien à la droite du pouce gauche qui est sur le côté droit de la main gauche, qui est d'ailleurs face au pouce sur la gauche de ma main droite. puisque mon pouce droit en face de vous est devant moi...

Vous suivez bien sûr ?

L'idée est qu'il finit par ne plus savoir où est la droite, la gauche, par ne plus savoir où il a mal...

18 - La distorsion temporelle

Surtout utile pour les douleurs chroniques. Je vais apprendre à réduire le temps subjectif de la crise douloureuse, et étirer, étendre le temps confortable des inter-crises. Utile aussi dans le travail de l'accouchement. Je l'installerai également par évocation, on sait comment le temps est élastique, le temps de l'ennui est interminable, un atroce goutte-à-goutte de minutes. L'attente de mon amoureuse également. Et une fois qu'elle est là, j'aimerais que le temps s'arrête, mais il s'accélère subitement. Qui plus est, l'hypnose favorise naturellement la distorsion temporelle. Elle y est fréquente, sans même qu'on la cultive. Reportez-vous à l'annexe 3.

19 - La régression en âge

Je vais retourner chercher des points de repère, des savoir-faire et des savoir-être, dans le temps d'avant la douleur. Je peux faire référence à l'enfance pour réactualiser de la plasticité, de l'adaptabilité. Je peux revenir au temps d'avant l'accident pour retrouver comment c'est de marcher sans boiter...

20 - La progression en âge

C'est aller voir son avenir, car on va là où on regarde. Il s'agit d'être dans une prédiction auto-réalisante, mais aussi de diminuer la charge anxieuse et donc la douleur induite. La peur du mal, c'est déjà le mal de la peur. Je l'utilise pour toute préparation à une intervention. On se projette dans la sortie de l'hôpital, puis la rééducation, puis les prochaines vacances au ski. C'est aussi l'implication que tout s'est bien passé afin de diminuer la peur. Ana Novara Flor, une stagiaire anesthésiste, expliquait lors de la formation douleur que je partage avec le Dr Denys Coester, qu'il est important de suggérer que l'opération va bien se passer bien sûr, mais de penser aussi à suggérer que le patient en gardera un bon souvenir.

21 - L'amnésie de la douleur

Et enfin, dans ce rapport au temps, n'oublions pas l'oubli... C'est-à-dire l'amnésie de la douleur. Une fois le bébé bien portant sur le ventre, on a tendance à amnésier la douleur de l'accouchement. Sinon, peut-être, on ne ferait qu'un seul enfant... De même que vous avez oublié la douleur de toutes vos chutes enfantines qui ont pourtant beaucoup fait pleurer. Notre cerveau efface naturellement, et hypnose et amnésie font bon ménage depuis deux siècles. A force, la plupart des gens imaginent qu'ils vont tout oublier de leur hypnose. On va combiner les deux effets puissants pour suggérer l'oubli pur et simple de la douleur. On peut faire un travail important sur les mémoires de douleurs, souvent en jeu dans les douleurs chroniques. Eviter un effet cumulatif.

22 - Le Marchand de Tapis

C'est du marchandage : « Pensez-vous que vous le sentiriez si la douleur diminuait de 1 % ? 2 % ? 5 % ? A partir de combien de pour-cent le sentiriez-vous ? Alors comment savez-vous qu'elle n'a pas déjà diminué de 4,5 % ? Car peut-être elle a déjà diminué de 6,2 %... » Une technique qu'Erickson utilisait.

23 - Les dessins

Demandez à l'enfant de dessiner comment c'est quand il a mal ? comment c'est quand il est bien ? éventuellement dessiner la ressource qui permet de passer de l'un à l'autre. Faire la séance en se laissant guider par cet imaginaire. Je peux faire la même chose avec la peur : « dessine la peur, dessine comment c'est quand tu n'as pas peur, dessine la ressource qui permet de ne pas avoir peur (un super héros, le doudou, papa, ...) » C'est une amorce évidente de la métaphore du patient.

24 - La métaphore du patient

N'oubliez jamais le plus simple : comment le patient visualise sa douleur, comment il imagine le soulagement. Ils pourront être encore plus créatifs que nous et venir enrichir cette vingtaine de propositions... Encore une fois, la bise de la jument donne une excellente indication de la métaphore du patient. Soyez ericksonien.

Ce que mes patients m'ont appris

Oser. Dans hypnose, on entend ose...

La télécommande à sentiments

Faites confiance au patient. C'est lui qui fait le job. Christelle est jeune pharmacienne. Elle m'explique sa demande. C'était il y a plus de vingt ans, dans mes toutes premières patientes.

« Je veux de l'hypnose et pas de la psychanalyse. Mon problème est que je ne supporte pas l'autorité. Je sais d'où ça vient, de mes conflits avec mon père, militaire de carrière, fort autoritaire. Je m'opposais à mes professeurs dès qu'ils prétendaient avoir le dessus sur moi. A tel point que je me suis fait virer de plusieurs lycées. Je suis célibataire certainement pour les mêmes raisons. Et là je sors de la fac en étant pharmacien diplômé. Et j'ai trouvé du boulot dans la grande pharmacie de la région. C'est super pour mon CV, mais j'ai un problème… La patronne… C'est un dragon, une vieille fille de 70 ans qui prétend m'apprendre tout de mon métier… Je sens venir les disputes et j'aimerais réussir à garder ce poste. C'est prestigieux pour un premier poste. L'hypnose peut-elle m'aider à gérer mes colères, et bien sûr, il faut que ça aille vite. Je ne veux pas raconter ma vie en long et en large. »

Elle me met clairement la pression pour ce premier rendez-vous. Ne sachant pas encore trop ce que je vais pouvoir faire avec elle, afin de gagner du temps, je prétexte une première séance d'hypnose où on va étudier ses colères. Je lui propose donc une simple dissociation. Assise sur son canapé, je lui propose de regarder les scènes de ses dernières disputes sur un écran de télévision ; tout cela en visualisation, en imagination bien sûr. Je prétexte que c'est pour étudier les déclencheurs de ses colères plus précisément là où je veux surtout gagner du temps et réfléchir jusqu'à la prochaine séance. Et cet exercice occupe toute la fin de ce premier rendez-vous. Pressée d'avancer, elle me dit :

« Bon et d'ici qu'on se revoie, y a-t-il des choses à faire ou à lire pour gagner du temps ? »

Encore la pression… Je lui réponds :

« Et bien oui. Entrainez-vous à l'autohypnose et refaites cet exercice de visualisation sur l'écran TV. »

Quand elle revient au second rendez-vous, elle me dit.

« Merci, ça a été magique votre truc, tout va bien. Je vous dois quelque chose pour aujourd'hui ? »

Et elle est déjà prête à repartir. Curieux de savoir ce que j'ai pu faire de si génial, je l'interroge (subtilement bien sûr...) et elle m'explique. »

« Et bien, j'ai fait comme vous m'avez dit. Je suis rentrée et j'ai imaginé les scènes de disputes à la télé. C'était chiant au bout d'un moment. Alors je me suis dit que je n'avais qu'à changer de chaine. Et j'ai mis une chaine avec des émissions animalières (toujours en imaginaire hypnotique). Ça me détend. Et puis, j'ai aussi regardé des trucs humoristiques, et j'ai même découvert une chaine sur laquelle je me rendais compte que ma vieille dragonne de patronne avait tout de même des choses à m'apprendre avec ses presque cinquante ans d'expérience en pharmacie.

Bref, j'ai bien compris là où vous vouliez en venir, en fait sur une télé, il y a une télécommande, et c'est devenu une télécommande à sentiments, une télécommande à émotions, ça va beaucoup me servir dans ma vie. »

Elle m'a remercié pour mon truc génial, mais c'est elle qui a tout fait. Comme le dit Steve de Shazer, dans le titre de son livre : « le patient, ce héros de la thérapie », c'est le patient qui est génial. Sa télécommande à sentiments m'a resservi de nombreuses fois, et, pauvre patiente, je ne lui ai jamais reversé de droit d'auteur... Si elle lit ces lignes vingt ans après, qu'elle en soit à jamais remerciée.

Et en toute sincérité, l'histoire de la cig-arrete, je la dois aussi à une patiente. Ce que moi j'avais imaginé, c'était juste d'écrire cigarette sur le sable, et de laisser les vagues l'effacer. Puis un jour, une patiente me dit : mais c'est génial votre truc. J'ai bien vu ce que vous suggériez. J'ai effacé le C, puis le I, puis le G, et là... Génial, j'ai eu une révélation. Il reste écrit arrête dans le sable. C'est génial votre truc... »

Encore une à qui je dois de sacrés droits d'auteur, car ce qu'elle a vu a aidé et marqué depuis des milliers de fumeurs.

C'est le patient qui est le génie de la thérapie. Si vous ne vous faites pas confiance, faites-lui confiance.

Sylvain et le magicien du tabac

Pour aller plus vite, plus fort, plus loin.

Un jour je vais chercher un nouveau patient en salle d'attente. Je pose la question rituelle, qu'est-ce qui vous amène ? Il me répond qu'il souhaite arrêter de fumer, et que c'est sa sœur, qui ayant perdu trente kilos grâce à l'hypnose, lui a parlé de moi comme d'un magicien. Il rajoute qu'il n'a pas hésité à prendre l'avion pour venir me voir...

Comment ça prendre l'avion ? Mais d'où venez-vous ?

De Montpellier pourquoi ? (Je suis à Fontainebleau)

Imaginez mon désarroi, je ne me sens pas de lui expliquer qu'il devra prendre l'avion trois fois pour arrêter de fumer... je comprends qu'il cherche vraiment un magicien. Une partie de moi se dit que ce n'est pas possible d'arrêter en une seule séance. Je me dis aussi que les patients qu'il me fera perdre à Montpellier, ce n'est pas très grave... Alors je me lance, et puisqu'il veut un magicien, je l'installe dans le fauteuil d'hypnose et lui propose une séance très directive. Il s'en va content et moi circonspect...

Quelques mois passent et j'ai un nouveau patient que je vais chercher en salle d'attente... Sa tête ne m'est pas inconnue... il s'installe face à moi et je reconnais le Sylvain qui avait pris l'avion pour arrêter de fumer... À mon grand étonnement, il m'explique qu'il a effectivement réussi à arrêter le tabac. Aussi, il vient maintenant solliciter mon aide, à nouveau au prix d'un aller-retour en avion depuis Montpellier, car il pense avoir également une addiction à l'alcool... Et puisqu'il me prend pour un magicien, j'en joue à nouveau et ce patient arrêtera de boire également en une seule séance d'hypnose très directive. Jean Godin disait : l'hypnose, c'est la réalisation des idées qu'on a en tête... Elle sera d'autant plus magique que vous saurez laisser planer cette attente magique.

L'hypnose, c'est la réalisation des idées que nous avons en tête

C'est vrai pour le patient, et c'est également vrai pour le thérapeute. Plus le patient croit en vous, plus il aura de résultats, comme dans une sorte d'effet placébo. Et plus vous croyez en vous, plus vous aurez de résultats. C'est ce que m'a appris Sylvain et son arrêt du tabac. Au début de ma pratique, je manquais de confiance en moi, et comme beaucoup j'osais à peine prononcer le mot hypnose.

C'est une erreur. Le psychologue Antoine Bioy[119] rapporte l'expérience suivante que je retranscris très approximativement ici. On prend cent patients avec des douleurs comparables, mettons cotés à 7 sur 10 sur une échelle. A la première moitié, on fait vivre une séance de relaxation thérapeutique, à la seconde on fait vivre une séance d'hypnose. La première moitié est améliorée et ressent en moyenne la douleur descendue à 5/10. La seconde cohorte de patients est mieux améliorée et est descendu à 3/10 de douleur... L'hypnose serait donc plus efficace, sauf que les deux groupes ont vécus exactement la même séance à un seul mot près... La seule différence est que les premiers croient avoir fait une séance de relaxation, là où les seconds pensent avoir vécus une séance d'hypnose. L'utilisation du mot hypnose, comme celle du mot transe probablement, est importante. Le mot hypnose à lui seul mobilise des attentes. S'en priver est donc se priver d'une partie de l'efficacité liée à ses attentes. L'effet placebo est probablement lui-même une forme d'utilisation de la suggestion. Suggestion qui est une des signatures de l'hypnose. Alors pourquoi s'en priver ?

Le charlatan éthique

C'est ici qu'il est enfin temps d'expliquer le titre de ce livre : le charlatan éthique. Lorsque j'étais débutant il y a trente ans, je minimisais beaucoup les attentes quant à l'hypnose avec mes premiers patients. En fait, j'avais peur de ne pas réussir à les mettre en hypnose. Je disais : « il ne va pas se passer grand-chose d'extraordinaire et n'imaginez pas que c'est de la magie... » Et effectivement, les résultats correspondaient à peu près à ce que j'annonçais... Il ne se passait pas grand-chose...

Jean Godin disait : « ce n'est pas moi qui vous apprends, ce sont vos patients qui vont vous apprendre. » Il avait encore une fois entièrement raison.

Car parfois, malgré mon stress, mon anxiété de performance, certains patients réalisaient des choses surprenantes. Ce n'est pas moi qui fais l'hypnose, c'est le patient qui réalise son autohypnose. Toute hétérohypnose est avant tout autohypnose. Et certains patients ont une capacité étonnante à entrer rapidement et profondément en hypnose. D'autres ont la capacité à mettre en place des changements importants et difficiles. Et, qui plus est, les résultats ne sont pas corrélés à la profondeur de transe apparente. C'est l'histoire de Sylvain qui stoppe le tabac et l'alcool de façon définitive et en une seule séance. Avec plus d'expérience, j'ai compris que la magie ne doit pas venir de moi, mais du patient.

---

[119] Il est docteur en psychologie, professeur des universités et s'est fait connaître d'abord comme pionnier par ses premiers articles scientifiques sur l'hypnose. Il a ensuite publié différents ouvrages et lancé la revue Transes. Il dirige aujourd'hui une école d'hypnose concurrente Ipnosia.

Et nos patients sont souvent magiques. Pratiquer l'hypnose de spectacle, et les transes profondes, que Jean Godin n'enseignait pas, m'a aussi permis de prendre confiance en moi.

Alors maintenant, je fais l'inverse. J'augmente les attentes du patient. Et s'il pense avoir pris rendez-vous avec le messie, avec un magicien, ou juste le plus grand hypnotiseur de l'univers, surtout je ne le démens pas. Car l'hypnose, c'est la réalisation des idées que nous avons en tête, et s'il s'attend à rencontrer un magicien, alors il va probablement lui-même réaliser cette magie. A trop démystifier l'hypnose dans un souci que je pensais éthique, je cessais justement de l'être. Car à trop diminuer, dégonfler, les attentes du patient, je le prive d'une importante chance de changement, ne serait-ce que par l'effet placébo. A trop diminuer l'hypnose, je me tire une balle dans le pied, mais surtout c'est finalement le pied du patient qui n'avance plus assez fort ou assez vite.

D'où ce concept de charlatan éthique, il croit à la magie, moi pas ? Peu importe, c'est lui le magicien, et pour ne pas le priver de sa magie, je joue le rôle du grand marabout de l'hypnose. Je fais monter les attentes par rapport à l'hypnose, car plus les gens espèrent, plus ils y croient, plus ils ont de résultats. Je dis : c'est magique... et le patient obtient beaucoup plus de résultats magiques qu'au début de ma carrière. C'est finalement de la prophétie auto-réalisante. Un peu comme dans l'effet Pygmalion[120].

Capitalisez donc sur les attentes, si vous ne le faites pas pour vous faites-le pour le patient. Erickson commence son livre sur l'idée qu'il ne faut jamais sous-estimer le patient. Si vous ne vous croyez pas magicien, alors peut-être le patient peut l'être, lui... En hypnose, finalement ce n'est pas moi qui fais mais le patient. C'est son inconscient qui fabrique les solutions, pas moi. C'est à lui de travailler, pas à moi. En thérapie orientée solutions, on dit que, si à la fin de la séance vous êtes fatigué, alors c'est que vous en avez trop fait. Et si vous en avez trop fait, alors c'est que le patient n'en a pas fait assez...

A se protéger, on prive le patient de capacité de changement. Nous sommes un catalyseur de possibles. Alors ne rendons pas le possible impossible par nos doutes. Dans son livre « Contes à guérir, contes à grandir », Jacques

---

[120] Il s'agit ici des expériences menées par le psychologue Rosenthal. Il a montré comment les attentes, les croyances du professeur influent sur les résultats de ses élèves. On donne à un professeur deux classes. On lui annonce que la première est composée d'élèves surdoués et que la seconde à l'inverse est constituée d'élèves en grandes difficultés. Alors qu'en vérité, le niveau des deux classes est identique. À la fin de l'année, en revanche, les élèves étiquetés positifs auront beaucoup plus progressé que les autres. Peut-être le professeur n'a-t-il pas la même attitude avec les uns et les autres, mais ce qu'il attend ou espère de ses élèves va également influencer leurs capacités. Exactement comme le fait de douter de vous-même vous enfonce d'ailleurs dans une spirale d'échecs.

Salomé commence par une belle histoire qui nous apprend que le possible commence juste au-delà de l'impossible.

Le patient chargé à 999 grammes

Pour aller dans ce sens, j'aime aussi utiliser la métaphore de la balance Roberval. Imaginez une telle balance, celle qui a deux plateaux, qui était dans le temps utilisée sur les marchés. Sur le premier plateau posez un kilo et sur le second un seul petit gramme. À l'évidence, la balance penche d'un côté. Revenez le lendemain poser un gramme encore dans le second plateau. Mille grammes d'un côté, deux de l'autre, ça ne bouge pas beaucoup... revenez encore le lendemain, posez encore un gramme... et ainsi de suite...

Il faudra attendre le millième jour pour qu'enfin les plateaux de la balance bougent.

Et lorsqu'on pose ce millième gramme qui se révèle efficace, on a tendance à se dire : Que je suis bête, c'est celui-ci qu'il fallait poser depuis le début...

Mais ce millième gramme sans les neuf cent quatre-vingt-dix-neuf précédents ne sert à rien...

Alors je dis à mes stagiaires : à chaque fois qu'un patient entre dans votre cabinet, dites-vous qu'il est chargé à neuf cent quatre-vingt-dix-neuf grammes...

Il a déjà avancé seul, il s'est décidé à demander de l'aide à d'autres thérapeutes avant vous, et a aussi déjà été aidé par des amis, des lectures... il est chargé à neuf cent quatre-vingt-dix-neuf grammes et un tout petit quelque chose de votre part aidera à basculer vers sa solution.

Penser ainsi aide à s'enlever la pression. Or si je me mets la pression je perds mes capacités.

Si, Si ! C'est un orgasme...

A force de minimiser les attentes du patient pour se protéger de l'échec, on finit par se tirer une balle dans le pied. Je pense vraiment qu'il faut enseigner la vraie hypnose et oser. Si le patient s'endort, de même la séance est ratée. Je peux toujours lui dire que ce n'est pas important, que son inconscient a tout entendu. C'est une pirouette. Mais en vrai ça fait cher la sieste...

Dans le même ordre d'idées, parfois le patient n'a rien senti. Il ne s'est vraiment pas senti partir, ni être dissocié, ni être différent en quoi que ce soit. Et là où il n'a absolument rien senti, le thérapeute lui affirme avec aplomb que si, tout à fait, c'était de l'hypnose. Je me suis amusé à questionner l'un de ceux-là pour lui demander s'il fait pareil avec sa femme : « Quand elle s'endort ou quand elle n'a absolument rien senti, rien éprouvé pendant un rapport sexuel… Tu lui affirmes que c'est ça l'orgasme ? » Il est important de ne pas se moquer du patient. Une des premières conditions pour être psychothérapeutes est de prendre conscience de ses limites.

Et encore pareil pour certaines hypnoses conversationnelles. Souvent, je vois bien la conversation… mais l'hypnose ? C'est quoi une hypnose sans transe ? L'hypnose ça commence où et ça s'arrête où ? C'est bizarre, je n'ai pas encore trop entendu parler d'orgasme conversationnel…

Encore que… : « Elle lui demande : « fais-moi jouir avec la langue. »

Il lui a lu des poèmes. »

Une mort prématurée du nourrisson

Quelle drôle d'idée que de conclure ce livre sur une histoire aussi triste. Mais elle est le plus beau cadeau que mes trente ans d'hypnose m'aient apporté. J'ai une nouvelle patiente qui m'est adressée par son médecin généraliste. Elle a perdu son fils, Vincent, de mort subite du nourrisson. Elle m'explique les circonstances. Elle et son mari travaillent à La Défense, une bonne heure de trajet de Fontainebleau. Heureusement, il avait une super nourrice. Mais un jour pas fait comme un autre, la nourrice a mis Vincent au lit pour sa sieste de l'après-midi. Et cette sieste finit par lui sembler anormalement longue. Elle s'en inquiète, et lorsqu'elle entre dans la chambre sur la pointe des pieds, elle constate avec effroi qu'elle ne voit pas la petite couverture bouger. Elle vérifie et n'arrive pas à trouver la respiration de l'enfant. Paniquée, elle appelle les secours. A leur arrivée, ils ne peuvent que constater le décès de l'enfant durant son sommeil. Son petit cœur semble s'être arrêté tout simplement. On fait prévenir les parents sur leur lieu de travail qu'ils doivent rentrer pour une urgence. C'est la maman qui arrive la première sur les lieux, mais après encore une heure de trajet. Quand elle arrive, elle voit le camion des secours encore présent, elle comprend qu'un drame est arrivé. Les secours vont devoir la gérer avant de la laisser accéder au corps de l'enfant qui repose dans le camion des secours.

Bref, lorsqu'elle va accéder au corps de son enfant, elle vit un moment de recul. Ce petit corps a déjà commencé à refroidir et surtout ses traits figés ne sont plus ceux de son petit Vincent. Et, précisément, cette image traumatique, cette sensation, va devenir un souvenir intrusif. Depuis, elle a perdu le sommeil car dès qu'elle ferme les yeux, c'est ce souvenir affreux qui la hante. Elle fait cauchemar sur cauchemar et ne trouve plus de repos ni sérénité. C'est précisément ce point qui motive le médecin à me l'adresser. L'hypnose peut-elle l'aider à retrouver le sommeil ?

Une fois que je sais tout cela, je lui propose effectivement d'utiliser l'hypnose afin de voir dans quelle mesure nous arriverons à faire remonter d'autres souvenirs, pour effectivement diluer celui-ci parmi d'autres plus légers. Et cette stratégie va fonctionner. Elle se remet à faire des rêves dans lesquels elle peut enfin revoir son fils vivant, et non plus uniquement sous les traits de cette rigidité cadavérique. A force de retrouver d'autres souvenirs, cette image traumatisante l'obsède moins. Elle retrouve le sommeil et peut remettre en route un travail de deuil qui devenait sans cela, un deuil chronique.

Au bout de cinq ou six rendez-vous, elle estime ne plus avoir besoin de moi, puisqu'en particulier elle arrive à dormir, à reprendre une vie active et à retourner au travail. Elle me demande de placer à distance un dernier rendez-vous de contrôle et de clôture. Elle y vient avec son mari. Tous deux vont me remercier pour ce que j'ai pu apporter et me donner une conclusion inattendue. Ils me disent que je leur ai permis de comprendre quelque chose d'important pour eux…

Nous avions eu une discussion au premier rendez-vous. Chaque fois qu'il y a un deuil à traiter, j'interroge les croyances du patient. Croit-il en Dieu ? Aux vies antérieures ? A une survie de l'âme après la mort ? Eux précisément sont très croyants. Et une de leur difficulté est que le décès de Vincent remet leur foi en cause. Si Dieu existe, et si Dieu est bon alors comment peut-il leur donner Vincent, leur premier enfant, puis reprendre ce petit être innocent qui n'aura pas vécu deux ans ?

Alors la maman m'explique que ce que l'hypnose lui a permis de retrouver, ce sont les rires et les sourires de son fils. Peut-être qu'il savait qu'il n'allait pas vivre longtemps, car il a vécu intensément et joyeusement. Selon elle, vraiment, les rires de son fils remplissaient toute la maison. Il a souri et rit particulièrement souvent et précocement. C'était un enfant rire, et l'hypnose lui a rendu la lumière des sourires de Vincent. Alors cette maman qui a perdu son fils me regarde droit dans les yeux et me dit avec un beau sourire lumineux :

« Si Dieu nous a envoyé puis repris Vincent, c'est parce que Vincent a trouvé le temps de remplir sa mission, de faire passer son message. Si Vincent est venu, c'est pour nous apprendre à sourire à la vie. »

Je suis resté un temps sans voix… Ce qui est rare chez moi. Quel magnifique recadrage cette femme a pu construire… Et là, je n'ai pas changé le prénom exprès. Car parfois, j'ai des déceptions, des chagrins, des contrariétés… Et je pense à Vincent et le sourire revient…

J'aurais pu conclure là ce livre, mais je peux penser à cette autre patiente qui a perdu un enfant de mort subite du nourrisson également. Le deuil d'un enfant est certainement ce que je rencontre de plus terrible dans ma carrière. Un de mes collègues qui a perdu sa fille d'un cancer s'est suicidé sur la tombe de sa fille. Il n'a pas trouvé la force de dépasser, ou il n'a pas voulu dépasser. Cette dame qui a perdu son enfant a monté, il y a plus de trente ans maintenant, une association afin de recueillir des fonds pour aider la recherche dans ce domaine. Elle pense avoir depuis aidé indirectement à sauver des milliers d'enfants. L'un se suicide, l'autre sauve des milliers de vies.

La souffrance n'est pas dans la chose, mais dans la considération que nous en avons.

Merci encore à mes milliers de patients.

Annexes

Annexe 1 : Le nom des phobies

Il existe plus de phobies qu'on ne peut l'imaginer, la phobie des pigeons, la phobie des clowns, et leur nom demande parfois encore plus d'imagination.

Pour votre culture générale je mets ici la liste des noms étranges des principales phobies :

Achluophobie ou Kénophobie – Peur de l'obscurité et du noir.
Achmophobie ou Aichmophobie – Peur des aiguilles et des objets pointus (ciseaux, couteaux, seringues par exemple).
Acrophobie – Peur des hauteurs ; s'accompagne souvent de vertiges.
Aérodromophobie – Peur de l'avion, des voyages en avion.
Aérophobie – Peur de l'air et du vent.
Agoraphobie – Peur des espaces publics et, par extension, de la foule ; plus généralement, des espaces où la fuite est rendue difficile (foule, mais aussi lieux déserts).
Algophobie – Peur de la douleur.
Amaxophobie – Peur de conduire, peur des véhicules ou d'être dans un véhicule, peur des automobiles
Apiphobie – Peur des abeilles, guêpes et frelons.
Apopathodiaphulatophobie – Peur d'être constipé ou de la constipation en elle-même.
Apopathophobie – Peur d'aller à la selle.
Aquaphobie – Peur de l'eau.
Ascensumophobie - Peur des ascenseurs
Astraphobie – Peur du tonnerre.
Aviophobie – Peur de prendre l'avion.
Claustrophobie – Peur des espaces confinés.
Didaskaleinophobie - Peur d'aller à l'école (phobie scolaire).
Dysmorphophobie / Dysmorphophie – Peur des anomalies physiques.
Émétophobie – Peur de vomir.
Éreutophobie (ou l'érythrophobie) – Peur de rougir en public.
Géphyrophobie – Peur des ponts (ou de traverser les ponts).
Glossophobie – Peur de parler en public.
Hématophobie – Peur du contact et de la vue du sang.
Kéraunophobie – Crainte morbide de la foudre et des orages.
Laxophobie – Peur d'être pris de diarrhées impérieuses en public, en dehors de chez soi, et de ne pas arriver à se retenir.
Leucosélophobie – Peur de la page blanche (blocage de l'écrivain). (Oups)

Mysophobie – Peur de la saleté, de la contamination par les microbes.
Nosophobie – Peur de la maladie, d'être malade.
Phobie sociale – Peur du regard des autres ou de certaines situations sociales.
Pyrophobie – Peur du feu.

Certaines phobies sont plus ou moins exotiques :

Alopophobie – Peur de se dégarnir ou peur des chauves.
Amatophobie – Peur de la poussière.
Arachibutyrophobie – Peur d'avoir du beurre de cacahuètes collé au palais.
Arithmophobie – Peur des chiffres, des nombres
Atélophobie – Peur de l'imperfection, de ne jamais être assez bien.
Atychiphobie – Peur de l'échec.
Automysophobie – Peur d'être sale, de sentir mauvais.
Autophobie – Peur de la solitude.
Bacillophobie – Peur des bacilles, des bactéries.
Bélénophobie – Peur des aiguilles (cf. achmophobie).
Blemmophobie – Peur du regard des autres.
Cancérophobie – Peur du cancer.
Cardiophobie – Peur du cœur ou peur d'un développement d'une maladie cardiovasculaire.
Carpophobie – Peur des fruits.
Coulrophobie – Peur des clowns.
Dentophobie – Peur du dentiste.
Ecclesiophobie – Peur des églises.
Gymnophobie – Peur de la nudité.
Halitophobie – Peur d'avoir mauvaise haleine.
Haptophobie – Peur d'être touché.
Hylophobie – Peur des forêts.
Ithyphallophobie / Medorthophobie – Peur de voir des pénis en érection.
Nanopabulophobie – Peur des nains de jardin à brouette.
Nécrophobie – Peur des cadavres.
Néophobie – peur de l'inédit ;
Néophobie alimentaire – peur de manger ou d'essayer de manger de nouveaux mets ;
Nomophobie – Peur d'être séparé de son téléphone portable. Cette phobie désignerait aussi la peur excessive des lois.
Nosocomephobie – Peur des hôpitaux, cliniques et centres de soin en général.
Pédiophobie – Peur des poupées.
Pédophobie – Peur des enfants.
Pharmacophobie – Peur des médicaments.

Sélénophobie – Peur de la lune.
Sidérodromophobie – Peur de voyager en train.

Les phobies animales sont également baptisées :

Ailurophobie – Peur des chats.
Alektorophobie – Peur des poulets.
Anatidaephobie - Peur d'être regardé par un canard.
Anthelmophobie – Peur des vers.
Apiphobie – Peur des abeilles ; par extension, peur des insectes pouvant piquer.
Arachnophobie – Peur des araignées.
Arctophobie – Peur des ours, ours en peluche
Chiroptophobie – Peur des chauves-souris
Cuniculophobie – Peur des lapins.
Cynophobie – Peur des chiens.
Entomophobie – Peur des insectes.
Héliciphobie - Peur des escargots et des limaces.
Herpétophobie – Peur des reptiles ou amphibiens.
Hippophobie – Peur des chevaux, des équidés.
Ichthyophobie – Peur des poissons.
Lépidophobie - Peur excessive des papillons.
Musophobie – Peur des souris ou rats.
Myrmécophobie – Peur des fourmis.
Octophobie- Peur des poulpes/pieuvres.
Ophiophobie – Peur des serpents.
Ornithophobie – Peur des oiseaux.
Squalophobie – Peur des requins.

Voilà, juste avec cette page nous aurons l'impression de nous coucher moins bête ce soir...

Annexe 2 : la fable du paysan chinois

Merci à Evelyne Josse qui a retrouvé des références précises[121] pour cette histoire que je raconte en formation sans plus savoir d'où je la tiens.

Il était une fois un vieil homme qui vivait dans un petit village. Bien que pauvre, il était envié par tous car il possédait un magnifique cheval blanc. Même le roi enviait ce trésor. On n'avait jamais vu de tel cheval, tant par sa splendeur,

---

[121] Max Lucado, "The Old Man and The White Horse", "In the Eye of the Storm", Word Publishing, 1991

sa majesté que par sa force. Les gens offraient des fortunes pour cette monture, mais le vieil homme refusa toujours de le vendre : « Ce cheval n'est pas un cheval, pour moi », disait-il. « Il compte pour moi comme une personne. Comment pourrait-on vendre une personne ? Il compte pour moi comme un ami, pas comme un animal que je possède. Comment pourrait-on vendre un ami ? »

L'homme était pauvre et la tentation était grande, mais jamais il ne vendit le cheval. Un matin, il constata que le cheval n'était plus dans son écurie. Tout le village vint le voir : « Vieux fou, » se moquèrent-ils, « Nous t'avions dit qu'un jour quelqu'un volerait ton cheval. Nous t'avions prévenu que tu serais volé. Toi, si pauvre, comment as-tu pu garder sous ta protection un animal si précieux ? Tu aurais mieux fait de le vendre. Tu aurais pu en tirer le prix que tu voulais. Aucune somme n'aurait été trop importante. Maintenant le cheval est parti, et c'est une mauvaise chose qui t'arrive. »

Le vieil homme répondit : - « Ne parlez pas trop vite. Dites seulement que le cheval n'est pas dans l'écurie. C'est tout ce qu'on sait, le reste n'est que jugements. Est-ce une mauvaise chose pour moi, ou non ? Comment pouvez-vous savoir ? Comment pouvez-vous juger ? »

Les gens protestèrent : « Ne nous prend pas pour des imbéciles ! Nous ne sommes peut-être pas philosophes, mais il n'y pas matière à philosopher ici. Le simple fait que ton cheval ne soit plus là constitue une mauvaise chose. »

Le vieil homme parla de nouveau : « Tout ce que je sais, c'est que l'écurie est vide et que mon cheval est parti. Je ne sais rien de plus. Qu'il s'agisse d'une mauvaise chose ou d'une bonne chose, je ne peux pas le dire. Nous ne voyons qu'un fragment des choses. Qui peut dire ce qui va arriver ensuite ? »

Les gens du village rirent et pensèrent que le vieil homme était fou. Ils avaient toujours pensé qu'il était imbécile, car, s'il ne l'était pas, il aurait vendu le cheval et vivrait des revenus de cette vente. Au lieu de cela, sa vie était celle d'un pauvre bûcheron, le vieil homme était encore obligé de couper du bois de chauffe, de le traîner à travers la forêt et le vendre. Il vivait au jour le jour, dans la misère et la pauvreté. Il avait désormais prouvé qu'il était vraiment fou.

Quinze jours plus tard, le cheval revint. Il n'avait pas été volé, il s'était seulement enfui dans la forêt. Non seulement il était revenu, mais il ramenait une douzaine de chevaux sauvages avec lui.

Une fois encore, les gens s'assemblèrent autour du bûcheron et lui dirent : « Vieil homme, tu avais raison et nous avions tort. Ce que nous pensions être une mauvaise chose s'est révélé être une bonne chose. S'il te plaît, Pardonne-nous. »

L'homme répondit : « Encore une fois, vous allez trop loin. Dites seulement que le cheval est revenu et qu'une douzaine de chevaux l'accompagnaient, mais ne jugez pas. Comment pouvez-vous savoir s'il s'agit d'une bonne chose ou non ? Vous ne voyez qu'un fragment des choses. À moins que vous sachiez toute l'histoire, comment pouvez-vous juger ? Vous ne lisez qu'une page d'un livre. Comment pouvez-vous juger le livre en entier ? Vous ne lisez qu'un mot d'une phrase. Comment pouvez-vous comprendre la phrase entière ? La vie est si vaste, et pourtant vous jugez tout de la vie sur une page ou un mot. Tout ce que vous avez vu n'est un fragment des choses ! Ne dites donc pas qu'il s'agit d'une bonne chose. Personne ne le sait. Je me contente de ce que je sais et je ne me tracasse pas de ce que je ne sais pas. »

« Peut-être le vieil homme a-t-il raison » se dirent-ils entre eux. Ils n'en dirent pas beaucoup plus.

Cependant, au fond d'eux-mêmes, ils étaient persuadés qu'il avait tort. Ils savaient qu'il s'agissait d'une bonne chose.

Une douzaine de chevaux sauvages étaient arrivés avec le cheval blanc. Avec un peu de travail, ces animaux pourraient être domestiqués, entraînés et vendus pour beaucoup d'argent.

Le vieil homme avait un fils, un fils unique. Le jeune homme commença à domestiquer les chevaux sauvages. Quelques jours plus tard, il tomba d'un des chevaux et se cassa les deux jambes.

Une fois encore, les villageois s'assemblèrent autour du vieil homme et émirent leurs jugements.

« Tu avais raison » dirent-ils. « Tu nous as prouvé que tu avais raison. La venue des douze chevaux n'était pas une bonne chose. C'en était une mauvaise. Ton fils unique s'est cassé les jambes, et maintenant, à ta vieillesse, tu n'auras personne pour t'aider. Tu es maintenant plus pauvre que jamais. »

Le vieil homme parla encore : « Vous êtes vraiment obsédés par le jugement. N'allez pas si loin. Dites seulement que mon fils s'est cassé les jambes. Qui sait s'il s'agit d'une bonne chose ou d'une mauvaise chose ? Personne ne le sait. Nous ne connaissons que des fragments des choses. La vie vient de cette façon, par fragments. »

Il arriva alors que, quelques semaines plus tard, le pays s'engagea dans une guerre contre un pays voisin. Tous les jeunes hommes du village furent réquisitionnés, sauf le fils du vieil homme, parce qu'il était blessé.

Une fois encore les gens se rassemblèrent autour du vieil homme, pleurant et se lamentant parce que leurs fils étaient partis à la guerre et avaient peu de chances d'en revenir. L'ennemi était fort et la guerre serait une sévère défaite. Ils ne reverraient jamais leurs fils. « Tu avais raison, vieil homme, » gémirent-ils. « Dieu sait que tu as raison. Tout cela le prouve. L'accident de ton fils était une bonne chose. Ses jambes sont peut-être cassées, mais, au moins, il est avec toi. Nos fils, eux, sont partis pour toujours. »

Le vieil homme répondit une fois de plus : « C'est vraiment impossible de discuter avec vous. Vous n'arrêtez pas de tirer des conclusions. Alors que personne ne sait rien. Dites seulement : nos fils sont partis à la guerre, et le tien non. Personne ne sait si c'est une bonne chose ou une mauvaise chose. Personne n'est assez sage pour le savoir. Dieu seul le sait. »

Annexe 3 : La banque du temps

Extrait du livre Si c'était vrai ? Du romancier à succès Marc Levy.

À son tour elle se décida à lui raconter une histoire, un jeu pour le distraire dit-elle. Elle lui demanda d'imaginer qu'il avait gagné un concours dont le prix serait le suivant. Chaque matin une banque lui ouvrirait un compte créditeur de 86400 dollars. Mais tout jeu ayant ses règles celui-ci en aurait deux.

La première règle est que tout ce que tu n'as pas dépensé dans la journée t'est enlevé le soir, tu ne peux pas tricher, tu ne peux pas virer cet argent sur un autre compte, tu ne peux que le dépenser, mais chaque matin au réveil, la banque te rouvre un nouveau compte, avec de nouveau 86400 dollars, pour la journée.

Deuxième règle : la banque peut interrompre ce petit jeu sans préavis, à n'importe quel moment elle peut te dire que c'est fini, qu'elle ferme le compte et qu'il n'y en aura pas d'autre.

Qu'est-ce que tu ferais ?

Il ne comprenait pas bien.

C'est pourtant simple, c'est un jeu, tous les matins au réveil on te donne 86400 dollars, avec pour seule contrainte de les dépenser dans la journée, le solde non utilisé étant repris quand tu vas te coucher, mais ce don du ciel ou ce jeu peut s'arrêter à tout moment, tu comprends ?

Alors la question est : que ferais-tu si un tel don t'arrivait ?

Il répondit spontanément qu'il dépenserait chaque dollar à se faire plaisir, et à offrir quantité de cadeaux aux gens qu'il aimait. Il ferait en sorte d'utiliser chaque quarter offert par cette "banque magique" pour apporter du bonheur dans sa vie et dans celle de ceux qui l'entouraient, "même auprès de ceux que je ne connais pas d'ailleurs, parce que je ne crois pas que je pourrais dépenser pour moi et pour mes proches 86400 dollars par jour, mais où veux-tu en venir ?"

Elle répondit : "Cette banque magique nous l'avons tous, c'est le temps ! La corne d'abondance des secondes qui s'égrènent ! " Chaque matin, au réveil, nous sommes crédités de 86400 secondes de vie pour la journée, et lorsque nous nous endormons le soir il n'y a pas de report à nouveau, ce qui n'a pas été vécu dans la journée est perdu, hier vient de passer. Chaque matin cette magie recommence, nous sommes re crédités de 86400 secondes de vie, et nous jouons avec cette règle incontournable : la banque peut fermer notre compte à n'importe quel moment, sans aucun préavis : à tout moment, la vie peut s'arrêter. Alors qu'en faisons-nous de nos 86400 secondes quotidiennes ? " Cela n'est-il pas plus important que des dollars, des secondes de vie ? "

Elle lui expliqua les conclusions de son histoire :

" Tu veux comprendre ce qu'est une année de vie : pose la question à un étudiant qui vient de rater son examen de fin d'année.

Un mois de vie : parles-en à une mère qui vient de mettre au monde un enfant prématuré et qui attend qu'il sorte de sa couveuse pour serrer son bébé dans ses bras, sain et sauf.

Une semaine : interroge un homme qui travaille dans une usine ou dans une mine pour nourrir sa famille.

Un jour : demande à deux amoureux transis qui attendent de se retrouver.

Une heure : questionne un claustrophobe, coincé dans un ascenseur en panne.

Une seconde : regarde l'expression d'un homme qui vient d'échapper à un accident de voiture.

Un millième de seconde : demande à l'athlète qui vient de gagner la médaille d'argent aux jeux Olympiques, et non la médaille d'or pour laquelle il s'était entraîné toute sa vie.

Jolie induction de distorsion temporelle non ?

Je ne résiste pas au plaisir de vous partager aussi ce texte (anonyme ?) qui circule sur le Net, je l'ai affiché dans ma salle d'attente. Il s'appelle tout simplement le bonheur...

On se persuade souvent soi-même que la vie sera meilleure après s'être marié, après avoir eu un enfant et, ensuite, après en avoir eu un autre...

Plus tard, on se sent frustré, parce que nos enfants ne sont pas encore assez grands et on pense que l'on sera mieux quand ils le seront. On est alors convaincu que l'on sera plus heureux quand ils auront passé cette étape.

On se dit que notre vie sera complète quand les choses iront mieux pour notre conjoint, quand on possédera une plus belle voiture ou une plus grande maison, quand on pourra aller en vacances, quand on sera à la retraite...

La vérité est qu'il n'y a pas de meilleur moment pour être heureux, que le moment présent. Si ce n'est pas maintenant, quand serait-ce ? La vie sera toujours pleine de défis à atteindre et de projets à terminer.

Il est préférable de l'admettre et de décider d'être heureux maintenant qu'il est encore temps.

Pendant longtemps, j'ai pensé que ma vie allait enfin commencer. La vraie vie ! Mais il y avait toujours un obstacle sur le chemin, un problème qu'il fallait résoudre en premier, un thème non terminé, un temps à passer, une dette à payer. Et alors, là, la vie allait commencer ! ...

Jusqu'à ce que je me rende compte que ces obstacles étaient justement ma vie.

Cette perspective m'a aidé à comprendre qu'il n'y a pas un chemin qui mène au bonheur. Le bonheur est le chemin...

Ainsi passe chaque moment que nous avons et, plus encore, quand on partage ce moment avec quelqu'un de spécial, suffisamment spécial pour partager notre temps, et que l'on se rappelle que le temps n'attend pas.

Alors, il faut arrêter d'attendre de terminer ses études, d'augmenter son salaire, de se marier, d'avoir des enfants, que ses enfants partent de la maison ou, simplement, le vendredi soir, le dimanche matin, le printemps, l'été, l'automne ou l'hiver, pour décider qu'il n'y a pas de meilleur moment que maintenant pour être heureux.

LE BONHEUR EST UNE TRAJECTOIRE ET NON PAS UNE DESTINATION.

Il n'en faut pas beaucoup pour être heureux. Il suffit juste d'apprécier chaque petit moment et de le sacrer comme l'un des meilleurs moments de sa vie.

Le temps n'attend personne.

Rassemble chaque instant qu'il te reste et il sera de grande valeur. Partage-le avec une personne de choix et ils deviendront encore plus précieux.

Annexe 4 : Milgram

Entre 1960 et 1963, l'équipe du professeur Milgram fait paraître des annonces dans un journal local pour recruter les sujets d'une apparente expérience sur l'apprentissage. La participation dure 1 heure et est rémunérée 4,5 dollars, ce qui représente à l'époque une bonne somme, étant donné que le revenu mensuel moyen en 1960 est de 100 dollars. L'expérience est présentée comme une étude scientifique de l'efficacité de la punition sur la mémorisation. La majorité des variantes de l'expérience a lieu dans les locaux de l'université de Yale. Les participants sont des hommes et des femmes de 20 à 50 ans, issus de tous les milieux et avec différents niveaux d'éducation. L'expérience telle que présentée met en jeu trois personnages : un élève qui s'efforce de mémoriser des listes de mots et reçoit une décharge électrique en cas d'erreur ; un enseignant qui dicte les mots à l'élève et vérifie les réponses. En cas d'erreur, il envoie une décharge électrique destinée à faire souffrir l'élève ; un expérimentateur qui représente l'autorité officielle, vêtu d'une blouse grise du technicien, et sûr de lui. L'expérimentateur et l'élève sont en réalité deux comédiens.

L'enseignant, qui est le seul sujet de l'expérience réelle visant à étudier le niveau d'obéissance, ou encore la "soumission à l'autorité" se voit décrire les conditions de l'expérience portant soi-disant sur la mémoire. On l'informe qu'un tirage au sort avec l'autre participant leur attribuera le rôle d'élève ou d'enseignant. On le soumet à un léger choc électrique de 45 volts pour lui montrer quel type de souffrance l'élève peut recevoir, et pour renforcer sa confiance sur la véracité de l'expérience. Une fois que le cobaye a accepté le protocole, un tirage au sort truqué est effectué, qui le désigne systématiquement comme enseignant.

L'élève est placé dans une pièce distincte, séparée par une fine cloison, et attaché sur une chaise électrique (en apparence). L'enseignant-cobaye est installé devant un pupitre muni d'une rangée de manettes et reçoit la mission de faire mémoriser à l'élève des listes de mots. À chaque erreur, l'enseignant doit enclencher une manette qui, croit-il, envoie un choc électrique de puissance croissante à l'apprenant (15 volts supplémentaires à chaque décharge, selon ce qui est écrit sur le pupitre). Le sujet est prié d'annoncer à haute voix la tension correspondante avant de l'appliquer. Naturellement, les chocs électriques sont fictifs.

Les réactions aux chocs électriques sont simulées par l'apprenant. Le comédien qui simule la souffrance a reçu les consignes suivantes : à partir de 75 V, il gémit ; à 120 V, il se plaint à l'expérimentateur qu'il souffre ; à 135 V, il hurle ; à 150 V, il supplie d'être libéré ; à 270 V, il lance un cri violent ; à 300 V, il annonce qu'il ne répondra plus. Lorsque l'apprenant ne répond plus, l'expérimentateur indique qu'une absence de réponse est considérée comme une erreur. Au stade de 150 volts, la majorité des enseignants-sujets manifestent des doutes et interrogent l'expérimentateur qui est à leur côté. L'expérimentateur est chargé de les rassurer en leur affirmant qu'ils ne sont pas tenus pour responsables des conséquences. Si un sujet hésite, l'expérimentateur a pour consigne de lui demander d'agir.

Si un sujet exprime le désir d'arrêter l'expérience, l'expérimentateur lui adresse, dans l'ordre, ces réponses :

« Veuillez continuer s'il vous plaît. »
« L'expérience exige que vous continuiez. »
« Il est absolument indispensable que vous continuiez. »
« Vous n'avez pas le choix, vous devez continuer. »

Si le sujet souhaite toujours s'arrêter après ces quatre interventions, l'expérience est interrompue. Sinon, elle prend fin quand le sujet a administré trois décharges maximales (450 volts) à l'aide des manettes intitulées « XXX » situées après celles faisant mention de « Attention, choc dangereux »

À l'issue de chaque expérience, un questionnaire et un entretien avec le cobaye jouant l'enseignant permet de recueillir ses sentiments et d'écouter les explications qu'il donne de son comportement. Cet entretien vise aussi à le réconforter en lui révélant qu'aucune décharge électrique n'a été appliquée, en le réconciliant avec l'apprenant, et en lui disant que son comportement n'a rien de sadique et est tout à fait normal. Un an plus tard, le cobaye recevait enfin un dernier questionnaire sur son sentiment à l'égard de l'expérience, ainsi qu'un compte-rendu détaillé des résultats de cette expérience.

Résultats : Lors des premières expériences menées par Stanley Milgram, 62,5 % (25 sur 40) des sujets menèrent l'expérience à terme en infligeant à trois reprises les prétendus électrochocs de 450 volts. Tous les participants acceptèrent le principe annoncé et, finalement après encouragement, atteignirent les 135 volts prétendus. La moyenne des prétendus chocs maximaux (niveaux auxquels s'arrêtèrent les sujets) fut 360 volts. Toutefois, chaque participant s'était à un moment ou à un autre interrompu pour questionner le professeur. Beaucoup présentaient des signes patents de nervosité extrême et de réticence lors des derniers stades (protestations verbales, rires nerveux, etc.). Milgram a qualifié à l'époque ces résultats « d'inattendus et inquiétants ». Des enquêtes préalables menées auprès de 39 médecins-psychiatres avaient établi une prévision d'un taux de sujets envoyant 450 volts de l'ordre de 1 pour 1000 avec une tendance maximale avoisinant les 150 volts...

France Télévisions produit en 2009 le documentaire Le Jeu de la mort mettant en scène un faux jeu télévisé (La Zone Xtrême) reproduisant l'expérience de Milgram. La différence notable est que l'autorité scientifique représentée par le technicien en blouse grise est remplacée par une présentatrice de télévision. Selon les premières estimations, le taux d'obéissance est 81 %, supérieur aux 62,5 % en rétroaction vocale de l'expérience originale. Le producteur de l'émission, Christophe Nick, présente son documentaire comme une critique de la télé-réalité.

Contacts et références

J'apprécierai grandement d'avoir vos retours, vos commentaires et vos questions sur cet ouvrage. Ainsi que vos éventuelles corrections.

Vous pouvez me joindre directement au mail suivant :

olivier-perrot-psy@orange.fr

Si vous êtes profession de santé et que vous désirez vous renseigner sur nos formations alors c'est sur : https://www.hypnoses.org

Si vous êtes déjà formé à l'hypnose ailleurs, et même sans être profession de santé, nos week-ends à thèmes, les perfectionnements et approfondissements de seconde année vous sont ouverts.

Si vous souhaitez rencontrer un hypnothérapeute alors c'est notre annuaire : www.hypnose-annuaire.fr

Il est gratuit pour les hypnothérapeutes même non formés chez nous. Faites-moi un mail pour vous y inscrire. Il approche tout de même les 200 000 vues.

PROJETS, DEMANDE DE TEMOIGNAGES :

J'ai en projet une suite à ce livre où j'aborderai d'autres thématiques comme les addictions, la sexothérapie, les troubles du sommeil, les troubles psychosomatiques comme les allergies, les acouphènes, le psoriasis, etc.

J'ai aussi le projet d'un ouvrage différent déjà commencé. Ça s'appellera le déclic. C'est un thème important. L'idée est qu'est ce qui fait déclic ? Qu'est ce qui fait qu'un jour on a enfin un déclic qui permet le changement ?
Le déclic pour poser son dernier verre et devenir abstinent.
Le déclic pour arrêter de fumer, après y avoir pensé pendant des années.
Le déclic pour quitter celui qui nous frappe.
Le déclic pour changer de métier, de vie.
Le déclic pour écrire un livre.
Le déclic pour devenir fidèle ou infidèle d'ailleurs.
Le déclic pour enfin perdre du poids de façon durable…

Car finalement tous mes patients viennent chercher un déclic.

Je suis preneur sur mon mail de tous vos témoignages de toutes vos expériences de vie, ou professionnelles…

Qu'est ce qui permet de prendre le chemin du changement ? qu'est ce qui fait le déclic ?

Bibliographies

Bibliographie hypnose historique

Azam Eugène, *Note sur le sommeil nerveux ou hypnotisme,* Archives générales de médecine, 1860
Azam Eugène, *Hypnotisme et double conscience et altérations de la personnalité : le cas Félida X* (préface Jean-Martin Charcot), Paris, J.-B. Baillière et fils, 1893
Barrucand Dominique, *L'histoire de l'hypnose en France*, PUF, Paris, 1967
Bailly S., *Rapport des commissaires chargés par le Roi de l'examen du magnétisme animal,* Paris, Imprimerie Royale, 1784
Beaunis Henri Etienne, *Le somnambulisme provoqué. Études physiologiques et psychologiques,* Paris, Baillière, 1886
Bernheim Hippolyte, *De la suggestion dans l'état hypnotique et dans l'état de veille*, Paris, Octave Doin, 1884
Bernheim Hippolyte, *De la Suggestion et de ses applications à la thérapeutique,* Paris, Octave Doin, 1886
Bernheim Hippolyte, *Hypnotisme, suggestion, psychothérapie, études nouvelles,* Paris, Octave Doin, 1891
Bernheim Hippolyte, *L'Hypnotisme et la suggestion dans leurs rapports avec la médecine légale,* Paris, Octave Doin, 1897
Bernheim Hippolyte, *Le Docteur Liébeault et la doctrine de la suggestion,* Nancy, Crépin-Leblond, 1907
Bernheim Hippolyte, *De la suggestion*, Paris, Albin Michel, 1911
Bertrand Alexandre, *Traité du somnambulisme et des différentes modifications qu'il présente,* Paris, Dentu, 1823
Bertrand Alexandre, *Du Magnétisme en France et des jugements qu'en ont porté les sociétés savantes,* Paris, 1826
Binet Alfred, *La Psychologie du raisonnement : Recherches expérimentales par l'hypnotisme*, Félix Alcan, 1886
Braid James, *Satanic agency and mesmerism reviewed*, 1842
Braid James *Neurypnology ; or the rationale of nervous sleep, considered in relation with animal magnetism*, London, J. Churchill, 1843, (Trad. française : *Hypnose ou Traité du sommeil nerveux, considéré dans ses relations avec le magnétisme animal*, Paris, Delahaye et Lecrosnier, 1883)
Breuer Josef, Freud, Études sur l'hystérie (Studien über Hysterie), Leipzig–Wien : Deuticke, 1895
Charcot Jean-Martin, *Sur les divers états nerveux déterminés par l'hypnotisation chez les hystériques*, 1882
Coué Émile, *La Maîtrise de soi-même par l'autosuggestion consciente, 1922*

Delboeuf Joseph, *De l'origine des effets curatifs de l'hypnotisme*, Paris, Alcan, 1887
Delboeuf Joseph, *L'hypnotisme et la liberté des représentations publiques*, Paris, Alcan, 1888
Delboeuf Joseph, *Le Magnétisme Animal - À propos d'une visite à l'école de Nancy*, Félix Alcan, Paris, 1889
Delboeuf Joseph, *Magnétiseurs et Médecins*, 1890
Deleuze Joseph Philippe François, *Histoire critique du magnétisme animal*, Paris, Belin, 1813
Deleuze Joseph Philippe François, *Introduction pratique sur le magnétisme animal*, Paris, Dentu, 1825
Dupotet De Sennevoy (Baron) Jules, *Cours de magnétisme en sept leçons*, Paris, Baillière, 1840
Dupotet De Sennevoy (Baron) Jules, *Le magnétisme opposé à la médecine*, Paris, René, 1840
Dupotet De Sennevoy (Baron) Jules, *Manuel de l'étudiant magnétiseur*, Paris, 1851
Dupotet De Sennevoy (Baron) Jules, *Traité complet de magnétisme animal*, Paris, 1856
Durand de Gros, *cours théorique et pratique de brandisse ou hypnotisme nerveux*, 1860
Duyckaerts François, *Joseph Delboeuf, Philosophe et hypnotiseur*, Paris, Les Empêcheurs de Penser en Rond, 1992
Esdaile James, *Mesmerism in India, and its Practical Application in Surgery and Medicine*, Longman, Brown, Green, et Longmans, Londres, 1846
Esdaile James, *Natural and Mesmeric Clairvoyance, with the Practical Application of Mesmerism in Surgery and Medicine*, Hippolyte Bailliere, Londres, 1852
De Faria José Custodio (abbé Faria), *De la cause du sommeil lucide*, Paris, 1819
Freud Sigmund, *Études sur l'hystérie* (en collaboration avec Josef Breuer), 1895, Paris, PUF, 1956
Freud Sigmund, *Psychopathologie de la vie quotidienne,* 1901, Paris, Payot, 1923
Freud Sigmund, *La technique psychanalytique,* 1904, Paris, PUF, 1967
Freud Sigmund, *Cinq leçons sur la psychanalyse,* 1909, Paris, Payot, 1924
Freud Sigmund, *Totem et Tabou*, 1913, Paris, Payot, 1923
Freud Sigmund, *Cinq psychanalyses, 1914,* Paris, PUF, 1954
Freud Sigmund, *Pour introduire le narcissisme, 1914, in la vie sexuelle,* Paris, PUF, 1970
Freud Sigmund, *Introduction à la psychanalyse,* 1917, Paris, Payot, 1922
Freud Sigmund, *Névrose, Psychose et Perversion*, 1919, Paris, PUF, 1973
Freud Sigmund, *Essais de psychanalyse,* 1920, Paris, Payot, 1951

Freud Sigmund, *Au-delà du principe de plaisir,* 1920, Paris, Payot
Freud Sigmund, *Le Moi et le ça,* 1923, Paris, Payot
Freud Sigmund, *Ma vie et la psychanalyse,* 1925, Paris, Payot, 1950
Freud Sigmund, *Inhibition, symptôme et angoisse*, 1926, Paris, PUF, 1973
Freud Sigmund, *Le malaise dans la civilisation,* 1929, Paris, PUF, 1971
Hénin de Cuvillers Etienne Félix, *Le magnétisme éclairé*, Paris, 1820
Janet Pierre, *L'Automatisme psychologique,* Paris, Felix Alcan, 1889, Réédité par l'Harmattan, 2005
Janet Pierre, *L'État mental des hystériques, 3 tomes,* Paris, Rueff et Cie, 2 vol.1893, Réédité par l'Harmattan, 2007
Janet Pierre, *Névroses et idées fixes*. Paris, Alcan, 1898, 2 vol.
Janet Pierre, *Les Obsessions et la psychasthénie, 2 tomes,* Avec Fulgence Raymond, Paris, Alcan, 1903, Réédité par l'Harmattan, 2005
Janet Pierre, *Les Névroses*. Paris, Flammarion, 1909.
Janet Pierre, *Les Médications psychologiques*. Paris, Alcan, 1919. 3 vol., Réédité par l'Harmattan, 2007
Janet Pierre, *La Médecine psychologique*. Paris, Flammarion, 1923.
Janet Pierre, *Les Stades de l'évolution psychologique,* Paris, Chanine-Maloine, 1926
Janet Pierre, *La pensée intérieure et ses troubles*. Paris, Chanine-Maloine, 1927
Janet Pierre, *L'Évolution psychologique de la personnalité,* Paris, Chahine, 1929
Lafontaine Charles, *L'art de magnétiser ou le magnétisme animal considéré sous le point de vue théorique, pratique & thérapeutique*, Paris, 1847
Lafontaine Charles, *Mémoires d'un magnétiseur,* suivies de *l'examen phrénologique de l'auteur*, par le Dr Castle, Paris, 1866
Liébeault Ambroise-Auguste, *Du sommeil et des états analogues considérés surtout au point de vue de l'action du moral sur le physique*, Paris, Masson, 1866
Liébeault Ambroise-Auguste, *Confessions d'un médecin hypnotiseur*, 1886
Liébeault Ambroise-Auguste, *Le sommeil provoqué et les états analogues*, 1889
Liébeault Ambroise-Auguste, *Thérapeutique suggestive, son mécanisme, propriétés diverses du sommeil provoqué et des états analogues*, 1891
Mesmer Franz Anton, *Mémoire sur la découverte du magnétisme animal*, Paris, Didot le jeune, 1779
Mesmer Franz Anton, *Précis et historique des faits relatifs au magnétisme animal*, Londres, 1781
Mesmer Franz Anton, *Mémoire de F. A. Mesmer, Docteur en médecine, sur ses découvertes,* Paris, 1799
De Puységur Armand Marie Jacques de Chastenet, *Mémoires pour servir à l'histoire et à l'établissement du magnétisme animal*, Paris, 1784

Puységur Armand Marie Jacques de Chastenet, *Du magnétisme animal considéré dans ses rapports avec diverses branches de la physique générale*, Paris, 1807
Puységur Armand Marie Jacques de Chastenet, *Recherches, expériences et observations physiologiques sur l'homme dans l'état de somnambulisme naturel, et dans le somnambulisme provoqué par l'acte magnétique*, Paris, Dentu, 1811
Puységur Armand Marie Jacques de Chastenet, *Les fous, les insensés, les maniaques et les frénétiques ne seraient-ils que des somnambules désordonnés*, Paris, 1812
Richet, *Du somnambulisme provoqué*, 1875
Schultz Johannes Heinrich, *Thérapie Autogène, 1932*
Teste Alphonse, *Manuel pratique du magnétisme animal*, Paris, Baillière, *1840*
Teste Alphonse, *Le magnétisme animal expliqué*, Paris, Baillière, *1845*
Thouret Michel Augustin, *Recherches et doutes sur le magnétisme animal*, Paris, Prault, 1784

Bibliographie hypnose contemporaine

Abia Jorge, Robles Teresa, *Apprenons par l'autohypnose à cheminer dans la vie*, Bruxelles, Satas, 1997 (*Autohipnosis, Aprendido à caminar por la vida*, 1995)
Aich Patrick, *Guide des protocoles, Hypnose, PNL,* Paris, centre conseil, 2007
Aïm Philippe, *L'hypnose, ça marche vraiment ?* Vanves, Marabout, 2017
Argaz André-Henry, *L'hypnotisme, Techniques et Possibilités,* Italie, 1994
Araoz Daniel, *Hypnose et sexologie - une thérapie des troubles sexuels,* Paris, Albin Michel, 1994 (*Hypnosis and sex therapy,* New York, 1982)
Araoz Daniel, Bleck Robert, *L'épanouissement sexuel par l'autohypnose,* Bruxelles, Satas, 1998, (*sexual Joy through Self Hypnosis,* Californie, 1991)
Arcas Gérald, *Guérir le corps par l'hypnose et l'autohypnose,* Paris, Sand, 1997
Baker Marilia, *Hommage à Elisabeth Moore Erickson,* Bruxelles, Satas, 2006 (*A tribute to Elisabeth Moore Erickson*, 2004)
Barbot Noëlle, *Réveille-toi, tu ne dors pas,* Ed Saint Martin, 2007
Barone Eric, Mandorla Jacques, *ABC de l'hypnose,* Paris, Grancher, 1993
Bartoli Lise, *Je me libère par l'hypnose, L'inconscient au service du bien-être,* Paris, Plon, 2008
Baruk Henri, *L'hypnose (que sais-je),* Paris, PUF, 1972
Battino Rubin, South Thomas, *Les méthodes ericksoniennes,* Bruxelles, Satas, 2017 (*Ericksonian Approaches*, 2005)
Becchio Jean, Jousselin Charles, *Nouvelle Hypnose, Initiation et pratique,* Paris, EPI, 1994

Becchio Jean, Jousselin Charles, *Nouvelle Hypnose psychodynamique,* Paris, Desclée de Brouwer, 2009 (reprise augmentée du livre de 1994)
Bel Legroux Jonathan, *Autohypnose et performance sportive,* Paris, Amphora, 2018
Bellet Patrick, *L'hypnose,* Paris, Odile Jacob, 2002
Bellet Patrick, *L'hypnose pour réhumaniser le soin,* Paris, Odile Jacob, 2015
Benhaiem Jean-Marc, *L'hypnose qui soigne,* Paris, Josette Lyon, 1994
Benhaiem Jean-Marc, *Enfin je maigris, le déclic par l'autohypnose,* Paris, Albin Michel, 2008
Benhaiem Jean-Marc (sous la direction de), *L'hypnose médicale,* Paris, InterEditions, 2003
Bernard Franck, Musselec Hervé, *La communication dans le soin, hypnose médicale et techniques relationnelles,* Paris, Arnette, 2013
Bioy Antoine, *La relation inter-individuelle en hypnose clinique et sa dynamique thérapeutique, Thèse pour le doctorat de troisième cycle,* Poitiers, 2005
Bioy Antoine, *Découvrir l'hypnose,* Paris, InterEditions, 2007
Bioy Antoine, *L'hypnose,* Paris, PUF (Que sais-je ?) 2017
Bioy Antoine, Michaux Didier (sous la direction de), *Traité d'hypnothérapie : fondements, méthodes, applications,* Paris, Dunod, 2007
Bioy Antoine, *Hypnose clinique et principe d'analogie,* Bruxelles, De Boeck, 2009
Bioy Antoine, Wood Chantal, Celestin-Lhopiteau Isabelle, *L'aide-mémoire d'hypnose,* Paris, Dunod, 2010
Bioy Antoine, Celestin-Lhopiteau Isabelle, *L'aide-mémoire Hypnothérapie et hypnose médicale,* Paris, Dunod, 2014
Bioy Antoine, Faymonville Marie-Élisabeth, *La révolution de l'hypnose, Peut-on reprendre sa vie en main ?* Paris, Dunod, 2018
Boule P.I., *L'hypnose et la suggestion dans la clinique des maladies internes,* Paris, Doin, 1965 (traduit du russe, 1958)
Briqmane Barbara, *Hypnose et confiance en soi, La maison intérieure,* Bruxelles, Satas, 2019
Brosseau Gaston, *L'hypnose, une réinitialisation de nos cinq sens,* Paris, InterEditions, 2012
Burel Claire, *Pourquoi vous allez adorer l'hypnose,* Paris, Lanore, 2018
Carroy Jacqueline, *Hypnose suggestion et psychologie : l'invention des sujets,* Paris, PUF, 1991
Cazard-Filiette C. Wood Chantal, Bioy Antoine, *Vaincre la douleur par l'hypnose et l'autohypnose,* Malakoff, Vigot, 2016
Celestin-L'hopiteau Isabelle, *L'hypnose pour les enfants,* Paris, J. Lyon, 2013
Celestin-L'hopiteau Isabelle, Bioy Antoine, *Hypnoanalgésie et hypnosédation,* Paris, Dunod, 2014

Charbonier Jean-Jacques, *Contacter nos défunts par l'hypnose, La Trans Communication Hypnotique, une nouvelle thérapie pour le deuil ?* Paris, Tredaniel, 2018

Chauchard Paul, *Hypnose et suggestion,* Paris, PUF (Que sais-je ?) cinquième1981, originale 1950

Chédeau Guy, *De l'hypnose à l'hypnopraxie,* Suisse, Hypsos, 2011

Chertok Léon, *L'hypnose,* Paris, Masson, 1959

Chertok Léon, *L'hypnose,* Paris, Payot, 1965 (augmentation de celui de 1959)

Chertok Léon, *Le non savoir des psy, L'hypnose entre la psychanalyse et la biologie,* Paris, Payot, 1979

Chertok Léon, *Hypnose et suggestion,* Paris, PUF, 1980

Chertok Léon, *Résurgence de l'hypnose. Une bataille de de deux cents ans,* Paris, Desclée de Brouwer, 1984

Chertok Léon, Stengers, Isabelle, *Mémoires d'un hérétique,* Paris, La découverte, 1990

Combe Jean-Emmanuel, *La voix de l'inconscient,* Street-Hypnose, 2013

Coester Denys, *Zéro sucre grâce à l'auto-hypnose,* Paris, Larousse, 2020

Coz Martine le, *Hypnose et graphologie,* Paris, Du Rocher, 1993

Clouvel Paul, *Mieux vivre grâce à l'hypnose et à l'autohypnose,* Bruxelles, Safran, 1998

Cristante Eric, *Osez changer... En restant vous-mêmes ! Guide de reconstruction par l'hypnose comportementale,* Auxerre, HD santé, 2017

Curcio Michele, *L'autohypnose,* Marabout, 1990

Cuvelier A., *Hypnose et suggestion : de Liébeault à Coué,* Nancy, PUF, 1987

Delzangle Bernard, *Hypnose et odontologie, osez le voyage,* Bruxelles, Satas, 2015

Dolan Yvonne, *Guérir de l'abus sexuel et revivre, Techniques centrées sur la solution et l'hypnose ericksonienne pour le traitement des adultes,* Bruxelles, Satas, 1996, (*Resolving Sexual Abuse,* New York, 1991)

Edgette John, Edgette Janet, *Manuel des phénomènes hypnotiques en psychothérapie,* Bruxelles, Satas, 200 (*The handbook of Hypnotic Phenomenia in Psychotherapy,* New York, 1995)

Erickson Betty Alice, Keeney Bradford, *Le Dr Milton H. Erickson, médecin et guérisseur américain,* Bruxelles, Satas, 2008, (*Milton H. Erickson, M.D. An American Healer,* 2006)

Erickson Milton H., *L'hypnose thérapeutique, quatre conférences,* Paris, ESF, 1986 (*Healing in hypnosis,* New York, 1983)

Erickson Milton H., *De la nature de l'hypnose et de la suggestion, L'intégrale des articles de Milton H. Tome 1,* Bruxelles, Satas, 1999 (*The collected papers of Milton Erickson on hypnosis, Vol 1, The nature of hypnosis and suggestion,* New York, *1980)*

Erickson Milton H., *Altération par l'hypnose des processus sensoriels, perceptifs et psychobiologiques, L'intégrale des articles de Milton H. Tome 2,*

Bruxelles, Satas, 2000 (*The collected papers of Milton Erickson on hypnosis, Vol 2, Hypnotic Alteration of Sensory, Perceptual and Psychophysiological Processes*, New York, 1980)
Erickson Milton H., *Étude par l'hypnose des processus psychodynamiques, L'intégrale des articles de Milton H. Tome 3*, Bruxelles, Satas, 2001 (*The collected papers of Milton Erickson on hypnosis, Vol 3. Hypnotic Investigation of Psychodynamic Procecesses*, New York, 1980)
Erickson Milton H., *Innovations en hypnothérapie, L'intégrale des articles de Milton H. Tome 4*, Bruxelles, Satas, 2001 (*The collected papers of Milton Erickson on hypnosis, Vol 4 Innovative Hypnotherapy*, New York, 1980)
Erickson Milton H., Rossi Ernest Lawrence, *L'homme de février, Evolution de la Conscience et de l'Identité en Hypnothérapie*, Bruxelles, Satas, 2002 (*The February man: evolving consciousness and identity in hypnotherapy*, 1989)
Erickson Milton, Rossi Ernest, Rossi Sheila, *Traité pratique de l'hypnose, La suggestion indirecte en hypnose clinique*, Paris, Grancher, 2006 (*Hypnotic realities, 1976*)
Ettzevoglov Gérôme, *De l'induction Hypnotique*, Bruxelles, Satas, 2012
Ewin Dabney, *101 choses que j'aurais aimé savoir quand j'ai commencé à pratiquer l'hypnose*, Bruxelles, Satas, 2014, (*101 things i Wish i'd known when i started using hypnosis*, 2009)
Fesselier Thierry, *S'initier à l'autohypnose*, Bruxelles, Satas, 2018
Finel Kevin, *Autohypnose, un manuel pour votre cerveau*, Paris, L'Originel, 2004
Finel Kevin, *Apprivoiser le changement avec l'autohypnose*, Paris, InterEditions, 2009
Fischer Stanley, *Le pouvoir de l'autohypnose. Se concentrer. Se guérir. Se transformer*, Paris, Le jour, 1993 *(Discovering the power of self hypnosis, 1991)*
Frit Bernard, *Transe personnelle, voie de réconciliation intérieure*, tempérance, 2016
Galy Marc, *Pourquoi l'hypnose ? Du bloc opératoire à la vie quotidienne*, Montpellier, Sauramps, 2015
Galvez Roger, *L'hypnose de l'an 2000*, Nancy, 1999
Garden-Breche Franck, Desanneaux-Guillou Stéphanie, *Hypnose médicale en situation difficile*, Paris, Arnette, 2014
Gardette Philippe, *Le renforcement du moi en hypnose*, Bruxelles, Satas, 2019
Godin Jean, *Tension nerveuse et relaxation*, Bordeaux, Drouillard, 1957
Godin Jean, Malarewicz Jacques-Antoine, *Milton H. Erickson : De l'hypnose clinique à la psychothérapie stratégique*, Paris, ESF, 1986
Godin Jean, *Article Hypnothérapie, Encyclopédie Médico Chirurgicale*, Paris, 1991, Psychiatrie.
Godin Jean, *La Nouvelle Hypnose*, Paris, Albin Michel, 1992
Gorisse Jacques, *L'hypnose en sexologie, études de cas*, Paris, ellipses, 2000

Guyonnaud Jean-Paul, *L'hypnose pratique en 11 leçons,* Paris, Grancher, 1989
Guyonnaud Jean-Paul, *Méthodes faciles d'autohypnose,* Paris, Grancher, 1989
Haley Jay, *Un thérapeute hors du commun : Milton H. Erickson,* Paris, EPI Hommes et Perspectives, 1984 (*Uncommon Therapy,* New York, 1973)
Haley Jay, *Changer les couples, Conversations avec Milton H. Erickson,* Paris, ESF, 1990 (*Changing Couples, vol. II de Conversations with Milton H. Erickson en 3 vol.,* New York, 1985)
Hammond Corydon, *Métaphores et suggestions hypnotiques,* Bruxelles, Satas, 2004 *(Handbook of hypnotic suggestion and metaphors, New-York,*1990)
Hoareau Jeannot, *Hypnose Clinique,* Paris, Masson, 1992
Hoareau Jeannot, *L'hypnothérapie, quand l'esprit soigne le corps,* Paris, Robert Laffont, 1993
Honore Frederique, *Scripts d'hypnose tout-terrain,* Bruxelles, Satas, 2018
Jacquin Anthony, *L'art de l'hypnose impromptue,* Lorient, Marchand de Truc, 2015 (*Reality is plastic - The art of impromptu hypnosis, 2015)*
Jagot Paul, *Théories et Procédés de l'Hypnotisme,* Paris, Dangles, 1936
Jakobowicz Jean-Michel, *l'autohypnose c'est malin,* Leduc, 2014
Josse Evelyne, *Le pouvoir des histoires thérapeutiques,* Paris, Desclée de Brouwer, 2007
Kerforne Philippe, *Hypnose et autohypnose, Initiation à une pratique du quotidien,* Paris, Dangles, 1994
Kerouac Michel, *Métaphore, avec ou sans hypnose,* Bruxelles, Satas, 2016 (sixième édition, les cinq premières au Québec, originale en 1989)
Larroque Michel, *Hypnose, Suggestion et autosuggestion,* Paris, l'Harmattan, 1993
Larroque Michel, *Hypnose et autohypnose,* Paris, l'Harmattan, 2011
Lecron Leslie, *L'autohypnose,* Genève, Ariston, 1966 (*Self hypnotism, The technique and its use in daily living, 1964)* (ré édité par Tchou : *Libérez ces forces qui sont en vous par l'auto-hypnose,* 1978)
Liguori Charles de, *L'hypnotisme principes techniques,* Paris, De Vecchi, 1976
Lockert Olivier, *Hypnose, Évolution humaine, Qualité de vie, Santé,* Paris, IFHE Éditions, 2001
Lockert Olivier, *Métaphores, Les histoires qui guérissent,* Paris, IFHE Éditions, 2006
Lockert Olivier, *Miracles quotidiens, histoires réelles de guérisons par hypnose,* Paris, IFHE Éditions, 2008
Nardone Giorgio, Watzlawick Paul, *L'art du changement,* L'esprit du temps, 1993
Malarewicz Jacques-Antoine, *La stratégie en thérapie ou l'hypnose sans hypnose de Milton H. Erickson,* Paris, ESF, 1988
Malarewicz Jacques-Antoine, *Cours d'hypnose clinique, Études ericksoniennes,* Paris, ESF, 1990
Marcheix Franck, *L'autohypnose, un voyage au centre de vous-même,* 2012

Meggle Dominique, *Erickson, Hypnose et Psychothérapies,* Paris, Retz, 1998
Meggle Dominique, *Les thérapies brèves,* Paris, Retz, 1990
Melchior Thierry, *Créer le réel : Hypnose et Psychothérapie,* Paris, Seuil, 1998
Meyer Mireille, *50 exercices d'autohypnose,* Paris, Eyrolles, 2012
Michaux Didier, A*spects expérimentaux et cliniques de* l'hypnose, Thèse pour le doctorat de troisième cycle, Paris, 1982
Michaux Didier, *La transe et l'hypnose,* Paris, Imago, 1995
Michaux Didier (sous la direction de), *Douleur et hypnose,* Paris, Imago, 2004
Michaux Didier, *Hypnose et dissociation psychique,* Paris, Imago, 2006
Michaux Didier, Halfon Yves, Wood Chantal, *Manuel d'hypnose pour les professions de santé,* Paris, Maloine, 2007
Michel Claude, *La psychothérapie des obsessionnels compulsifs, un modèle intégratif, un guide pluriel avec l'hypnose au centre,* Paris, L'Harmattan, 2 tomes, 2016
Michel Claude, *L'hypnose pour effacer les TOC, Treize techniques de base,* Bruxelles, Satas, 2017
Miller Gérard, *Hypnose, mode d'emploi,* Paris, Point, 2002
Mills Joyce, Crowley Richard, *Métaphores thérapeutiques pour enfants,* Paris, Desclée de Brouwer, 1995, Préface de Jean Godin, (*Therapeutic metaphors for children and the child within,* New York, 1986)
Mills Joyce, Crowley Richard, *Métaphores thérapeutiques pour les enfants et l'enfant intérieur,* Bruxelles, Satas, 2013, (édition augmentée du précédent)
Miniere Jean, *L'hypnose médicale et thérapeutique, aide à la démystification,* Bruxelles, Satas, 2017
Nardone Giorgio, Watzlawick, *L'art du changement, Thérapie stratégique et hypnothérapie sans transe,* Paris, L'esprit du temps, 1993 (*L'arte del cambiamento,* Fiorentino, 1990)
Nyssen A.-S., Faymonville Marie-Élisabeth, *L'école liégeoise d'hypnose : de Delboeuf à aujourd'hui,* 2018
O'Hanlon William, Martin M., *L'hypnose orientée vers la solution,* Bruxelles, Satas, 1995 (*Solution Oriented Hypnosis,* New York, 1992)
O'Hanlon William, Weiner-Davis M., *Orientation vers les solutions,* Bruxelles, Satas, 1995 (*In Search of Solutions,* New York, 1993)
O'Hanlon William, Hexum Angela, *Thérapie hors du commun, L'œuvre clinique complète du docteur Milton H. Erickson,* Bruxelles, Satas, 1998 (*An uncommon casebook,* New York, 1990)
O'Hanlon Bill (C'est William qui a repris son surnom usuel), Beadle Sandy, *Guide du thérapeute au pays du possible,* Bruxelles, Satas, 1997 (*A Field guide to possibility land,* New York, 1994)
Ogez David, Roelants Fabienne, *L'hypnose médicale, un plus dans l'accompagnement du patient porteur d'un cancer,* Bruxelles, Satas, 2016

Olness Karen, Kohen Daniel, *Hypnose et hypnothérapie chez l'enfant,* Bruxelles, Satas, 2006 (*Hypnosis and Hypnotherapy with children,* New York, 1995 (eo 1981))
Ousby W. J., *L'hypnose par la pratique,* Morena, 1992
Pank Christophe, *Hypnose avec les enfants,* 2013
Pank Christophe, *Hypnose et posture du praticien,* 2014
Pank Christophe, *Hypnose elmanienne,* 2016
Patry Luc, Pinson Dominique, *Hypnose paradoxale invisible,* Mennecy, Ediru, 1998
Peiffer Vera, *Se soigner par l'hypnose,* Paris, Hachette, 1996
Pencalet Philippe, *Hypnose et auto-hypnose, pour soulager la douleur, ça marche !,* Paris, Albin Michel, 2018
Perennou Geneviève, *L'hypnose pour accompagner les patients âgés,* Bruxelles, Satas, 2016
Perennou Geneviève (sous la direction de), *Métaphores hypnotiques pour accompagner les patients lors des soins techniques,* Bruxelles, Satas, 2019
Perrot Olivier, préface de Combe Jean-Emmanuel, *La voix de l'inconscient,* Street-Hypnose, 2013
Perrot Olivier, préface de Michel Claude, *La psychothérapie des obsessionnels compulsifs, un modèle intégratif, un guide pluriel avec l'hypnose au centre,* Paris, L'Harmattan, 2 tomes, 2016
Perrot Olivier, préface de Michel Claude, *L'hypnose pour effacer les TOC, Treize techniques de base,* Bruxelles, Satas, 2017
Perrot Olivier, préface de Vérot Jordan, *Guide pratique d'hypnose rapide,* CHN, 2018
Petrie Sydney, *Comment réduire et contrôler votre poids par l'auto-hypnotisme,* 1965
Poupard Guillaume, Stanislas-Martin Virgile, Bilheran Ariane, *Manuel Pratique d'Hypnothérapie, Démarche, méthodes et techniques d'intervention,* Paris, Armand Collin, 2015
Quélet Jacques, Perrot Olivier, *Hypnose, Techniques et Applications thérapeutiques,* Paris, Ellebore, 1995
Rager G.R., *Hypnose, Sophrologie et médecine,* Paris, Fayard, 1973
Raquin Bernard, *Pratique de l'auto-hypnose,* Jouvence, 2002
Robinot Joël, *Le fait hypnotique,* Paris, Guéniot, 1997
Robles Teresa, *Revisiter le passé pour construire l'avenir, Manuel d'autohypnose,* Bruxelles, Satas, 2005 (*Revisando el pasado para construir el futuro,* 1997)
Robles Teresa, *Hypnose ericksonienne et développement personnel en groupe,* Bruxelles, Satas, 2015
Robles Teresa, Touyarot Armelle, *Hypnose ericksonienne en groupe, pour en finir avec les dépendances,* Bruxelles, Satas, 2017
Roquet Jean-Luc, *autohypnose pour tous,* Paris, L'Originel, 2016

Roquet Jean-Luc, *Hypnothérapie(s) Fête des séances,* Bruxelles, Satas, *2018*
Roquet Jean-Luc, *Le thérapeute et les métaphores des patients,* Bruxelles, Satas, *2019*
Rouet Marcel, *Techniques et pratiques de l'hypnotisme,* Paris, NOE, 1974
Rosen Sydney, *Ma voix t'accompagnera : Milton H. Erickson raconte.* Paris, Hommes et groupes, 1986 (*My Voice Will go with you,* New York, 1981)
Rossi Ernest Lawrence, *Du symptôme à la lumière,* Bruxelles, Satas, 2001 (*The symptom path to enlightenment,* Californie, 1996)
Rossi Ernest Lawrence, *Psychobiologie de la guérison, Influence de l'esprit sur le corps,* Paris, EPI Hommes et Perspectives, 1994 (*The psychobiology of mind-body healing,* New York, 1986)
Roudene Alex, *Magnétisme, hypnotisme et suggestion,* Suisse, Vernoy, 1979
Roumanoff-Lefaivre Catherine, *Journal d'une hypnothérapeute,* Paris, Eyrolles, 2016
Roustang François, *Influence,* Paris, Editions de Minuit, 1990
Roustang François, *Qu'est-ce que l'hypnose ?* Paris, Editions de Minuit, 1994
Roustang François, *La fin de la plainte* Paris, Odile Jacob, 2000
Roy Jean-Louis, préface de Jean Godin, *Hypnothérapie digestive,* Paris, L'Harmattan, 1999
Salem Gérard, Bonvin Eric, *Soigner par l'hypnose,* Paris, Masson, 1999
Sanfo Valery, *Guide pratique de l'Auto-Hypnose,* Paris, De Vecchi, 1983
Saussure Philippe de, *Manuel d'hypnothérapie digestive,* Bruxelles, Satas, 2017
Servillat Thierry, *Découvrir l'autohypnose,* Paris, InterEditions, 2017
Simon Victor, *Du bon usage de l'hypnose,* Paris, Robert Laffont, 2000
Simon Victor, Mimoun Sylvain, *Comment résoudre ses problèmes sexuels grâce à l'hypnose,* Paris, L'esprit du temps, 2009
Short Dan, *Espoir et résilience, comprendre les stratégies thérapeutiques de Milton Erickson,* Bruxelles, Satas, 2005 (*Hope and Resiliency*, New York, 2004)
Stengers Isabelle, *Importance de l'hypnose,* Paris, Synthélabo, 1993
Sugarman Laurence, Wester William, *L'hypnose thérapeutique avec les enfants et les adolescents,* Bruxelles, Satas, 2018, (*Therapeutic Hypnosis with Children and Adolescents,* UK, 2014 seconde)
Tenenbaum Sylvie, *L'hypnose ericksonienne, un sommeil qui éveille,* Paris, InterEditions, 1996
Tordjemann Gilbert, *Hypnosexe, Troubles sexuels, hypnose et autohypnose,* Paris, Payot, 2001
Tordjemann Gilbert, *Le plaisir retrouvé par l'hypnose,* Paris, Laffont, 1995
Touyarot Armelle, *Pas à pas, guide d'auto-préparation à l'accouchement par hypnose*, Bruxelles, Satas, 2006
Van Loey Corinne, *Hypnose, EMDR, EFT, Les nouveaux chemins de la guérison,* Paris, Dangles, 2011

Van Loey Corinne, *Osez la colère qui guérit, la colère revissée par l'hypnose,* Paris, Dangles, 2014
Varma Djayabala (sous la direction de), *L'hypnose en psychosomatique,* Paris, L'Harmattan, 2008
Varma Djayabala (sous la direction de), *Hypnose et contrôle des habitudes,* Paris, L'Harmattan, 2011
Vassalo Georges, *Comment pratiquer l'hypnose,* Paris, De Vecchi, 1988
Vérot Jordan, *Guide pratique d'hypnose rapide, Comment créer des effets puissants dans la relation d'aide ?* CHN, 2018
Vérot Jordan, *Hypnose Leviers de changement : comment les détecter et les activer ?* CHN, 2018
Vérot Jordan, *Comment utiliser la confusion en hypnose* CHN 2019
Virot Claude, Bernard Franck, *Hypnose, douleurs aiguës et anesthésie,* Arnette, 2010
Webb Dominique, *L'hypnose et les phénomènes psi,* Paris, J'ai lu, 1976
Weitzenhoffer André, *Hypnose et suggestion,* Paris, Payot, 1967 (*General Techniques of Hypnotism,* 1957)
Yapko Michael, *L'hypnose et le traitement de la dépression,* Bruxelles, Satas, 2006 (*Treating Depression with Hypnosis,* Philadelphia, 2001)
Zalic Thierry, *Hypnose quantique : Le choix d'être bien ou pas,* Arçonnay, TZP, 2015
Zalic Thierry, *Hypnose quantique 2 : Quantum Land, Récit et exercices de bien-être pour enfants de tous âges au pays quantique,* Arçonnay, TZP, 2016
Zalic Thierry, *Hypnose quantique 3 : La joie, Exercice de la barque calme, entre Éros et Thanatos,* Arçonnay, TZP, 2016
Zeig Jeffrey, *La technique d'Erickson,* Paris, Hommes et groupes, 1988, (*Experiencing Erickson,* New York, 1985)
Zeig Jeffrey, *Un séminaire avec M.H. Erickson,* Bruxelles, Satas, 1997 (*A teaching séminar with Milton H. Erickson,* New York, 1980)
Zeig Jeffrey, Geary Brent, *Les Lettres de Milton H. Erickson,* Bruxelles, Satas, 2005 (*The Letters of Milton H. Erickson,* Phoenix, 2000)

Bibliographie psychothérapie générale

Aïm Philippe, *Écouter, parler : soigner,* Paris, Estem, 2015
Bateson Gregory, *Vers une écologie de l'esprit, 2 tomes,* Paris, Seuil, 1977, (*Steps to an ecology of mind,* New York, 1972)
Belmere-Billot Marie-Claude, *Moins de poids, Plus de moi,* Canada, Le dauphin blanc, 2005
Bandler Richard, Grinder John, *La structure de la magie,* Paris, InterEditions, 2015 (*The stuctur of magic,* Palo Alto, 1976)
Bandler Richard, Grinder John, *Les secrets de la communication,* Paris, Le jour, 1981 (*Frogs into Princes,* 1979)

Bandler Richard, Grinder John, *Transe-formation, programmation neuro-linguistique et techniques d'hypnose ericksoniennes,* Paris, InterEditions, 1998 (*Transe-formations,* Palo Alto, 1981)
Bandler Richard, Grinder John, *Le recadrage, transformer la perception de la réalité avec la PNL,* Paris, InterEditions, 2005 (*Reframing,* Palo Alto, 1982)
Bandler Richard, Grinder John, *Les secrets de la communication,* Paris, Le jour, 1981 (*Frogs into Princes,* 1979)
Carr Allen, *La méthode simple pour en finir avec la cigarette.* 1983, Edition Pocket, 2004
Caycedo Alfonso, *L'aventure de la sophrologie,* 1979, Éditions Retz, Paris.
Desoille Robert, *Le rêve éveillé en psychothérapie, Essai sur la fonction de régulation de l'inconscient collectif,* Paris, PUF, 1945
Dilts Robert, *Modéliser avec la PNL,* Paris, InterEditions, 2004 (*Modeling with PNL,* New York, 1998)
Dubos Bruno, *Guérir des troubles des conduites alimentaires,* Bruxelles, Satas, 2006
Farrely Frank, Brandsma Jeff, *La thérapie provocatrice,* Bruxelles, Satas, 2009 (première édition française 1989, *Provocative Therapy*, 1989 cinquième ed.)
Fish R., Weakland J.H., Segal l., *Tactiques du changement,* Paris, Seuil, 1986 (*The tactics of change,* San Francisco, 1982)
Gilligan Stephen, Dilts Robert, *Le voyage du héros,* Paris, InterEditions, 2011 (*The Hero's Journey,* New York, 2009)
Goleman Daniel, *L'intelligence émotionnelle*, Paris, j'ai lu, 2014 (*Emotional Intelligence: Why It Can Matter More Than IQ,* 1996)
Haley Jay, *Ordeal Therapy, la thérapie ordalique,* Paris, IFHE, 2004 ((première édition 1984)
Hansoul Brigitte, Wauthier Freymann Yves, *EFT, Tapping et psychologie énergétique,* Paris, Dangles, 2010
Hennezel Marie de, *La mort intime*, Paris, Laffont, 1995
Hervais Catherine, *Les toxicos de la bouffe,* Paris, Buffet Chastel, 1990
Isebaert Luc, Cabié Marie-Christine, *Pour une thérapie brève, Le libre choix du patient comme éthique en psychothérapie,* Eres, 1997
Jong Peter, Kim Berg Insoo, *De l'entretien à la solution,* Bruxelles, Satas, 2002 (*Interviewing for solutions*, 1998)
Joly Jean-Pierre, *Changer de poids : petit manuel à l'usage des mangeurs de poids,* Paris, La Méridienne Editions, 1999
Josse Evelyne, *Interventions humanitaires en santé mentale dans les violences de masse,* De Boeck, 2009
Josse Evelyne, *Le traumatisme psychique, Chez le nourrisson, l'enfant et l'adolescent,* Bruxelles, De Boeck, 2011
Josse Evelyne, *Le traumatisme psychique, Chez l'adulte,* Bruxelles, De Boeck, 2014

Joule Robert-Vincent, Beauvois Jean-Léon, *Petit traité de manipulation à l'usage des honnêtes gens,* Grenoble, PUG, 1987
Joule Robert-Vincent, Beauvois Jean-Léon, *La soumission librement consentie,* Paris, PUF, 1998
Meggle Dominique, *Les thérapies brèves,* Bruxelles, Satas, 2011 (augmenté de Retz, 1990)
O'Hare David, *Cohérence cardiaque 3.6.5. Guide de cohérence cardiaque jour après jour,* Paris, Souccar, 2012
Pascoe Lee, *Faites comme si,* Paris, Courrier du Livre, 2004
Perls Fritz, *Rêves et existence en Gestalt-thérapie,* Paris, EPI, 1972
Rémond Antoine, Rémond Anne, *Bioffedback principes et applications*, Paris, Masson, 1994
Rosenthal R.A., Jacobson L., *Pygmalion à l'école,* Tournai, Casterman, 1971
Roumanoff-Lefaivre Catherine, *Les 5 secrets de la planète des minces,* Paris, Eyrolles, 2017
Ruiz Miguel Don, *Les quatre accords toltèques,* Suisse, Jouvence, 1999 (*the four agreements,* 1997)
Ruiz Miguel Don, *La maitrise de l'amour,* Suisse, Jouvence, 1999 (*the mastery of love,* 1999)
Salomé Jacques, *Relation d'aide et formation à l'entretien,* Lille, PUL, 1987
Salomé Jacques, *Contes à guérir, Contes à grandir,* Paris, Albin Michel, 1993
Salomé Jacques, *Heureux qui communique,* Paris, Albin Michel, 1994
Salomé Jacques, *Pour ne plus vivre sur la planète taire,* Paris, Albin Michel, 1997
Salomé Jacques, *Le courage d'être soi,* Paris, du Relié, 1999
Servan-Schreiber David, *Guérir, le stress, l'anxiété et la dépression sans médicaments ni psychanalyse,* Paris, Laffont, 2003
Shapiro Francine, *Dépasser le passé,* Paris, Seuil, 2014 (*Getting past your past,* New York, 2012)
Shazer Steve de, *Différence, Changement et Thérapie brève,* Bruxelles, Satas, 1996 (*Putting difference to work,* New York, 1991)
Shazer Steve de, *Les mots étaient à l'origine magique,* Bruxelles, Satas, 1999 (*Word were original magic,* New York, 1994)
Shazer Steve de, *Explorer les solutions en thérapie brève,* Bruxelles, Satas, 2002 (*Clues : Investigating solutions in brief therapy,* Norton, 1988)
Shazer Steve de, Dolan Yvonne, *Au-delà des miracles. Un état des lieux de la thérapie brève solutionniste,* Bruxelles, Satas, 2007 (*More than miracles,* 2007)
Sombrun Corine, *Mon initiation chez les chamanes,* Paris, Albin Michel, 2004
Tolle Eckart, *Le pouvoir du moment présent,* Paris, Ariane, 2000 (*The power of now,* Novato, 1999)
Turner Jane, *La ligne du temps,* Paris, InterEditions, 2003

Vanderlinden Johan, Vandereyken Walter, *Traumatismes et troubles du comportement alimentaire*, Bruxelles, Satas, 2000

Watzlawick Paul, *La réalité de la réalité*, Paris, Seuil, 1978 (*How real is real ?*, New York, 1978)

Watzlawick Paul, *Le langage du changement*, Paris, Seuil, 1980 (*The Language of change*, New York, 1978)

Watzlawick Paul, *Faites vous-même votre malheur*, Paris, Seuil, 1984 (*The situation is hopeless but not serious*, New York, 1983)

Watzlawick Paul, *Comment réussir à échouer ?* Paris, Seuil, 1988 (*How*, New York,)

White Michael, *Cartes des pratiques narratives,* Bruxelles, Satas, 2009 (*Maps on narrative therapy,* Norton New York, 2007)

www.ingramcontent.com/pod-product-compliance
Lightning Source LLC
Chambersburg PA
CBHW052340220526
45465CB00003BA/893